国医名师

不育不孕诊治绝技

主编　陈其华

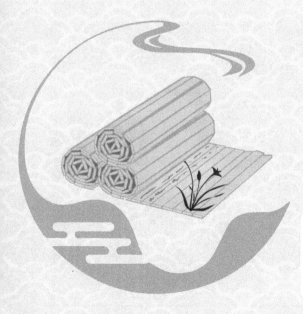

U0301958

科学技术文献出版社
SCIENTIFIC AND TECHNICAL DOCUMENTATION PRESS

·北京·

图书在版编目（CIP）数据

国医名师不育不孕诊治绝技 / 陈其华主编. —北京：科学技术文献出版社，2022.8

　ISBN 978-7-5189-8601-9

　Ⅰ.①国…　Ⅱ.①陈…　Ⅲ.①不孕症—中医治疗法　Ⅳ.① R271.14

中国版本图书馆 CIP 数据核字（2021）第 230462 号

国医名师不育不孕诊治绝技

策划编辑：薛士滨　责任编辑：郭　蓉　责任校对：王瑞瑞　责任出版：张志平

出　版　者	科学技术文献出版社
地　　　址	北京市复兴路15号　邮编　100038
编　务　部	（010）58882938，58882087（传真）
发　行　部	（010）58882868，58882870（传真）
邮　购　部	（010）58882873
官方网址	www.stdp.com.cn
发　行　者	科学技术文献出版社发行　全国各地新华书店经销
印　刷　者	北京虎彩文化传播有限公司
版　　　次	2022 年 8 月第 1 版　2022 年 8 月第 1 次印刷
开　　　本	710×1000　1/16
字　　　数	276千
印　　　张	17
书　　　号	ISBN 978-7-5189-8601-9
定　　　价	49.80元

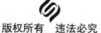

《国医名师不育不孕诊治绝技》
编委会

主　编　陈其华（湖南中医药大学第一附属医院）

副主编　刘德果（广西中医药大学第一附属医院）

　　　　林　洁（湖南中医药大学第一附属医院）

　　　　应　荐（上海中医药大学）

　　　　胡金辉（湖南中医药大学第一附属医院）

　　　　周忠志（湖南中医药大学第一附属医院）

　　　　郭晨璐（湖南中医药大学第一附属医院）

　　　　朱文雄（湖南中医药大学第一附属医院）

　　　　李　博（湖南中医药大学第一附属医院）

作　者（以姓氏笔画为序）

　　　　王克邪（上海中医药大学）

　　　　龙　茜（湖南中医药大学）

　　　　冯　睿（湖南中医药大学）

　　　　朱文雄（湖南中医药大学第一附属医院）

　　　　刘喆雯（湖南中医药大学）

　　　　刘德果（湖南中医药大学）

　　　　羊　羡（湖南中医药大学第一附属医院）

　　　　孙之中（湖南中医药大学第一附属医院）

　　　　苏艺峰（湖南中医药大学）

　　　　李　烨（湖南中医药大学）

　　　　李　博（湖南中医药大学第一附属医院）

李汝杏（湖南中医药大学）

杨　赛（湖南中医药大学第一附属医院）

杨雪圆（湖南中医药大学）

何　欢（湖南中医药大学）

何　望（湖南中医药大学）

余阳琪（湖南中医药大学）

应　荐（上海中医药大学）

张　彪（益阳市第一中医医院）

张　蓉（湖南中医药大学）

张家齐（湖南中医药大学）

张静远（湖南中医药大学）

陈其华（湖南中医药大学第一附属医院）

林　洁（湖南中医药大学第一附属医院）

林雅思（湖南中医药大学）

易　倩（湖南中医药大学第一附属医院）

周忠志（湖南中医药大学第一附属医院）

赵　姣（湖南中医药大学）

胡金辉（湖南中医药大学第一附属医院）

袁洁姣（湖南中医药大学）

郭晨璐（湖南中医药大学第一附属医院）

唐玮宏（湖南中医药大学）

涂雅玲（湖南中医药大学）

曹　悦（上海中医药大学）

梁精容（湖南中医药大学）

路小轩（湖南中医药大学）

人类是自然界的重要组成部分，更是社会发展的主要动力。人类的繁衍生息是一个永恒的话题。近几十年来，受全球生态恶化、气候变暖、环境污染、社会发展加快、精神高度紧张等因素影响，不育不孕症发病率越来越高。按全球人口推算，现在不育不孕夫妇高达6000万~8000万对，并以每年200万对的速度递增。不育不孕症的防治越来越受到全社会的关注。

中医药在治疗不育不孕症方面有着较好的疗效，积累了丰富的临床经验。医案是中医临床实践的记录，也是中医学习的重要参考读物，国医名师的诊疗医案更是其中的精华。为了进一步提高中医诊治不育不孕症技术、进一步传承名老中医药专家诊治不育不孕专长绝技，由湖南中医药大学第一附属医院陈其华教授、林洁教授，上海中医药大学应荐教授带领弟子和学生共同撰写了《国医名师不育不孕诊治绝技》一书，该书收录了全国30余名国医大师、全国名中医、部分省级名中医及全国中医界著名的男科和妇科专家诊治不育不孕症的鲜为人知、风格独特、疗效突出的典型医案和临床经验，并进行了较准确的诠释。

本书涵括了导致不育不孕的20余种疾病，共分为6章，其中1~4章分别从不育不孕中医诊疗学术发展史、中医病因病机、诊法概要、诊治现状及研究进展进行阐述；第 5 章系男性不育，记录了国医名师诊治男性不育症绝技和典型的医案；第 6 章系女性不孕，精选了国医名师诊治女性不孕症绝技和典型的医案。本书选案精严，评析确当，予人启迪，不仅可传承和发扬中医药学治疗不育不孕症的精髓，而且有助于推动中医各家学说和基础理论研究的发展，具有较高的学术价值，适合男科、妇科同人、中医爱好者及中医院校的学生阅读和参考。

陈其华

2022 年 6 月 1 日

目录

第一章
不育不孕中医诊疗学术发展史

第二章
不育不孕中医病因病机

第三章
不育不孕中医诊法概要

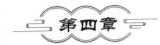

不育不孕诊治现状及研究进展

国医名师诊治男性不育症绝技

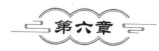

国医名师诊治女性不孕症绝技

第一章 不育不孕中医诊疗学术发展史

❖ 第一节 ❖ 中医不育学术发展史

　　中医认为，生命体来源于父母的生殖之精。如《灵枢·本神篇》："生之来谓之精。"《灵枢·决气篇》曰"两精相搏，合而成形，常先身生，是谓精。"男子生殖之精的产生是天癸、脏腑、气血、经络协调作用于精室的生理现象，其中与肾的关系最为密切。男子出生以后，在肾中先天之精的启动下，通过后天脾胃水谷精微的不断充养，产生生殖之精。男性不育，亦称为男子绝子、无子、无嗣等。中国古代对男性不育的论述，有其悠久的发展历史，尤其在男性不育的生理特点、病因病理、辨证施治等方面都不乏记载。

　　西周《周易》中始有"不育"之名，并且《周易·系辞上》有："乾……其动也直，是以大生；坤……其动也辟，是以广生"的论述。《山海经》中已有许多治疗男性不育和增强男性生育能力的药物，如"鹣，食之宜子孙""鹿蜀佩之宜子孙""员叶而白柎，赤华而黑理，其实如枳，食之宜子孙"等。

　　战国时期，医药巨著《黄帝内经》对男性的生殖生理有比较系统的论述，并且首次提出了以"肾"为轴心的生殖理论。《素问·上古天真论》云："丈夫……二八，肾气盛，天癸至，精气溢泻，阴阳和，故能有子""七八肝气衰，筋不能动，天癸竭，精少，肾藏衰，形体皆极。八八，则齿发去""今五藏皆衰，筋骨解堕，天癸尽矣。故发鬓白，身体重，行步不正，而无子耳"；但"道者能却老而全形，身年虽寿，能生子也"。认为肾气的盛衰、天癸的有无、脏腑功能是否协调直接决定着男性的生殖能力，并且尚需夫妇"阴阳和""故能有子"。同时论述了许多可致男性不育的病证，如"精少""精时自下""阴痿""白淫"等。

　　东汉张仲景将男性不育症归于虚劳范畴，认为男子精气虚亏而精冷不温是导致不育的主要病因病机。其所著《金匮要略·血痹虚劳病脉证并治》有："男子脉浮弱而涩，为无子，精气清冷"的记载。成书于东汉的我国第一部中药学经典著作《神农本草经》称不育为"无子""绝育"，记载了许多增强男性性功能和生育能力的药物，如五味子"强阴，益男子精"。

两晋南北朝时期，南齐褚澄在《褚氏遗书》中有专论孕育之道，认识到早婚伤精为男性不育原因之一。如"精血"篇云："男子精未通而御女以通其精，则五体有不满之处，异日有难状之疾，阴已痿而思色以降其精，则精不出。"并提出晚婚保精则易育，如"问子"篇云："合男女必当其年。男虽十六而精通，必三十而娶。"

隋代巢元方之《诸病源候论》认为男子凡精冷、失精、不能射精均可致无子。《诸病源候论·虚劳无子候》有云："丈夫无子者，其精清如水，冷如冰铁，皆为无子之候。"又云："泄精、精不射出，但聚于阴头，亦无子。"明确地指出本病病因为虚劳伤肾所致。对于少精症的病因病机认识，归纳起来，主要有先天禀赋不足，后天饮食失调，肾精化源不足，或由于房劳过度、耗液伐精所致，累及的脏腑主要为脾肾两脏，尤其是肾虚为本病之关键。

唐代孙思邈《千金要方·求子》认为男子无子之病因为"凡人无子，当为夫妻俱有五劳七伤，虚羸百病所致，故有绝嗣之殃。"并制定专治男性不育之方剂"七子散"和"庆云散"，继《神农本草经》之后，最早以种子类药物治疗男性不育症。唐代王冰提出"天、漏、犍、怯、变"的"五不男"学说，天即"天宦"，泛指男子先天性外生殖器或睾丸缺损及第二性征发育不全；漏即精液不固，常有梦泄；犍即阴茎及睾丸切除者；怯即阳痿不举；变即两性畸形，人称"阴阳人"。

宋代陈自明《妇人大全良方·求嗣门》对唐代《千金要方》无子之病因亦加以引用，云："凡欲求子，当先察夫妇有无劳伤瘤疾，而依方调治，使内外和平，则有子矣。"

元代李鹏飞《三元延寿参赞书》云："男破阳太早，则伤其精气，女破阴太早，则伤其血脉。"认为精伤及肾，血伤及肝；肝肾亏虚，根本不固，乃不育之因。

明清时期，出现了许多生育专著，对不育症理法方药的记载内容也日趋丰富，其中著名的有万全的《广嗣纪要》、王肯堂的《女科准绳·求子篇》、叶天士的《秘本种子金丹》、岳甫嘉的《妙一斋医学正印种子编》。另外还有张介宾的《景岳全书·妇人规》、陈士铎的《辨证录》《石室秘录》、徐春甫的《螽斯广育》、胡孝的《种子类纂》、俞桥的《文嗣要语》等。

《广嗣纪要》将有子之道归纳为："一曰修德，以积其庆；二曰寡欲，以全其真；三曰择配，以昌其后；四曰调元，以却其疾；五曰协期，以会其神。"而无子之因，"多起于父子之不足"，又云："纵欲无度则精竭，精竭则少而不多，精竭于内则阳衰于外，痿而不举，举而不坚，坚而不久，隐曲不得，况欲绝其精乎？是则肾肝俱损，不惟无子，而且有难状之疾矣。"万氏的上述观点可表述为两点：第一，男女双方均需有健全的生殖功能和健康的身体条件；第二，男女双方要诚心求子，把握适宜的性交频度和受孕良机。在封建时代，生育后代是人生、家族乃至整个社会的一件大事。《广嗣纪要》在系统地揭示自然的生育规律的同时，运用传统的中医学理论对晚婚晚育、优生优育、一夫一妻、生男生女，以及性爱欢娱等有关问题，也做了一定的阐述。万氏认为，"夫男子以精为主，女子以血为主，阳精溢泻而不竭，阴血时下而不衍，阴阳交畅，精血合凝，胚胎结而生育蓄矣。不然，阳衰不能下应乎阴，阴亏不能上从乎阳，阴阳抵牾，精血乖离，是以无子"。因此，"男子当益其精，女子当益其血，节之以礼，交之以时"，既不可以纵欲无度，也不可以婚嫁过早。"弱男羸女补养之法，诚求子之所当讲求者也"，唯有如此方能保证后代健康。而"一夫一妻，情爱不夺，至如交合之时，自然神思感动，情意绸缪"。至于生男生女，源于"夫妇烤精，阴阳分形，阳精胜者为男，阴血胜者为女"。男女性爱欢娱，则"不惟有子，且有补益之功"。在万氏所处的时代，能有如上的认识，应属难能可贵。在万氏的学术思想中，"男精女血"的著名论断是生育过程中的核心内容。

《女科准绳·求子篇》提出了饮食、嗜好与男性不育有关，宜"戒酒""慎味"。现代医学直到20世纪80年代，才开始认识到一些饮食、不良嗜好可影响男性的生精功能、性功能，导致生育能力的异常变化。

《秘本种子金丹》比较详尽地论述男性不育的病因："疾病之关于胎孕者，男子则在精，女子则在血，无非不足而然。男子之不足，则有精滑、精清、精冷、临事不坚或流而不射，或梦遗频频，或小便淋涩，或好女色以致阴虚，阴虚则腰肾痛急，或好男风以致阳极，阳极则亢而亡阴，或过于强固，强固则胜败不洽，或素患阴疝，阴疝则脾肾乖离。此外，或以阳衰，阳衰则多寒，或以阴虚，阴虚则多热，皆男子之病，不得尽诿之妇人也。尚得其源而医之，则事无不济也。"这些病因包括了精液异常、性功能障碍、全身性疾病，说明不孕不育不能尽归咎于女方，而且只要找出导致男性不育的病因，对症下药，是有希望治愈的。

《妙一斋医学正印种子编》为明代岳甫嘉先生所著，是论男女不育症的专书。上卷专论男科，以男性不育为主，病种分精清、精薄、精寒、精少、遗精、阳痿、滑泄等证，主张男子以葆合先天之精为求嗣之道，反对以小产、不育专责诸女子，列种子方30余首，多从心肾论治。

总结中医学对于男性不育的学术思想，可总结出如下几个关键点。

1. 求嗣之道，贵在养精

《灵枢·本神篇》说："肾藏精"，精气禀受于父母，靠水谷精微的滋养，而由肾脏所化生，为人体生命活动的源泉，并有促进生长发育和繁衍生殖等重要功能，故称肾为先天之本。肾之精气的盛衰，直接关系到人体的生殖能力。《素问·上古天真论》："丈夫……二八，肾气盛，天癸至，精气溢泻，阴阳和，故能有子。七八……天癸竭，精少，肾脏衰，形体皆极。""肾脏衰""精少""天癸竭"，生殖功能衰退，终至消失。总之，有天癸至，便有子，天癸竭，便无子。天癸的从无到有到尽，是肾的精气由不盛到盛到竭所决定的。故中医先贤云："人能葆合先天之灵气（精气），其于求子之道，思过半矣。"客问曰："葆合之道安在？"曰："存仁。仁者，生生之理，万善之元，广嗣之本也。"从中看出，葆合先天之精气，为广嗣之本。

中医先贤还提出养精之道有五：一曰寡欲，即节欲；二曰节劳，劳则耗血，精亦损之；三曰惩怒，怒则伤肝，疏泄失职，肾失闭藏，精亦潜耗……血气虚弱之人……然使一夜大醉，精随酒耗；四曰戒醉，酒性烈，最能动血，且多热毒；五曰慎味，浓郁煿炙之味，不能生精，惟恬澹之味，及能补精耳。

从其他治疗不育症的方药中，充分体现了养精的重要性。中医先贤种子方32首，补肾填精之法贯穿始终。如中和种子丸、河车种子丸、心肾种子丸等，重用山茱萸、熟地黄、枸杞子、淮山药、紫河车等补肾填精；配以人参、白术、茯苓、当归补益气血，气血旺盛则精源充足。32首种子方中用药最多的依次是：菟丝子19方，牛膝19方，枸杞子18方，山茱萸16方，茯苓15方，熟地黄14方，杜仲14方，淮山药13方，生地黄12方，麦冬12方，且用药剂量亦较大，从中可见补肾填精在治疗不育症中的重要地位。

2. 种子之法，重在心肾

心主火，藏神；肾主水，藏精。正常情况下，心火下交于肾水，肾水上济于心火，水火相交，阴阳调和，即水火既济。另外，心神亦直接或间接控制精室，故有"精藏于肾，而主宰于心"之说。中医先贤云"种子者贵乎肾水之充足，尤贵乎心火之安宁。乃今之艰嗣者，皆责乎肾水之不足，而不咎乎心火之安宁，何也？肾精之妄泄，由于心火所逼而然，盖心为君火，肾为相火，而相火奉行君火之命令焉，是以无子者，其病虽在肾，而责本在于心。"又云："心藏血，肾藏精，精血充实，乃能育子。"治宜宁心安神，滋阴润燥，方选心肾种子丸。药用麦冬、茯苓、酸枣仁、黄连等宁心安神，生熟地黄、淮山药、枸杞子等滋肾水，此方寒热不偏，乃中和滋补之剂也。另外如补心滋肾丸、斑龙种子丸等都从心肾论治，充分体现了心肾同治在不育症治疗中的重要性。

3. 种子之前，首当调脾

脾胃为后天之本，气血化生之源。脾旺则气血充足，精亦有源；脾胃虚弱、药饵难化，生精种子，更无从说起。中医先贤云"盖精神气血，皆脾土所化生""脾虚不能制水，以致肾虚不能蓄精……治宜实脾滋肾，土旺则水自藏，肾充则精自厚，生子可必也"。中医先贤所论有二，其一，精乃脾胃所化生；其二，土旺则水藏精厚，于种子尤为关键。如仕宦肾泄无子案，首先温脾止泻，脾强之后，再予补肾种子而生子。为此中医先贤立补肾健脾益气种子煎方。方用人参、白术、茯苓健脾益气，枸杞子、生地黄补肾，并云"此方得种子生息之元，生精最速，阳事易举，若能节欲，生子更宜"。另外中医先贤还常常在补肾填精方中加用益气健脾的人参、茯苓、白术等，以加强精血的生成。

4. 毓麟用药，贵乎温和

中医先贤论种子，用药贵乎温和。禁忌大寒、大热，寒则水覆精室，热则精血耗散。中医先贤云"肾虽属水，不宜太冷，精寒则难成孕，如天地寒凉，则草木必无萌芽也""火能生物，于种子尤为亲切"。又云"男子以阳用事，从乎心而主动，动则诸阳生，故治男子毋过热以助其阳""专用热药，徒取充阳用事，快一时之乐，久之而精血耗散，祸乃厄测"。中医先贤组方用药常是寒热并用，润燥结合，如温补之中常配黄柏、知母、牡丹皮等寒凉之品，以防过热助其阳，且多用血肉有情之品，鹿角胶、虎胫骨、龟甲、紫河车、海狗肾、鹿茸、鱼鳔胶、蚕蛾等温润填精，以助生殖之能，正是"少火生气"也。

5. 温补之前，必先祛邪

"邪"通常指湿热、痰火。中医先贤云："……向来宿醒未散，热毒未消。骤施温补种子之剂，不犹闭门养寇，而豢之以膏粱，其有瘳乎？"种子之方多填精温补，若邪去不尽，湿热痰火不除，温补等于闭门留寇，于病不利，种子更难。例如，中医先贤所治一羊痫滑泄无子案：一友自幼患羊痫之症，及其壮也，又患滑泄之症，而痫益频，无子。中医先贤云："痫乃自幼沉病，滑乃后来之添症。滑则断欲可葆其元，药饵可徐收其效。若痫病不去，则饮食皆化为痰，久之身且不保，安望得子？先予三子散涤其痰，后予心肾种子丸，期年而得子。"此案正体现了"先祛邪，后温补"的治疗大法。

《景岳全书·妇人规》提出了欲育者，欲谨慎从事，尤其强调不宜过多饮酒，云："凡饮食之类，则人之脏气各有所宜，似不必过为拘执，惟酒多者为不宜。盖胎种先天之气，极宜清楚，极宜充实。而酒性淫热，非惟乱性，亦且乱精。精为酒乱则湿热其半，真精其半耳。精不充实，则胎元不固；精多湿热，则他日痘疹、惊风、脾败之类，率已受造于此矣。故凡欲择期布种者，必宜先有所慎。"

《辨证录》从精、气、血三方面对男子不育进行论述，并且指出男子肥胖不育多为痰湿，云："男子有面色萎黄，不能生子者，乃血少之故也……世人生子，动曰父精母血，不知父亦有血也。夫血气足而精亦足，血气全而精亦全……唯是血不能速生，必补其气，盖血少者由于气衰""男子身体肥大，必多痰涎，往往不能生子……夫精必贵纯，湿气杂于精中，则胎多不育……多痰之人，饮食虽化为精，而湿多难化，遂乘精气入肾之时，亦同群共人……湿既入肾，是精非纯粹之精，安得育麟哉？"陈士铎提出的"六因"学说："男子不能生子，有六病……精寒、气衰、痰多、相火盛、精少、气郁"。精寒可包括精液清冷、稀薄、精子质量下降；气衰可包括肺、脾、肾气不足所致的不育症；痰多可包括无症状可辨的不育症和精液量、精子数过多的不育；相火盛可包括心、肝、胃、肾阴虚火旺所造成的不育症；精少，可指精液量、精子数过少的不育症；气郁，精神抑郁可引起精子数量、质量下降，精子畸形。

此外，"五不男"之说盛于明清医家著述及文史笔记。有"天、漏、犍、怯、变"及"生、剧（纵）、妒、变、半"等名称。古人喜术数之学，既有"五不男"之说，便凑成五种（或五类）。诸家解说也互有参差，其中确实包括阴茎与睾丸先天性畸形、性器官发育不良、两性人及其他病证，并非药治所能收效。总之，明清时期中医对男性不育症的病因、病机的认识，诊断和治疗方法已经达到了较高的水平。这一时期的许多专著，至今仍有较高的参考价值。

参考文献：

［1］张若鹏，邵华. 中国古代男性不育源流文献考 [J]. 中医文献杂志，2004，22（1）：11–12.

［2］郑怀南. 徐福松教授临床研究男性不育症的特色和优势 [D]. 南京：南京中医药大学，2003.

［3］傅兆杰.《医学正印种子编》男性不育论治特色 [J]. 新中医，1994（9）：40–41.

［4］黄晓朋，张培海，尤耀东，等. 川派男科治疗男性不育经验探微 [C]// 中国中西医结合学会男科专业委员会. 首届男性大健康中西医协同创新论坛暨第三届全国中西医结合男科青年学术论坛论文集. 南昌：中国中西医结合学会，2019：2.

［5］王家辉，陈东，贾金铭. 男性不育症中医诊疗理论源流（二）——男性不育症中医理法方药体系的完善与发展考辨 [J]. 实用中医内科杂志，2008，22（1）：12–13.

［6］王家辉，贾金铭. 男性不育症中医理论源流（一）——中医对男性不育病因病机的认识 [J]. 实用中医内科杂志，2007（3）：1.

［7］王家辉，贾金铭. 男性不育症中医诊疗理论源流 [C]// 中国中西医结合学会男科专业委员会. 第 5 次全国中西医结合男科学术会议论文汇编暨男科提高班讲义. 济南：中国中西医结合学会，2007：4.

（刘德果　林雅思）

❖ 第二节 ❖ 中医不孕学术发展史

中国古代的母系社会就有了女性不孕的记载，如河姆渡遗址出土的甲骨文卜辞记载有产病和妇人病。公元前 11 世纪成书的《周易》中有"妇孕不育"和"妇三岁不孕"的记载。并且《周易·系辞上》有："乾……其动也直，是以大生；坤……其动也辟，是以广生"的论述。在《山海经》中已有许多治疗男性不育和增强男性生育能力的药物，如前述"鹏，食之宜孙"等。又有"幡冢之山……有草焉，其叶如蕙，其本如桔梗，黑华而不实，名曰蓇蓉，食之使人无子"的记载，虽然这些药品，现在已无从查考，但可见当时已经注意到药物与种子的关系了。

战国时期至东汉时期，是中医不孕系统学术思想的形成阶段，我国医学文献中现存最早一部典籍《黄帝内经》的《素问·上古天真论》中谓："女子七岁，肾气盛，齿更发长。二七而天癸至，任脉通，太冲脉盛，月事以时下，故有子。三七，肾气平均，故真牙生而长极。四七，筋骨坚，发长极，身体盛壮。五七，阳明脉衰，面始焦，发始堕。六七，三阳脉衰于上，面皆焦，发始白。七七，任脉虚，太冲脉衰少，天癸竭，地道不通，故形坏而无子也。"在这一段话中告诉我们：女子月经初潮年龄为14岁；女子育龄为14～49岁；女子最佳生育年龄为21～28岁，并且从生理角度对人的生殖功能做了概括的阐述，并确立了中医"肾–天癸–冲任–胞宫（肾子）"的性腺轴。《素问·骨空论》中谓："督脉……此生病……其女子不孕。"这是从病理方面阐述，督脉发生病变，其在女子，则不能怀孕。在两千多年前，对生殖生理和病理有如此深刻的认识，是十分可贵的。

东汉末年，张仲景《金匮要略·妇人杂病脉证并治篇》中谓温经汤"亦主妇人少腹寒，久不受胎"，此方对宫寒不孕者疗效确切。同时成书于东汉的我国第一部中药学经典著作《神农本草经》收载了治疗不孕症的多种药物，如鹿角胶"主伤中劳绝，腰痛羸瘦，补中益气，夫人血闭无子，止痛安胎"，又如当归"主妇人漏下绝子"。

两晋至宋元时期是中医学不孕学术思想的发展阶段。西晋时期皇甫谧《针灸甲乙经·妇人杂病篇》谓"女子绝子，衃血在内不下，关元主之"，认识到女子不孕，有血块凝聚在腹内，不能排出，提出瘀血不孕的病症，采用针灸治疗。两晋南北朝时期，南齐褚澄在《褚氏遗书》中有专论孕育之道，认识到早婚伤血为女性不孕的重要原因之一，并提出晚婚保持精血则易育，如"问子"篇云："合男女必当其年，男虽十六而精通，必三十而娶，女虽十四而天癸至，必二十而嫁，皆欲阴阳完直，然后交而孕，孕而育，育而子坚壮强寿。今未笄之女，天癸始至，已近男色，阴气早泄，未完而伤，未实而动，是以交而不孕，孕而不育，育而子脆不寿，此王之所以无子也。"论述了精血化生之道，提出晚婚、节育、优生诸问题。

隋代巢元方著《诸病源候论》，在"无子候"篇中，对引起妇女不孕的病因做了详细辨析，"然妇人挟疾无子，皆由劳伤血气，冷热不调，而受风寒，客于子宫，致使胞内生病，或月经涩闭，或崩血带下，致阴阳之气不和，经血之行乖候，故无子也"，认识到外因是六淫邪气直中胞宫，内因是劳伤气血，引起胞宫有病，出现月经不调、带下等病而致不孕，为后世"调经种子"法则提供了理论依据，是书对病源辨析精良，切中肯綮。

唐代著名医学家孙思邈博采众方，撰《备急千金要方》和《千金翼方》，其中广泛地讨论了求子种子、赤白带下、崩中漏下等问题。"凡人无子，当为夫妻俱有五劳七伤，虚羸百病所致，故有绝嗣之殃。夫治之之法，男服七子散，女服紫石门冬丸，及坐药荡胞汤，无不有子也。"孙氏已认识到不孕的原因不单是妇女一方的疾病，而与夫妇双方均有关系。

孟诜著《食疗本草》，是现知最早的食疗专著。书中记载，乌贼鱼"久食之，主绝嗣无子，益精"；薤白治"女人赤白带下"；鳖甲"主妇人漏下"；龟甲"能主女人漏下赤白、崩中"等。

王焘著《外台秘要》，卷三十三载"求子法及方一十二首"和"久无子方五首"，其中收集有"朴消荡胞汤，疗妇人立身已来，全不生，及断绪久不产三十年者方""《经心录》茱萸丸，疗妇人阴寒，十年无子方""《延年》疗妇人子脏偏僻，冷结无子，坐药方"等。

宋代的妇产科专著显著增加，其中影响最大的是陈自明的《妇人大全良方》，陈氏参考了历代有关妇产科医书，特别是家传的经验方，结合临证经验，加以系统的整理，并依据《黄帝内经》《诸病源候论》等所载有关理论，写成二十四卷，是一部较完善的妇产科专书，其中卷九专门讨论了不育问题。《妇人大全良方·求嗣门》对唐代《千金要方》无子之病因亦加以引用，云："凡欲求子，当先察夫妇有无劳伤痼疾，而依方调治，使内外和平，则有子矣。"陈氏认为"妇人之不孕，亦有因六淫七情之邪，有伤冲任，或宿疾淹留，传遗脏腑，或子宫虚冷，或气旺血衰，或血中伏热，又有脾胃虚损，不能营养冲任……各当求其源而治之"，辨析透彻，可供师法。

宋代其他一般医学书籍，如王怀隐等编《太平圣惠方》，认识到"妇人挟疾无子，皆由劳伤，血气……或月经涩闭，或崩血带下，致阴阳之气不和，经血之行乖候，故无子也。"在第七十卷提出具体治疗方药，如"治妇人子脏风冷，凝滞不去，令人少子，紫石英圆方""治妇人无子，皆因五劳七伤，虚羸白病所致，宜服五味子圆方""治妇人久无子断绪者，是子脏积冷，血气不调，宜服熟干地黄散方"。并采用外治法，如"治妇人子脏风虚积冷，十年无子，宜用此方。吴茱萸一两、川椒一两，共捣罗为末，炼蜜和圆，如弹子大，以绵裹纳产门中，日再易之，若无所下，亦暖子脏。"还擅用中药制剂调治，如"枸杞子煎，是西河女子，神秘有验千金不传方，又名神丹煎。服者去万病，通神明，安五脏，延年不老，并主妇人无子，冷病有验。"是书系统汇集了宋代以前的治疗经验。

《圣济总录》是北宋末年在《太平圣惠方》的基础上，广泛收集当时民间的药方，结合"内府"所藏的秘方，加以整理而成的。全书共二百卷，载方近两万个，共分60余门，是当时一部既有理论又有经验的巨著。是书153卷，列"妇人无子"专篇，"妇人所以无子者，冲任不足，肾气虚寒也。《黄帝内经》谓女子二七天癸至，任脉通，太冲脉盛，阴阳和，故能有子。若冲任不足，肾气虚寒，不能系胞，故令无子。亦有本于夫病者，当原其所因而调之。"并列有承泽丸、禹余粮汤、白薇人参丸、大黄汤、钟乳丸等方剂。

严用和著《济生方》，认识到"或月事不调，心腹作痛，或月事将行，预先作痛，或月事已行，淋漓不断……或作寒热，或为癥瘕，肌肉消瘦，非特不能受孕，久而不胎"。若"寒热交并，则赤白俱下，有室女或虚损而有此疾者。皆令育孕不成，以致绝嗣"。

金元四家学说，对诊治妇女不孕症也有很多经验，其中尤以朱丹溪论述详尽。朱氏平生著作较多，在《格致余论》中描述了先天性生理缺陷。在《丹溪心法》"子嗣九十三"中谓："若是肥盛妇人，禀受甚厚，恣于酒食之人，经水不调，不能成胎，谓之躯脂满溢，闭塞子宫，宜行湿燥痰，用星、夏、苍术、台芎、防风、羌活、滑石，或导痰汤之类。若是怯瘦性急之人，经水不调，不能成胎，谓之子宫干涩无血，不能摄受精气，宜凉血降火，或四物加香附、黄芩、柴胡，养血养阴等药可宜。东垣有六味地黄丸以补妇人之阴血不足，无子，服之者能使胎孕。"朱氏首倡痰湿不孕，并提出了化痰助孕的治疗原则，为后世所习用。

明清时期是中医学不孕学术思想的成熟阶段。明清时期，出现了许多生育专著，对不孕症理法方药的记载内容日趋丰富，其中万全的《广嗣纪要》，亦称《万氏家传广嗣纪要》，卷一至卷五从《修德篇》起至《协期篇》止，为房室养生与求嗣种子之论，卷六至卷十三为女性妊娠杂证，卷十四为难产预防及七因，卷十五为育婴方论，卷十六为幼科医案。其中，寡欲、择配、调元、协期等篇较大范畴讨论了性事与生育问题，尤其是《择配篇》引用了《金丹节要》有关"五不女、五不男"的论述，为历代医家所重视。所谓"五不女"，即"螺、纹、鼓、角、脉"五种。"一曰螺，阴户外纹如螺蛳样旋入内；二曰纹，阴户小如箸头大，只可通，难交合，名曰石女；三曰鼓，花头绷急似无孔；四曰角，花头尖削似角；五曰脉，或经脉未及十四而先来，或十五六而始至，或不调，或全无。此五种无花之器，不能配合太阳，焉能结仙胎也哉。"在《协期篇》中介绍了求子的时机选择，"月事初下，谓之红铅。三十时足，佳期不愆。旧污既去，新癸未生。子宫正开，玉种蓝田。阳道刚健，交接勿烦。勿令气忤，必使情欢。阳偶阴和，雨顺风恬。芳花结子，丹桂森森"，实际上指出了妇女每个月经周期的最佳受孕时间。"夫妇交合之时，所当避忌者，素女之论颇详。然男女无疾，交会应期，三虚四忌，不可不讲"。其在强调男女交合求子应该避讳的时间和环境。总而言之，该书是对明代以前该领域研究成就的全面总结，具有非常重要的实用性和文献价值。

明代张介宾著《景岳全书》，在卷三十九对诊治不孕症论述尤详。"种子之方，本无定轨，因人而药，各有所宜""妇人血气俱虚，经脉不调，不受孕者，惟毓麟珠随宜加减用之，为最妙；其次则八珍益母丸亦佳。若脏寒气滞之甚者，用续嗣降生丹亦妙"。在饮食疗法一节中，着重指出：为了保护胎元，宜戒酒。"凡饮食之类，则人之脏气各有所宜，似不必过为拘执。惟酒多者为不宜。盖胎种先天之气，极宜清楚，极宜充实。而酒性淫热，非惟乱性，亦且乱精，精为酒乱，则湿热其半、真精其半耳。精不充实则胎元不固……故凡欲择期布种者，必宜先有所慎，与其多饮，不如少饮；与其少饮，不如不饮，此亦胎元之一大机也"。论述至为深刻，并为现代医学所证实。

李时珍著《本草纲目》，书中载有多种验方，如阿胶疗"女人血痛血枯，经水不调，无子，崩中带下，胎前产后诸疾"；小麦"养肝气，止漏血唾血，令女人易孕"；茺蔚子"调女人经脉，崩中带下，产后胎前诸病，久服令人有子"；淫羊藿治"丈夫绝阳无子，女人绝阴无子"等。

著名医家武之望著《济阴纲目》，卷六为"求子门"，详述求子之道，"论求子须知先天之气""论求子脉须和平""论求子先调经""论求子贵养精血""论求子必知氤氲之时"等具体治法，分治血虚不孕、宫冷不孕、痰塞不孕等，并附多种治验效方。

杨继洲撰《针灸大成》，汇集历代针灸大家的心得及其学术成就，并加入自己丰富的治疗经验，"月脉不调，气海、中极、带脉、肾俞、三阴交""绝子，商丘、中极""女子月事不来，面黄干呕，妊娠不成，曲池、支沟、三里、三阴交"，可供选用。

清代治疗不孕症的著述颇丰，集体著作首推高宗御定《医宗金鉴》，取名家之长，不执学术偏见，类似近代的教科书。关于妇人不孕之故，是书谓："女子不孕之故，由伤其任、冲也。经曰：女子二七而天癸至，任脉通，太冲脉盛，月事以时下，故能有子。若为三因之邪伤其冲任之脉，则有月经不调、赤白带下、经漏、经崩等病生焉。或因宿血积于胞中，新血不能成孕，或因胞寒胞热，不能摄精成孕，或因体盛痰多，脂膜壅塞胞中而不孕，皆当细审其因，按证调治，自能有子也。"并附有方剂：涤痰汤"治妇人肥盛者，多不受孕"；大补丸"治妇人瘦弱，多由血少不能受孕"；调经丸"理气养血，调经种子"。

陈士铎《辨证录》载："妇人有腰酸背楚，胸中胀闷，腹内生瘕，日日思寝，朝朝欲卧，百计求子，不能如愿，人以腰肾之虚，谁知任、督之困乎。夫任脉行之前，督脉行于后，然皆从带脉上下而行也。故任督脉虚，而带脉坠于前后，虽受男子之精，必多小产，况任、督之间有疝瘕之症，则外多障碍，胞胎缩入于疝瘕之内，往往精不能施。"陈氏认识到癥瘕导致不孕，这与现代医学认识盆腔包块如子宫肌瘤、卵巢囊肿之类影响受孕是一致的。

萧赓六著《女科经纶》，指出种种病因，"妇人无子属冲任不足，肾气虚寒""妇人不孕属风寒袭于子宫""妇人不孕属冲任伏热，真阴不足""妇人不孕属阴虚火旺，不能摄精血""妇人不孕属血少不能摄精""妇人不孕属于实痰""妇人不孕属脂膜闭塞子宫"等，内容详尽。

清代叶天士在《临证指南医案》卷九有多则不孕医案"经水一月两至，或几月不来，五年来并不孕育，下焦肢体常冷。是冲任脉损，无有贮蓄，暖益肾肝主之。人参、河车胶、熟地、归身、白芍、川芎、香附、茯神、肉桂、艾炭、小茴、紫石英、益母膏丸"。并认识到"凡女人月水，诸络之血，必汇集血海而下。血海者，即冲脉也，男子藏精，女子系胞，不孕，经不调，冲脉病也"，强调种子必先调经。

张璐著《张氏医通》，卷十载"子嗣"篇，"大率妇人肥盛者，多不能孕，以中有脂膜闭塞子宫也，虽经事不调，当与越鞠、二陈抑气养胃之类，有热，随证加黄连、枳实，瘦弱不能孕者，以子宫无血，精气不聚故也，当与四君、六味加蕲艾、香附调之。子户虚寒不摄精者，秦桂丸最当。妇人多有气郁不调，兼子脏不净者，加味香附丸"。

傅山著《傅青主女科》，列"种子"篇，详述各种治疗方法，如身瘦不孕用养精种玉汤；胸满不思食不孕，用并提汤；下部冰冷不孕用温胞饮；胸满少食不孕用温土毓麟汤；少腹急迫不孕用宽带汤；嫉妒不孕用开郁种玉汤；肥胖不孕用加味补中益气汤；骨蒸夜热不孕用清骨滋肾汤；腰酸腹胀不孕用升带汤：便涩腹胀足浮肿不孕用化水种子汤，颇合临床实用。

程国彭著《医学心悟》谓种子"男子以葆精为主，女子以调经为主""调经之道，先在养性。诗云：妇人和平，则乐有子。和则气血不乖，平则阴阳不争""俾其气血充旺，则经脉自调。譬如久旱不雨，河道安得流通，河道不通，而欲其润泽万物，不亦难乎?"比喻颇为生动。

《慈禧光绪医方选议》和《清太医院配方》是清代宫廷医学的方药专著，清宫医案及配方表明，清代宫廷对于补益填精、调经种子的医方十分重视，因而清宫中有关此类医方甚多，如毓麟固本膏，按太医院配本述："种子之功，百胜百效"，又称"男妇如能常贴此膏者，气血充足，容颜光彩，诸疾不生，乌须黑发，固精种子"。再如妇科乌金丸，治"久不生育，赤白带下，月水不调"；内补养荣丸，"治妇人诸虚不足，血海虚败，头目昏眩，面色萎黄，经候衍期，赤白带下，腰痛耳鸣，四肢乏力，子宫虚弱，不能成孕"，确具效果。

总之，明清时期及至现代诸多医家对女性不孕的病因、病机的认识、诊断和治疗方法已经达到了较高的水平。这一时期的许多专著，至今仍有较高参考价值。

参考文献：

［1］谢幸，苟文丽 . 妇产科学 [M]. 北京：人民卫生出版社，2013.
［2］李勤，候丽辉，张晗，等 . 明代不孕症诊疗特色的挖掘 [J]. 中医杂志，2012，53（5）：387–389.
［3］黄瑛 . 妇科病 [M]. 北京：人民卫生出版社，2006.
［4］张延钧 . 妇科病 [M]. 北京：中国古籍出版社，1999.
［5］戴德英 . 中医妇科临床手册 [M]. 上海：上海科学技术出版社，2002.
［6］张若鹏，邵华 . 中国古代男性不育源流文献考 [J]. 中医文献志，2004，22（1）：11–12.
［7］张奇文 . 妇科医籍辑要丛书：妇科杂病 [M]. 北京：人民卫生出版社，1996.
［8］孟景春，王新华 . 黄帝内经素问译释 [M]. 上海：上海科学技术出版社，2009.
［9］薛己 . 校注妇人良方注释 [M]. 南昌：江西人民出版社，1983.
［10］皇甫谧 . 皇帝甲乙经 [M]. 成都：四川科学技术出版社，1995.
［11］郭霭春 . 中国针灸荟萃 [M]. 长沙：湖南科学技术出版社，1985.
［12］张淳 . 妇人针灸古法秘要 [M]. 北京：中医古籍出版社，1991.
［13］常福丽，李淑玲 . 针灸治疗不孕症临床研究概况 [J]. 中医杂志，2008，49（8）：754–756.
［14］蔡小苏 . 不孕症证治经验 [J]. 中医杂志，1986（1）：15–16.

（刘德果　林雅思）

第二章　不育不孕中医病因病机

❖ 第一节 ❖ 男性不育病因病机

1. 肾元虚衰

《素问·六节脏象论》云："肾者，主蛰，封藏之本，精之处也。"率先提出以肾为中心的生育观，认识到男子生育能力取决于肾中精气强弱和天癸盈亏，随着年龄的增长，肾气渐衰、天癸渐竭，到"八八"64岁左右逐渐丧失。肾为天癸之源，肾气盛则天癸至，天癸至则有子；反之肾气衰则天癸竭，天癸竭则无子。各种原因引起的肾元虚衰可影响男性性功能，肾阳不足、肾阴不足均可导致不育，在疾病过程中往往出现阴损及阳或阳损及阴，以至于阴阳两虚。

2. 肾精不足

肾精即生殖之精，肾主生殖，生殖之精与先天父母之精及后天水谷之精关系密切。汉代张仲景将男子不育归属于虚劳范畴，《金匮要略·血痹虚劳病脉证并治》云："男子脉浮弱而涩，为无子，精气清冷。"认为男子精气虚亏而精冷不温是不育的主要病因。从临床上看，肾阳不足多见精子活动力低，肾阴不足多见精液量少、精子数少等。真精不足多可归结为禀赋不足、肾气亏损、精血匮乏、天癸不荣所致。清代沈又彭在《沈氏女科辑要》提到："大约两情酣畅，百脉齐到，天癸与男女之精偕至，斯入任脉而成胎耳。"指出男子之精与女子之精在生育问题上同等重要。

3. 七情内伤

清代王实颖所著《种子心法》曰"是知求嗣者，须要诚心寡欲"，早已认识到情志因素在不育症的发生上有着非常重要的地位。临床发现，不育夫妇承受明显的心理压力，可出现性生活不和谐，男性出现自卑、忧郁、烦躁等心理，郁久必化火，肝火则会引动相火，相火妄动则精液耗损，使不育症迁延难愈。清代叶天士《秘本种子金丹》云："男女和悦，彼此情动而后行之，则阳施阴受而胚胎成，是以有子。"所强调的"男女和悦"在当今仍有重要指导意义。如果突然受到剧烈或长期持久的情志刺激，可使气机逆乱、脏腑、气血、阴阳失调而致疾病，此时称为"七情内伤"。忧、恐、悲、怒对男子影响最大。忧思过度则伤脾，脾为后天之本，气血生化之源，脾气耗损则可致气血虚少，血少则不能化气生津，气少则不能鼓动推荡，从而扰乱精室，致使精少或精绝不育。恐惧过度则伤肾，正如《黄帝内经》所说"恐惧而不解则伤精，精时自下"，可出现阳痿、遗精、滑精、早泄等症。过度抑郁则伤肝，肝脉绕络阴器，肝郁不舒则阳痿，性欲减退。"盛怒者，肝阳上亢"而耗伤阴精，五志皆可化火使火盛伤阴，阴伤则精不足，均可导致不育。

4. 饮食调摄

清代著作《宜麟策·饮食》有"酒性淫热，非惟乱性，亦且乱精，精为酒乱，则湿热其半，真精其半耳"的记载，指出饮酒可损伤真精影响生育。当代研究表明，海产品、烟草、乙醇、农药等均对精液质量有一定影响。不同职业、工种由于工作环境不同，男子不育症发病率亦明显有别，提示多因素与男子不育症关系密切。

凡过度嗜烟酒、过食辛燥食品、过食寒凉生冷、饥饱失常、暴饮暴食等，均属饮食不节。过食辛热助阳之品，热从内生，灼伤阴液扰动精室，可引发精稠、遗精、早泄、阳强等病症。

5. 外邪侵袭

风、寒、暑、湿、燥、火等外感之邪皆可导致男科病症。男子以精为本，六淫中湿热、寒邪更易与精气相搏而致疾病。湿邪为阴邪，其性重浊黏滞，湿邪致病主要有两个特点：①易阻遏气机，使气机升降失常，精气受阻；②湿气下行，易伤阴位，多见下部病变。故湿邪是男科疾病的重要致病因素之一，临床多见小便不利或淋浊或阴囊潮湿、痒痛等。热邪为阳邪，其性上炎，易伤阴液，易动血，其致病特点：①起病急骤，传变迅速；②易燔灼脏腑，消烁津液；③易伤血动血，临床多见精稠、血清、小便黄赤、灼热淋痛、阴囊、睾丸红肿热痛、阳强、遗精等。寒邪为阴邪，易伤阳气，其性收引凝聚。多见睾丸坠痛、阴囊冷潮、阳物缩入、阴冷阴痛等症。寒邪其性收引凝聚，还可使脉道收引，血液运行不畅，导致血络阻滞等。

6. 其他因素

早婚、男子生殖器或生殖功能异常亦可导致男子不育症，如《褚氏遗书·问子》提出"合男女必当其年，男虽十六而精通，必三十而娶；女虽十四而天癸至，必二十而嫁，皆欲阴阳气完实而后交合"；《金丹节要》提出"五不男"之说。以上情况均可导致不育。

参考文献：

[1] 李宪锐，张耀圣，何军琴，等."从瘀论治"在男性不育症临床诊疗中的应用[J].中国性科学，2019，28（7）：129–131.

[2] 谢晓隽，柯明辉，马文君，等.精不足、精不纯、精不射致不育的病因病机分析[J].中国性科学，2016，25（2）：95–97.

[3] 陈忞超，王浩强，陆良喜，等.从肺论治男性不育症的理论探讨[J].中国男科学杂志，2015，29（7）：66–68.

[4] 毛剑敏，囤荣梁，戚广崇.男性不育的中医研究进展[C]// 中华中医药学会.中华中医药学会第十四次男科学术大会论文集.珠海：中华中医药学会，2014：5.

[5] 吴宏东，王东坡，董静.男性不育症的诊治思路探讨[J].北京中医药大学学报（中医临床版），2006，13（3）：39–41.

[6] 李海松.李曰庆教授治疗男性不育症的学术思想[J].中国临床医生，2004，32（7）：49–50.

[7] 董惠萍，陈墨亭.浅谈男性不育症病因病机[J].滨州医学院学报，1994，17（2）：177–178.

（刘德果　林雅思）

❖ 第二节 ❖ 女性不孕病因病机

1. 肾虚

肾虚是女性不孕的主要原因。肾藏精，精化气，肾中精气的盛衰主宰着人体的生长、发育与生殖，先天肾气不足或房事不节、久病大病、反复流产损伤肾气或高龄、肾气渐虚，则冲任虚衰不能摄精成孕；或素体肾阳虚或寒湿伤肾、肾阳虚衰、命门火衰、阳虚气弱，则生化失期，有碍于子宫发育致不能摄精成孕；或素体肾阴亏虚、房劳多产、久病失血耗损真阴，天癸乏源，冲任血海空虚；或阴虚内热、热扰冲任血海，均不能摄精成孕，发为不孕症。《黄帝内经》云："二七而天癸至，任脉通，太冲脉盛，月事以时下，故有子……七七，任脉虚，太冲脉衰少，天癸竭，地道不通，故形坏而无子也。"《圣济总录》中记载："妇人所以无子者，冲任不足，肾气虚寒也……若冲任不足，肾气虚寒，不能系胞，故令无子。"《傅青主女科》载："妇人有下身冰冷，非火不暖……夫寒冰之地，不能长草木，重阴之渊不长鱼龙，今胞宫即寒，何能受孕……盖胞胎居于心肾之间，上系于心而下系于肾，胞胎之寒凉，乃心肾二火之衰微也。"

先天禀赋素弱，或因后天房事不节，性生活过度，耗伤肾中精气，肾精肾气亏虚，肾中阴阳失衡均可导致不孕。如肾气虚证，先天禀赋不足，肾气虚弱，或久病，或房事不节等耗伤肾气，肾虚而冲任不调，不能摄精成孕；肾阳虚证则因先天禀赋不足，素体肾阳虚或寒湿伤肾，肾阳亏虚，命门火衰，阳虚气弱，则生化失期，不能温化肾精以生天癸，通达冲任，温养胞宫，不能触发氤氲乐育之气，肾、天癸、冲任、胞宫的功能低下，导致不孕；再如肾阴虚证，先天禀赋不足，素体肾阴亏虚，或房劳、久病失血，耗损真阴，或阴虚生内热，热扰冲任血海等均可致肾阴不足，精血亏少，冲任血虚，致天癸不足，冲脉精血亏虚，任脉之气衰竭，胞宫胞脉失养，不能摄精成孕。

《圣济总录》则云："妇人所以无子者，冲任不足，肾气虚寒也。"论述了肾气是能否有子的关键，并对肾为生殖之本的观点做了很好的阐述。同时《脉经》云："妇人少腹冷，恶寒久，年少者得之，此为无子；年大者得之，绝产。"《傅青主女科·种子》载："妇人有下体冰冷，非火不暖，交感之际，阴中绝无温热之气。"均从妇人不孕的临床表现上说明肾阳虚导致宫寒不孕。同时《神农本草经》"阳起石"条下"味咸，微温……无子，阴痿不起，补不足"及"紫石英"条下"味甘，温……补不足……绝孕十年无子"等则从药物治疗上来论述肾阳虚宫寒不孕。《神农本草经》还记载"肉苁蓉，味甘，微温……强阴，益精气，多子"说明精血不足亦可导致不孕。此外《傅青主女科·种子》"身瘦不孕"条下云"瘦人多火而又泄其精……此阴虚火旺，不能受孕"，说明肾阴虚可以导致不孕。还有"胸满不思食不孕""骨蒸夜热不孕"及"便涩腹胀足浮肿不孕"，都从各个方面论述了不孕症与肾虚之间的关系。从上可见肾虚与不孕之间有密切的关系。肾为藏精之脏，主生长、发育、生殖，为"先天之本"。先天肾气不足，阳虚导致宫寒，或肾阴虚导致相火妄动，血海蕴热或精血不足，冲任胞脉失养，均不能摄精成孕。

2. 肝郁

情志抑郁或愤怒伤肝，或因久不受孕，继发肝气不舒，以致疏泄失司，气血失调，血海蓄溢失常，导致月经稀少或闭经、不孕。二者互为因果，肝气郁结益甚，以致冲任不能相资，则卵子发育不良或无排卵，导致胎孕不受。《外台秘要·求子法及方十一二首》载："然而女人嗜欲多于丈夫，感病倍于男子，加以慈恋爱憎、嫉妒忧恚，染着坚牢，情不自抑，所以为病根深，疗之难瘥。"《济阴纲目·求子门》云："女性多气多郁，气多则为火，郁多则血滞，故经脉不行，诸病交作，生育之道遂阻矣。"妇人感情丰富，思虑过多，情志多郁，肝失条达，气机不畅，肾精封藏失司，又妇人"情怀不畅，则冲任不充，冲任不充则胎孕不受"（《妇人规·子嗣类》）。《傅青主女科》云："妇人有怀抱素恶不能生子者，人以为天心厌之也，谁知是肝气郁结……妇人多肝郁气滞，常因肝阴血不足，难以疏泄，易致肝郁凌脾，肝火脾土两互伐肾，以致元精郁闭，不能受孕。"《济阴纲目》曰："凡妇人无子，多因七情所伤，致使血衰气盛，经水不调……或子宫虚冷，不能受孕。"认为心情抑郁可导致脾虚血少，月经不调而不孕。故不孕患者除药物治疗外，定兼心理开导。清代叶天士在《临证指南医案》中提出"女子以肝为先天"；何梦瑶《医碥》亦有"郁而不舒则皆肝木之病"的论述；周学海《读医随笔》同样提出"凡脏腑十二经之气化，皆必借肝胆之气化以鼓舞之，始能调畅而不病"，说明肝的功能是否正常对女性疾病有很大影响。肝藏血，主疏泄，一旦肝的功能失常影响冲任同样可以导致不孕。《素问·痿论》中"悲哀太甚，则胞络绝"，张景岳《妇人规·子嗣类》有"情怀不畅则冲任不充，冲任不充则胎孕不受"的论述，都说明了上述观点。《傅青主女科·种子》"嫉妒不孕"条下有"妇人有怀抱素恶不能生子者……其郁而不能成胎者，以肝木不舒，必下克脾土而致塞……带脉之气既塞，则胞胎之门必闭，精既到门，亦不得其门而入矣……方用开郁种玉汤"。除此之外，清代陈修园《女科要旨·种子》也记载："妇人之病，多起于郁"及"妇人无子……皆由内有七情之伤所致"。因此，若七情内伤，或平素忧郁，肝藏血疏泄功能失常，导致情绪低落，气机不利，肝郁不畅，致冲任不能相资，无法摄精成孕，同时肝郁克脾，脾伤不能通任脉而达带脉，任带失调，胎孕不受，从而导致不孕。妇女以肝为重，肝郁导致不孕，不孕可致肝郁。

3. 痰湿

肥胖之人，嗜食膏粱厚味，或饮食失节，或思虑劳倦，损伤脾胃，脾虚痰湿内生，痰阻气机，经脉受阻，冲任失调而致不孕。金元医家朱丹溪首次提出痰湿可以导致女性生殖功能障碍及"肥人痰多"的理论，在《丹溪心法·子嗣》中指出"若是肥盛妇人，禀受甚厚，恣于酒食之人，经水不调，不能成胎，谓之躯脂满溢，闭塞子宫，宜行湿燥痰"，同样在《丹溪治法心要》亦有"肥者不孕，因躯脂闭塞子宫而致，经事不行，用导痰之类"的相似论述，并认为素体湿盛、肥胖之人不能摄精成孕的主要因素是痰浊闭塞胞宫。同样明代万全在《万氏妇人科》云："惟彼肥硕者，膏脂充满，元宝之户不开；挟痰者，痰涎壅滞，血海之波不流，故有过期而经始行，或数月经一行，及为浊、为滞、为经闭、为无子之病。"与之同年代的武之望《济阴纲目》亦有"痰饮不孕"及"胸中有实痰"的证治。到了清朝《傅青主女科·种子篇》"肥胖不孕"条下也有："妇人有身体肥胖，痰涎甚多，不能受孕者……肥胖之湿，实非外邪，乃脾土之内病也"，这都说明痰湿是导致女性生殖功能障碍的重要原因之一。肾为先天之本，脾为后天之本，气血生化之源，在人体水液代谢中亦有重要调节作用。一旦脾肾之阳损伤，使肾主水功能失常，脾的运化失职，水湿流注下焦，湿聚成痰，痰湿壅滞冲任、胞宫从而导致不孕。

4. 瘀血

《针灸甲乙经》中指出："女子绝子，衃血在内不下，关元主之。"《诸病源候论》也载有："血结于子脏，阴阳之气不能施化，所以无子也。"《张氏医通》云："因瘀积胞门，子宫不净，或经闭不通，成崩中不止，寒热体虚而不孕者，局方皱血丸为专药。"瘀血阻于胞络则难于受孕，且瘀血不去，新血不生，使肾精失于濡养，难以施化。瘀滞胞宫，血气不和，百病乃生。西晋时期皇甫谧《针灸甲乙经·妇人杂病》"女子绝子，衃血在内不下，关元主之"首先提出血瘀不孕病机，隋代巢元方《诸病源候论·妇人杂病诸候三》云"积气搏结于子脏，致阴阳血气不调和，故病结积而无子"，都说明了瘀滞于内，导致气血不和，胞脉受阻，无法受孕。清代张璐《张氏医通·妇人门》指出"因瘀积胞门，子宫不净，或经闭不通，或崩中不止，寒热体虚而不孕者"，又云"妇人立身以来全不产……此胞门不净，中有淤积结滞也"，《傅青主女科》曰"疝瘕碍胞胎而外障，则胞胎缩于疝瘕之内，往往精施而不能受"，都从同一个方面论证了瘀积不孕的观点。同样王清任在《医林改错》"少腹逐瘀汤"条下有"此方治少腹积块疼痛，或有积块不疼痛，或疼痛而无积块，或少腹胀满……种子如神"之论，重视活血化瘀治不孕。因此瘀血不仅是病理产物亦是致病因素，房事不节或寒热外伤等都可导致瘀滞冲任、胞宫及胞脉而致不孕。得病日久，脏腑虚弱，气血运行无力，也可致瘀滞丛生，瘀滞成则怪病生。久病则虚，久病则瘀，亦可导致胞脉失养，冲任失调，无法摄精成孕。

5. 外邪

《诸病源候论》中指出："若风冷入于子脏，则令脏冷，致使无儿……然妇人挟疾无子，皆由劳伤血气，冷热不调，而受风寒，客于子宫，致使胞内生病，或月经涩闭，或崩血带下，致阴阳之气不和，经血之行乖候，故无子也。"《妇人大全良方》曰："因将摄失宜，饮食不节，乘风取冷，或劳伤过度，致令风冷之气乘其经血，结于子脏，子脏得冷，故令无子也。"说明风寒袭于胞宫可致不孕。《张氏医通》载："湿盛则气滞，气滞则精虽至而不能冲透子宫，故尔不能成孕。"湿邪阻络必生气滞，气滞则胞络不通，难于受孕。各种外邪侵袭必然伤及正气，或阻其气，或乱其血，影响受孕。六淫中寒、热、湿邪最易与血搏导致不孕。《诸病源候论·妇人杂病诸候一》中"若风冷入于子脏，则令脏冷，致使无儿"，《神农本草经》"女子风寒在子宫，绝孕十年无子"，《金匮要略·妇人杂病脉证并治》温经汤条下"亦主妇人少腹寒，久不受胎"，都同样说明了寒、热、湿等邪入胞宫可导致不孕。

6. 血虚

《仁斋直指方》载有："若是怯瘦性急之人，经水不调不能成胎，谓之子宫干涩无血，不能摄受精气……"女子以血为本，若阴血不足虚火内生，愈加耗精灼血，不能受孕。《妇人规》云"真阴既病，则阴血不足者不能育胎""男女胎孕所由，总在血气。若血气和平壮盛者，无不孕育，育亦无不长。其有不能孕者，无非气血薄弱；育而不长者，无非根本不固"。张介宾此番论述说明了气血虚弱导致不孕的病机，另外，《万病回春》谓"妇人无子，多因血气俱虚，不能摄养精神故也"。正所谓贫瘠之地，草木难生，气血虚弱则胞宫失于濡养，不易受孕。

7. 其他因素

诸如房劳多产、男方因素、饮食不节、交接不逢时、先天异常、药物等相关因素所致不孕在众多医籍中亦有相关论述。如《医宗金鉴》论述交接不逢时导致不孕："聚精之道，惟在寡欲，交接女子，必乘其时，不可失之迟早。盖妇人一月经行一度之后，必有一日氤蕴之时，气蒸而热，如醉如痴，有欲交接不可忍之状，乃天然节候，是成胎生化之真机也。"认识到虽无他病，若交接不逢"氤氲"之时，亦难受孕。又如药物因素导致不孕："凡人家园圃内有凌霄花，妇人闻其气不孕。"说明古代医家已经认识到某些药物可以导致不孕。

参考文献：

［1］周鹭，滕红丽.中国传统医药防治不孕症研究概况 [J].中国民族民间医药，2020，29（16）：51–54.

［2］刘淑文，张淑霞，刘玉双，等.不孕症的病因病机分析 [J].实用妇科内分泌电子杂志，2019，6（12）：70.

［3］古文华.不孕症现代中医诊疗理论框架研究 [D].咸阳：陕西中医药大学，2018.

［4］胡莉，郭丽.宫寒不孕脉证初探 [J].现代养生，2017（16）：37.

［5］明琳琳，黎烈荣.浅谈女性不孕症的病因病机及证治 [J].光明中医，2017，32（5）：633–634.

［6］楼毅云，傅萍，董襄国.浅析《黄帝内经》不孕证治 [J].浙江中医药大学学报，2017，41（1）：52–54.

［7］谭丽，张婷婷，王茜.古代医家对不孕症病机的认识 [J].中医文献杂志，2016，34（6）：22–25.

［8］彭子敬，杨洁琼，张菁.从肾论治不孕症 [J].湖北中医杂志，2016，38（4）：50–52.

［9］孙田子，凤丽娜，蒋贵林.不孕症的中医治疗研究 [J].吉林中医药，2012，32（5）：469–470.

［10］刘伟伟.不孕症中医古代文献和近五年治疗研究概况 [D].济南：山东中医药大学，2012.

（刘德果　林雅思）

第三章 不育不孕中医诊法概要

❖ 第一节 ❖ 男性不育诊法概要

（一）望诊要点

1. 望头面

面色㿠白可能多为肾气虚衰或脾肾两虚；面色通红如醉则多为实热证；午后颧赤多为阴虚火旺；面色苍黄多为湿热内蕴；面色黧黑为肾阳衰败；毛发胡须稀少为肾气不充；面色无华、口唇苍白为气血两虚；口唇紫暗有瘀斑为瘀血内阻；口唇嘴角糜烂多属内有积热。

2. 望形态

形体肥胖多为脾虚痰湿内阻；形体羸瘦为阴虚精亏；身材过于高大或矮小伴性征发育不良为先天肾气不充。

3. 望舌

舌质红而少苔多见于阴虚火旺；舌质淡嫩边有齿痕、舌苔薄白多为气虚；舌质淡红、舌苔白厚腻为痰湿内阻；舌质红、舌苔黄厚腻为湿热内蕴；舌质紫暗或舌有瘀斑为瘀血阻络。

4. 望前阴

阴毛稀少、阴茎睾丸细小为先天肾气不足，发育不良；阴茎红肿、尿道口黄白脓液流出或阴茎溃疡无痛而兼有交媾冶游史者多为感染疫毒之邪；大便用力等腹压增高时尿道口时有清薄黏液流出多为湿热下注；睾丸或附睾肿大为湿热内蕴或气血瘀滞；阴囊内见条索状瘀块为精脉瘀阻。阴囊内不见睾丸或仅见 1 个睾丸为先天肾气未充，睾不入室或先天无睾。

5. 望排泄物（精液）

正常精液应为 2 ～ 5 mL 乳白色且具一定黏稠度的液体。精液黏稠量少多为阴虚；精液清稀色淡甚至稀薄如水多为阳虚；精液黄稠黏滞多为湿热；精液量多、黏滞不化为痰湿；精液暗红或暗褐为血精，系热客下焦，灼伤脉络，或瘀血内阻，血不循经，溢出脉外所致。

（二）闻诊要点

1. 闻声音

正常男性应语声低沉，洪亮有力，而语声尖细高亢如妇女儿童或音出如宦为先天肾气不充，发育不良；若语声低微、断续不接则为气虚。

2. 闻气味

正常精液应有轻微腥气，如精液清稀无气味为肾阳不足；精液黏稠腥臭秽浊为湿热下注。

（三）问诊要点

1. 问腰痛

腰部冷痛绵绵不止为肾阳不足；腰部隐痛酸软无力为肾气不足；腰部酸痛伴耳鸣盗汗为阴液不足；腰部沉重酸痛为湿邪困扰；其中兼见小便频数疼痛、阴囊黏汗者为湿热；兼见神疲嗜卧、体胖多痰者为痰湿。

2. 问汗

动则汗出为气虚，夜间盗汗为阴虚；阴囊周围黏汗而热为湿热下注，阴囊周围汗出清冷为阳气不足。辨别此点时应注意，正常状态下睾丸及阴囊皮肤温度较其他部位略有偏低，患者触摸时多数情况均较凉，而此时有汗并非阳虚而多为湿热，只有患者自觉睾丸阴囊发冷兼有汗出方可诊为阳虚。

3. 问胸腹

胸胁胀满为肝气郁滞；胸脘痞闷伴呕恶纳呆为湿邪内阻，兼见小便赤涩，舌苔黄腻为湿热；兼见体胖多痰、舌苔白腻者为痰湿；脘腹胀满伴神疲乏力，食少便溏，为脾气不足；下腹胀痛，牵引阴器睾丸为气血瘀滞；小腹冷痛，遇寒尤甚为阳气不足；下腹疼痛伴小便赤涩、会阴坠胀为湿热下注。后三证日久可耗损肾气、闭阻气血，而成肾虚气血凝滞之证。

4. 问口渴及口味

口干渴欲饮兼见烦急易怒、胸胁胀满为肝火炽盛，口干渴欲饮兼见颧赤盗汗、舌红苔少为肝肾阴虚；口渴不欲饮兼见舌红苔黄腻为湿热内蕴；口干但欲饮水不欲咽，兼见舌质瘀斑为瘀血内阻；口中发苦为有热，多为肝胆火盛；口中发甜为脾有湿热或脾虚水饮上泛；口中发咸多是肾经有热；口发淡者多属阳虚气弱；口中黏腻不爽多为湿浊内蕴。

5. 问小便

小便黄赤短少为阴虚有热；小便清长为阳气不足；小便赤涩疼痛为湿热下注；小便混浊为湿浊困扰；小便频数夜间尤甚，而无赤涩疼痛为肾气不足；排尿不畅或尿后余沥不尽为湿热与气血凝聚于精室；排尿中断伴血尿疼痛为石淋。

6. 问睡眠

夜难入睡，心悸健忘，食欲减少，倦怠无力多为心脾两虚；失眠多梦，兼见眩晕头痛，烦急易怒多为肝火炽盛；失眠多梦，兼见潮热盗汗，精神恍惚，腰膝酸软多为阴血亏虚，心肾不交；夜寐不安，嗳气腹胀多是肠胃不和。嗜卧多寐，身重倦怠则为脾气不足，湿邪困扰。此外，长期睡眠不足，则可暗耗阴精而见肾阴不足之象。

7. 问性事

性欲旺盛，阳事易举或阳强不倒为多肾阴不足，相火妄动；性欲淡漠，不易勃起多为肾阳不振或肝郁气机不畅。性交次数过频可致肾之精气皆匮；性交次数过少可因错过女方排卵期间不能孕育。遗精频作为阴虚火旺，封藏失司；滑精早泄为肾气不足，不能固摄。房事忍精不泄可致败精阻窍，湿热蕴结。各类性功能障碍兼见形寒肢冷、阴器收缩多为命门火衰；兼见小便黄赤、阴囊黏汗多为湿热下注；兼见胸胁胀满、情志抑郁，起病缓慢多为肝郁气滞。受外界刺激后性功能障碍猝然而发多为惊恐伤肾、气机逆乱。起病缓慢兼见心悸多梦、食少纳呆多为心脾两虚。性事或手淫过频后渐次发病多为肾精亏耗、肾气虚馁。外伤阴茎睾丸后发病多为瘀血内阻。如自幼不能勃起、伴睾丸阴茎细小为先天肾气不充。

此外，还应询问患者性生活方式方法，精液色、量、质有无异常改变，性交时有无精液射出，排精时有无疼痛，排精后有无全身不适等。还有极少数患者可因性知识贫乏，不知正确性生活方式而不能孕育，对此类患者应给予必要的性知识教育，无须治疗。

8. 问病史及治疗经过

应重点询问结婚年龄，发病年限，个人生长、生活、健康状况、饮食好恶、卫生习惯、性格、精神状态、居住环境、工作条件等；有无接触毒物、放射线、微波，有无食用棉籽油及高温作业等耗损肾气之致病因素；有无服用降压、镇静、麻醉及中药雷公藤等影响生育及性功能的药物；有无应用性激素类药物史；有无吸烟饮酒等特殊嗜好；有无工作紧张、精神压力过大等因素存在；有无狎妓冶游等婚外性生活史；有无遗传类疾病家族史；有无糖尿病、甲状腺疾病等内分泌和代谢性疾病史；有无隐睾及性征性器发育障碍；有无腮腺炎合并睾丸炎病史；有无生殖系统结核及其他感染史；有无生殖器官外伤或手术史；还应询问发现不育及性功能障碍后的治疗用药情况，有无过服温燥之剂或滋腻之品，其他疾病的治疗情况等，全面了解病情，准确辨证施治。

（四）切诊

1. 切脉

脉细数多为阴虚；脉沉弱无力多为阳虚或气血两虚；脉沉弦多为气滞；脉沉滑多为痰湿；脉滑数多为湿热。

2. 触睾丸及周围附属性器

正常睾丸应为 2 个位于阴囊内的 12 ～ 20 mL 大小具有一定韧性与张力的器官，表面应光滑而无结节。阴囊内未及睾丸为先天无睾或睾不入室（隐睾），为肾气不足；睾丸过小或质软为肾虚精衰气少；睾丸过大或质地坚硬如石为气血瘀滞或痰湿凝聚；睾丸触之疼痛为湿热毒邪蕴结或气血瘀滞；附睾结节肿大触之疼痛为气血瘀滞或湿热郁结；阴囊内可触及蚯蚓样条索肿块为精脉瘀阻。

参考文献：

［1］贾海骅. 不育的中医诊疗 [N]. 中国中医药报，2018-03-09（5）.

［2］张敏建，郭军，陈磊，等. 男性不育症中西医结合诊疗指南（试行版）[J]. 中国中西医结合杂志，2015，35（9）：1034-1038.

［3］贾海骅，王仑，韩学杰. 男性不育的中医诊疗思维与模式 [J]. 中国中医基础医学杂志，2012，18（6）：598-599，608.

［4］黄世章，侯进，李国锋. 宾彬男性不育症诊疗经验 [J]. 辽宁中医杂志，2010，37（4）：608-609.

［5］姜蕊. 中医诊疗不孕不育症的回溯 [J]. 内蒙古中医药，2005（5）：25-26.

（刘德果　林雅思）

❖ 第二节 ❖ 女性不孕诊法概要

（一）望诊

1. 望面色

面部颜色和光泽的变化，可反映脏腑气血盛衰和邪气消长情况。面色萎黄，为营血不足；面色潮红颧赤，多为阴虚火旺；面色青紫，多为瘀血内停；面色晦暗或有暗斑，或兼眼眶黧黑者，多为肾气虚衰等。

2. 望月经

经量过多，多属血热或气虚；经量过少，多属血虚，肾虚或血寒；经量时多时少，多属气郁。经色红多属血热；经色淡多属气虚、血虚；经色紫暗多属瘀滞。经质稠黏多属瘀、热；经质稀薄多属虚、寒；经血有块多属血瘀。

3. 望带下

带下色白，多属脾虚、肾虚；带下色黄，多属湿热或湿毒；带下色赤或赤白相兼，多属血热或血毒。带质清稀，多属脾虚、肾虚；带质稠黏，多属湿热蕴结。

4. 望阴户、阴道

望阴户、阴道包括望阴户、阴道的形态、色泽及带下。阴户、阴道如"螺、纹、鼓、角"，属先天解剖异常；阴户皮肤变白、干萎枯槁、粗糙皲裂者，多为肾精亏虚、肝血不足所致；阴户、阴道潮红，甚或红肿，带下量多、色黄，多为湿热或湿毒所致；阴户生疮，甚则溃疡，脓水淋漓，此属阴疮；阴户一侧或两侧肿大，痛或不痛者，为阴肿；阴道有物脱出，多为阴挺。

5. 望乳房

妊娠期乳房增大、乳晕着色。若经潮后仍乳房平坦，乳头细小，多为肝肾不足，精亏血少；乳房红肿，应警惕乳腺炎症；乳头挤出血性物或溢液，要注意乳房恶性肿瘤。

（二）问诊

1. 一般问诊

包括年龄、婚龄、未避孕时间、性生活状况。

2. 问主证与兼证

是原发还是继发不孕。问月经，包括初潮年龄，以及期、量、色、质；问带下有无异常。

3. 问病史

怀孕史、流产史、流产方式、难产史、腹部手术史及其他病史。

4. 问家族

了解父母、兄弟、姐妹有无同样的病史。

5. 问配偶

夫妇是否同居一地、夫妇感情、配偶有无生育史、有无致孕史等。

（三）闻诊

1. 听声音

听声音包括听语音、呼吸、嗳气、叹息、痰喘、咳嗽等声音。如语音低微者，多属中气不足；寡欢少语、时欲太息者，多属肝气郁结；声高气粗，甚或语无伦次者，多属实证、热证；嗳气频作，或恶心呕吐者，多属胃气上逆、脾胃不和；喘咳气急者，多属饮停心下，或肺气失宣。

2. 嗅气味

正常月经、带下、恶露无特殊气味。若气味腥臭，多属寒湿；气味臭秽，多属血热或湿热蕴结；气味恶臭难闻，多属邪毒壅盛或瘀浊败脓等病变，为临床险证。

（四）切诊

1. 切脉

（1）月经脉：正常情况下，月经将至，或正值经期，脉多滑利。若脉缓弱者，多属气虚；脉细而无力者，多属血虚；脉沉细者，多属肾气虚；脉细数者，多属肾阴虚或虚热；脉沉细迟或沉弱者，多属肾阳虚或虚寒。脉弦者，多属气滞、肝郁；脉涩者，多属血瘀；脉滑者，多属痰湿；脉沉紧者，多属血寒；脉沉濡者，多属寒湿；脉滑数、洪数者，多属血热；脉弦数有力者，多属肝郁化热。

（2）带下脉：带下常脉与一般常脉同。带下量多，脉缓滑者，多属脾虚湿盛；脉沉弱者，多属肾气虚损；脉滑数或弦数者，多见湿热；脉缓者，多见寒湿。

2. 扪腹

扪腹即腹部触诊，腹部扪之不温成冷者，多为阳气不足或寒邪内客；扪之灼热而痛，则为热盛；小腹疼痛拒按，多属实证；隐痛喜按，多属虚证；小腹结块坚硬，推之不移，多属血瘀；如结块不硬，推之可移，多属气滞、痰湿。另外，配合西医妇检，了解子宫的大小、位置、附件有无包块，有无触痛等。

对兼有乳房症状的患者，还需进行乳房扪诊。

（五）舌诊

1. 辨舌

（1）舌淡胖：此舌象在不孕症中最为常见，常伴舌边齿痕，属脾肾阳虚，多见于卵巢功能低下、黄体功能不足或多囊卵巢综合征。

（2）舌体瘦小：瘦舌总由血少、精亏，不能充盈舌体，舌失濡养所致。不孕症患者亦常见此舌，多属先天不足、体质虚弱，或阴血不足或精亏血少，致冲任失滋，不能摄精成孕。

（3）舌暗：暗舌的特征是暗滞而无润泽之光，与血瘀之紫暗不同。暗舌示患者肾气不足、精血不充。另外需注意结合脉诊，若沉弱说明肾中阳气虚衰；脉细数或脉虽不数、舌质亦不红，但舌下系带及牙龈呈鲜红者，为热象。

（4）舌紫或瘀斑：此舌象是血瘀证的典型舌象，与暗舌不同。暗舌是气血运行无力，因虚而致瘀滞。紫舌或瘀斑舌则主瘀血证，此类不孕症患者常患有子宫肌瘤、子宫内膜异位症、输卵管不通等。

2. 辨苔

（1）腻苔：腻苔是痰湿内停的重要指征，多由脾虚不运、水湿不化所致。湿浊下注，阻滞胞宫胞脉，不能摄精成孕，是不孕症的常见原因。多囊卵巢综合征、慢性盆腔炎、宫颈炎、输卵管炎等患者常见此苔。一般黄腻苔为湿热，白腻苔为寒湿。

（2）剥苔：舌苔系由胃气而生，舌苔剥落为胃中气阴不足或胃气受他脏亏虚的影响。根据剥落的部位可以辨别何脏的气阴不足。在不孕症中见到苔剥，一般说明肾阴不足。

（3）舌下络脉：除了望舌质和舌苔外，当注意观察舌下络脉。若舌下络脉呈紫红色、绛紫色、甚至紫黑舌，形体表现为两条纵行的大络脉增粗，周围幼小络脉分支增多，甚至呈串珠状等变化，都是瘀血的标志。有的患者舌质无明显变化，唯有舌下络脉有明显瘀暗或脉络增粗，西医检查常发现患者有子宫肌瘤、子宫内膜异位症、卵巢囊肿。

参考文献：

[1] 杨永琴，魏本君，赵粉琴，等.浅谈尤昭玲对子宫腺肌病不孕症诊疗经验 [J]. 中华中医药杂志，2018，33（10）：4499–4501.

[2] 古文华.不孕症现代中医诊疗理论框架研究 [D]. 咸阳：陕西中医药大学，2018.

[3] 李勤，侯丽辉，张晗，等.明代不孕症诊疗特色的挖掘 [J]. 中医杂志，2012，53（5）：387–389.

[4] 陈淑涛，王辉礫，董岷，等.名医王成荣的不孕症诊疗模式探讨 [C]// 中华中医药学会.全国第八次中医妇科学术研讨会论文汇编.成都：中华中医药学会，2008：3.

[5] 姜蕊.中医诊疗不孕不育症的回溯 [J]. 内蒙古中医药，2005，24（5）：22–23.

（刘德果　林雅思）

第四章 不育不孕诊治现状及研究进展

不育不孕症均属于生殖缺陷，也是目前生殖医学领域的难题之一。不育不孕症不同于临床上其他疾病，由于其生理、心理因素并存，故常给家庭、社会造成严重影响。近年来随着生活节奏加快、工作压力增加、环境污染恶化、饮食结构改变及人们生育观念转变，由此引起的生育能力下降问题也显现出来，调查显示不育不孕症夫妇离婚率是正常人群的 2.2 倍，因此不育不孕症对于育龄期夫妇的影响应得到重视。而且，随着分子生物学、分子遗传学等学科的发展及学科间的相互渗透，人们对不育不孕症的病因、病理、诊断和治疗等均有了更新的认识。

世界卫生组织将不孕症定义为结婚后至少 1 年、同居、有正常性生活、未采取任何避孕措施而不能生育，引起其发病原因分为男性不育和女性不孕。我国对不孕症的定义是婚后两年未避孕未孕。近来，世界卫生组织统计，不育夫妇占已婚育龄夫妇的 7% ～ 15%，在中国 6 对夫妇中即有 1 对发生不育，其中属于女方因素的为 40% ～ 50%，单属于男方因素的约为 30%，属于男女双方共同因素的约为 20%。不孕症的发病率及患病率受众多因素影响，在不同的国家、地区有很大差别，这与社会发展、民族习俗、文化卫生等因素有关。近年来，人们逐渐认识到职业、环境，尤其是基因因素在不育不孕中占有举足轻重的地位。

第一节 正常妊娠需要的条件

1. 男性生育必须具备的条件
（1）下丘脑、垂体、睾丸轴功能正常，精子能正常发育成熟。

（2）生殖系统发育及功能正常，性交功能正常，能正常射精，精子能正常到达阴道，穿过宫颈管，到达输卵管与卵子受精。

2. 女性受孕必须具备的条件

（1）下丘脑、垂体、卵巢轴功能正常，卵子能正常发育成熟、排卵及黄体功能健全。

（2）生殖系统发育正常、通畅，性生活正常，输卵管功能良好，可拾捡卵子，使之进入输卵管，并在壶腹部与精子相遇、受精，受精卵能移行至子宫腔。

（3）子宫内膜有与内分泌同步、协调的周期性改变，适合于胚胎着床、发育。

3. 年龄与生育力的密切关系

妇女的生育能力随年龄的增长而逐年下降。在整个妇女生育期中，年龄因素起着重要作用。最近有学者发现，与年龄有关的生育力下降始于 20 岁后期，而不是人们原来所认为的始于 30 岁中期。年龄在 36 岁以上者生育力明显下降，40 岁以上者尤甚，同时流产率显著增加。流行病学调查分析发现，妇女年龄在 40 岁时，总的生育力下降 50%，自然流产率增加 2 ～ 3 倍。随年龄增长而出现的卵子质量的改变可能是引起生育能力下降的主要因素。结合我国实际情况，在提倡晚婚晚育的同时，人们应警惕年龄对优生优育的影响，因此对于年龄较大者，虽然结婚后未避孕未孕不到一年，也应进行检查或咨询。

（刘德果　林雅思）

第二节　不育不孕的发病病因

1. 男性生理病因

导致男性不育的因素很多，包括先天性的睾丸发育不良、睾丸炎、输精管梗阻、睾丸萎缩、免疫性不育、内分泌失调等，除上述因素外，精子畸形、无精、少精及弱精都是常见影响不育的因素。

2. 女性生理病因

在不孕症当中，有70%的人都是女性。造成女性不孕的因素较多且复杂，主要有内分泌因素、器质性病变和免疫因素等。排在女性不孕原因首位的是生殖系统炎症，随着人们对性生活认识和态度越来越开放，而在性生活期间对卫生知识较为欠缺或性生活过度频繁，均容易导致生殖系统炎症。常见为输卵管异常，如沙眼衣原体、淋病奈瑟菌等性传播引起的慢性输卵管炎症，进一步演变为输卵管黏膜破坏，最终导致输卵管堵塞或积水导致不孕。

3. 心理与环境影响

首先，随着人们工作压力越来越大、情绪低下、情志内伤、饮食不节、劳累过度等影响脾胃运化，易引起脾失运化、气滞血瘀，进而影响受孕。其次，由于目前所处的环境污染严重，雾霾严重使其肺功能受到影响，肺主百脉功能失调后影响脾肾功能，进一步影响受孕。

（刘德果　林雅思）

第三节　不育不孕症的分类

1. 根据不孕原因分为男性不育和女性不孕

由于男性原因导致女性不孕者称之为男性不育症。在女性则有不孕与不育之分。不孕是指育龄夫妇同居1年以上、性生活正常，未采取避孕措施而未能怀孕，可由于精子或（和）卵子本身的异常、生殖道的障碍而不能使精子与卵子相遇、结合，或由于着床障碍导致。不育是指实际上或临床上未能生育，即虽然有过妊娠，但均以流产、早产、死胎或死产而告终，从未获得过活婴；也就是说，虽然有胚胎着床和一定程度发育，但是由于胚胎或胎儿成长障碍或娩出障碍等而不能获得活婴。

2. 根据不孕史分为原发不孕与继发不孕

原发不孕指一对夫妇暴露于妊娠可能（希望妊娠、未避孕、正常性生活）1年或者1年以上而未妊娠。继发不孕指既往有过妊娠，暴露于妊娠可能1年或 1 年以上，未能再妊娠（哺乳期的闭经不计算在内）。

3. 根据治疗、预后分为绝对不孕及相对不孕

绝对不孕指夫妇一方有先天性或后天性解剖上或功能上的缺陷，因无法矫正而不能受孕者。相对不孕指夫妇一方因某种因素影响受孕，经过适当治疗而可能受孕者。

4. 不孕不育症的诊断方法

（1）女性不孕不育的诊断：首先为常规的临床检查，主要包括询问病史、月经史、有无早产等。通过身高体重计算肥胖指数，检查盆腔有无炎症及一些常规的妇科检查：宫颈黏液检查和诊断性刮宫术均可判断有无排卵，阴道涂片判断雌激素水平，采用 B 超监测卵泡发育及排卵情况。若临床检查不能很好诊断病情，可进一步进行免疫学、染色体、内分泌检查等。免疫学检查主要包含抗子宫内膜抗体、抗精子抗体和抗透明带抗体等，而内分泌检查主要是血液激素测定和激素功能试验。可进一步采用输卵管通液术、子宫输卵管造影术，必要时还可进行宫腔镜和腹腔镜检查。

（2）男性不育的诊断：与女性诊断一样也是先询问病史及性生活等，但在男性临床检查中重点需要检查外生殖器是否畸变或病变。实验室里主要检查精液，观察精子的外观、数目、活动力和液化情况等，同时可配合精囊造影术睾丸活检等特殊检查。

5. 不育不孕症的一般性诊治原则

不孕往往是男女双方许多因素综合影响的结果，通过对双方全面的检查找出原因，是治疗不孕症的关键。不孕症的治疗原则及具体方法不进行详细叙述，在此只是提及不孕症的注意事项及一般性治疗原则。

（1）不孕症专科医生应注意的事项：①要明确不孕原因，从而正确评估和治疗，使患者尽快妊娠。②要给患者正确解释，消除患者从朋友或传媒中得到的错误信息。③要热情对待不孕症患者，进行合理的心理治疗。因为不孕患者大部分情绪低落，而且承受着相当重的、来自社会及家庭方面的压力。California 大学的 Hillary Klonoff-Cohen 研究发现大多数处于压力之下的妇女在为期五年的治疗结束时怀孕的可能性比完全放松的妇女要低 93%。这表明临床医生在辅导夫妇缓解心理压力，并向他们提供必要的知识和支持方面起着十分重要的作用。④不孕症医生要有耐心，应与患者及时沟通，了解他们的真实想法，帮助不孕患者生育健康孩子才是评定治疗成功的最终方法。

（2）不孕症的一般治疗：①控制体重。对于肥胖患者采取先控制体重的方法可谓最佳治疗。肥胖对健康有许多不良影响，尤其腹部过多的脂肪与生殖系统疾病明显相关，因此对于肥胖的不孕妇女首要的治疗选择即是控制体重。控制体重的方式多种多样，无论哪种方法都有效。②锻炼身体。最近一项研究表明超重和久坐的生活方式是排卵性不孕的高危因素，大运动量的活动可以明显改善排卵障碍性不孕。锻炼身体的同时也可以提高机体对内外环境的抵抗力，能进行自我调节，达到身心健康。③改变不良的生活习惯。成年人的生活方式（对女性来讲主要是抽烟和饮酒）和逐渐形成的不良习惯是影响男女双方生育的重要因素，而且对下一代的生育也有影响。研究表明对于男性来说，久坐不仅对他的精液有影响，而且对其下一代男性的精液生成也有影响。

（3）系列辅助生殖技术在不孕不育症的应用：近年来，先进的辅助生殖技术得到了快速发展，已成为各种疑难性不孕不育症的最有效的医疗干预性治疗方法，如体外受精 – 胚胎移植、单精子卵泡浆内显微注射、输卵管内配子移植、输卵管内合子移植、宫腔内配子移植、腹腔内人工授精、宫腔内人工授精、供精人工授精及种植前遗传学诊断等。可针对不同的病因及患者需求采用相应有效而经济的治疗方案。

临床上对男性不育如少精症、弱精症或无精症患者，尤其是低促性腺激素、低性腺功能的患者，使用外源性促性腺激素治疗可能有效，治疗后复查精液，观察精子数量、活动率及活力改善情况。经各种方法治疗无效，则多建议患者行经睾丸、附睾多部位活检并做染色体核型分析和 Y 染色体微缺失检查，如能穿到精子且核型、Y 染色体均正常则行单精子卵泡浆内显微注射治疗，否则建议采用供精治疗，或行植入前遗传学检查后行选择性胚胎移植。

女方治疗则应个体化，根据不孕的病因、结合丈夫精液情况来定治疗方案。原则上选用最有效、最经济的方案。无论采用何种助孕技术，术前患者双方要签署知情同意书，医患间要及时沟通，争取患者能更好地合作，减轻思想压力，尽可能减少情绪对助孕技术的影响。

参考文献：

［1］CHE Y, CLELAND J. Infertility in Shanghai：prevalence, treatment seeking and impact[J]. Journal of Obstetrics & Gynaecology, 2002, 22（6）：643–648.

［2］MONTOYA J M, BERNAL A, BORRERO C. Diagnostics in assisted human reproduction[J].

Reprod Biomed Online，2002，5（2）：198–210.

［3］曹泽毅. 中华妇产科学 [M]. 北京：人民卫生出版社，1999.

［4］ZIEBE S，LOFT A，PETERSEN J H，et al. Embryo quality and developmental potential is compromised by age[J]. Acta Obstetricia et Gynecologica Scandinavica，2001，80（2）：169–174.

［5］JIAO Z，ZHUANG G，ZHOU C，et al. Influence of advanced age on the outcome of in vitro fertilization and embryo transfer[J]. Zhonghua Fu Chan Ke Za Zhi，2002，37（4）：223–226.

［6］世界卫生组织. 不育夫妇标准检查与诊断手册 [M]. 曹坚，何方方，译. 北京：协和医院国家计划生育委员会科学技术研究所，2018.

［7］KLONOFF-COHEN H，CHU E，NATARAJAN L，et al. A prospective study of stress among women undergoing in vitro fertilization or gamete intrafallopian transfer[J]. Fertil Steril，2001，76（4）：675–687.

［8］MORAN L J，NORMAN R J. The obese patient with infertility：a practical approach to diagnosis and treatment[J]. Nutr Clin Care，2002，5（6）：290–297.

［9］CLARK A M，THORNLEY B，TOMLINSON L，et al. Weight loss in obese infertile women results in improvement in reproductive outcome for all forms of fertility treatment[J]. Hum Reprod，1998，13（6）：1502–1505.

［10］RICH-EDWARDS J W，SPIEGELMAN D，GARLAND M，et al. Physical activity，body mass index，and ovulatory disorder infertility[J]. Epidemiology，2002，13（2）：184–190.

［11］SHARPE R M，FRANKS S. Environment，lifestyle and infertility—an inter-generational issue[J]. Nat Cell Biol，2002，4 Suppl：s33–40.

（刘德果　林雅思）

第五章　国医名师诊治男性不育症绝技

❖ 第一节 ❖ 阳痿致不育的典型医案与特色疗法

徐福松治疗阳痿致不育经验

1. 辨证论治特色

徐福松教授致力于男科疾病的诊疗规范研究，指导制定了阳痿的诊断疗效标准，对提高中医诊治阳痿水平起到了积极的促进作用。他将辨治阳痿分为11个证型。①湿热证辨证要点为：口苦、阴囊潮湿、小便淋漓不畅、小便黄赤、尿频、尿急、大便质黏、舌红、苔黄腻、脉滑、脉濡、脉数；②肾阴虚证辨证要点为：手足汗出、盗汗、喜冷饮、口干、舌红、苔少、脉细、脉数；③肝气郁结证辨证要点为：情绪抑郁、焦虑不安、少言内向、舌暗、脉弦；④痰浊阻窍证辨证要点为：口黏、口中有痰、咽喉异物感、胸闷、脘痞、性欲淡漠、苔白腻、脉滑；⑤肾阳虚证辨证要点为：畏寒肢冷、精神萎靡、小腹发凉、夜尿清长、喜热饮、舌淡、脉沉；⑥肺脾两虚证辨证要点为：咳嗽、反复外感、自汗、鼻塞、舌淡、脉细；⑦气滞血瘀证辨证要点为：少腹胀痛、会阴或睾丸坠胀、舌质紫、脉沉；⑧心肾不交证辨证要点为：夜寐不实、遗精、射精过快、舌红、脉细；⑨心脾两虚证辨证要点：心悸、健忘、面色少华、舌淡、脉沉；⑩脾肾两虚证辨证要点为：头晕、面色少华、舌淡、脉沉、脉细；⑪肺肾两虚证辨证要点为：五心烦热、耳鸣、身重、舌淡、苔少、脉细。

徐福松教授提出：当今太平盛世，阴虚者十有八九，阳虚者仅一二耳。

切莫一见阳痿，便妄投壮阳之品，临床每见越壮阳越阳痿者，犹禾苗缺水（阴虚）则痿软（阳痿），宜添水（滋阴）不宜烈日曝晒（壮阳）一样，此"天人相应"之理也。由此提出著名的中医整体观"禾苗理论"，认为滋补肾阴是阳痿的治疗大法，提出"阴虚致痿"的学术观点，并由此创立验方"二地鳖甲煎"。

徐福松在辨治阳痿时，还崇尚全身治疗，始终坚持因地、因时、因人的"三因"辨治原则。他强调临证时对阳痿的证型把握不必四诊皆俱，或舍脉求症，或舍症求脉。有时亦专病专药，宗张景岳意，用石菖蒲之宁心安神、疏肝解郁治疗阳痿等性功能障碍等，无不得力于内科用药。且善以古方化裁治疗阳痿。

2. 典型医案

典型医案一：

患者，男，31岁，2008年9月6日初诊。现病史：患者阴茎勃起困难3个月。近来工作压力大，情志抑郁，伴见性欲减退，时有胸闷不适，嗳气频作，食欲减退，二便正常。舌红、苔薄白，脉细弦。辨证：肝郁不舒，肾阴亏虚，宗筋不畅。治法：疏肝解郁，滋阴补肾，调畅气机。处方：醋柴胡10 g，白芍10 g，枳壳10 g，枳实10 g，广郁金10 g，白蒺藜30 g，合欢皮10 g，佛手片10 g，泽兰10 g，泽泻10 g，干石斛10 g，枸杞子10 g，生甘草5 g。每日1剂，水煎服。

二诊：患者服用完第4剂来诊，诉起大效，阴茎已能勃起，并且房事可持续3分钟左右。医嘱效不更方，原方14剂再入。半月后来诊，诉恢复如常。

按：该病属中医学"阳痿"，西医学认为主要由于心理因素引起，以功能性多见。中医认为阳痿与五脏中的心、肝、肾关系密切。徐福松教授认为，当今男人多郁证，心理障碍者司空见惯，与肝气抑郁不舒、疏泄功能失常有关。该患者情志抑郁，忧思气结，宗筋失养，遂致阳痿。四逆散源自《伤寒论》，由柴胡、白芍、枳实、炙甘草组成。方中柴胡疏肝理气，枳实行气开郁，芍药柔肝，甘草缓中，全方一疏一散，一柔一缓，共奏疏肝解郁、调畅气机之效。原方加枳壳、广郁金、白蒺藜、合欢皮、佛手片疏肝理气而不伤胃，泽兰、泽泻活血疏肝，干石斛、枸杞子滋阴补肾。诸药合用肝气得舒，肾阴得补。故治疗此类勃起功能障碍疗效显著。

典型医案二：

患者，男，30岁，2012年10月23日初诊。现病史：结婚8年，没有一次满意的性生活，多处治疗，未见明显效果，3年前做阴茎静脉漏手术，目前性生活时阴茎仍不能有效勃起。咽有痰阻，偶尔咳吐白痰，胸闷心烦，大便易溏，尿频，舌淡胖、苔黄厚腻，脉濡。辨证：痰湿阻滞、脾肾两虚。治法：燥湿化痰，健脾益肾。徐氏温胆汤化裁。处方：法半夏10g，猪苓10g，茯苓10g，川厚朴10g，青皮10g，陈皮10g，苍术10g，白术10g，矾郁金10g，炙远志10g，石菖蒲6g，晚蚕沙10g，炮姜6g，姜竹茹10g，炒枳壳10g，煨木香10g，天竺黄10g，白蒺藜10g，鹿角片（先煎）10g，淫羊藿10g。水煎服，14剂，每日1剂。之后近2个月以该方加减进行治疗。

二诊：2012年12月18日，诉大便好转，胸闷心烦明显减轻，性生活已能正常进行，时间2分钟，舌淡苔白腻，脉濡。前方加露蜂房10g，14剂。之后1个月以该方出入。

三诊：2013年1月15日，诉性生活已经能完成，时间有时能达到3分钟，胸闷心烦偶尔尚觉，大便微软，舌淡苔薄白。前方继续巩固治疗。

按：勃起障碍是男科常见病和多发病，本案患者久病，咽有痰阻，胸闷心烦，当属痰浊阻滞；大便易溏，尿频，当属脾肾两虚。本病应为虚实夹杂证。故以徐氏温胆汤祛痰化湿，解郁安神；以猪苓、茯苓、苍白术、炮姜健脾化湿，培补后天；以淫羊藿、鹿角片补肾温阳，培补先天；以白蒺藜疏肝起痿。几组药合用，共奏其功。本方证中患者尽管舌苔黄腻，然患者便溏，咳吐白痰，当属脾肾阳虚为本，痰湿为标，湿遏气机，故以温化为要。后来患者转为白腻苔，之后舌苔渐渐干净，也说明辨证用药符合病机。

3. 特色疗法

徐福松教授善用水剂治主证、主病，成药治兼证、兼病，取长补短，相辅成功。用药以中正平和，轻清灵动见尚。一般每味药量仅在10～12g。而有时用量又较大，如治阳痿用白蒺藜达30g之巨，又体现了用药的灵活性。徐教授常运用白蒺藜治疗肝郁类阳痿。白蒺藜辛苦微温，入肝、脾两经，疏肝解郁，泄降温通，可治肝郁阳痿。肝主筋，前阴为宗筋聚集之所，肝郁则气滞血瘀，血不养筋而致痿。其单方治疗阳痿源于《慎斋遗书·阳痿门》，其曰："阳痿，少年贫贱人犯之，多属于郁。宜逍遥散以通之；再用白蒺藜炒，去刺成末，水法丸服，以通其阳也。"肾阳虚类阳痿，徐福松教授喜用露蜂房。露蜂房，味微苦而性平，国医大师朱良春认为其"治阳痿不举，效用可靠"。在《朱良春用药经验集》里总结"露蜂房疗带下清稀、阳痿久咳"，不仅有祛风攻毒作用，更有益肾温阳之功。

4.经验方

（1）徐氏温胆汤。组成：法半夏10g，猪苓10g，茯苓10g，川厚朴10g，青皮10g，陈皮10g，苍术10g，白术10g，矾郁金10g，炙远志10g，石菖蒲6g，晚蚕沙10g，炮姜6g，姜竹茹10g，炒枳壳10g，煨木香10g，天竺黄10g，白蒺藜10g，鹿角片先煎10g，淫羊藿10g。主治阳痿之痰湿阻滞，脾肾两虚。

（2）二地鳖甲煎。组成：生、熟地各10g，菟丝子10g，茯苓10g，枸杞子10g，五味子10g，金樱子10g，丹皮10g，天花粉10g，川断10g，桑寄生10g，鳖甲20g，牡蛎20g。主治阳痿之肾阴亏虚。

李曰庆治疗阳痿致不育经验

1.辨证论治特色

李曰庆教授认为阳痿的发生与五脏功能失常有关，尤以心、肝、肾的关系密切，其中尤以肝、肾与阳痿的发病最为密切，肾虚肝郁是其主要病机特点，情志不畅、肾虚、血瘀、痰阻、湿热是其主要病因。李曰庆教授认为肾虚为本，肾藏精，主生殖。禀赋不足、久病体虚等可损伤先后天精气的因素均可致肾阳失充、宗筋失于温煦而引发阳痿，久病耗伤阴液以致无以濡养宗筋亦可引发阳痿。而肝郁是标，肝藏血，主疏泄。现代社会生活节奏加快，竞争激烈，生活压力加大，作息饮食无规律，酗酒嗜烟，缺乏体育锻炼，会导致情志不遂或所欲不得，或焦虑过甚，或郁怒不伸等不良情志的产生，日久可影响肝脏的疏泄功能，导致肝气郁结，肝血运行失畅，不能灌溉宗筋，而出现阳痿。阳痿的出现，会影响两性关系，打击男人的自信心，在这种情况下会进一步加重肝郁的情况。

李曰庆教授在多年临证的基础上，细心观察，衷中参西，认为阳痿患者多为标本相兼，虚实夹杂。本虚标实者为多，其病因多肾虚为本，肝郁为标，偶尔兼夹心肾不交，故临床治疗当从心、肝、肾论治，以补肾疏肝养心作为基本治疗原则，同时联合应用活血化瘀通络法。①心肾不交证型阳痿多见于过度劳心患者，瘀阻宗筋证型多见于肝郁日久的患者，肝主统血，肝气郁结则气血运行不畅，日久生瘀，阻于宗筋，最终使得阴茎痿软不用。因此治疗阳痿时应尽早应用活血化瘀药物并使之贯穿整个治疗过程。②肝郁日久的患者应以疏肝解郁，兼顾血瘀。肝主疏泄，调畅情志，同时肝脉连于阴器，肝气不舒易致阴茎痿废不用。李曰庆教授认为很多精神性阳痿患者都存在肝郁的情况，常以逍遥散进行加减。③劳心过度、心肾不交的患者可治以交通心肾，兼顾血瘀，亦可用于在心病基础上发生阳痿的患者，症见心悸失眠、腰膝酸软等。方用交泰丸加减。

李曰庆教授还十分重视年龄因素，认为青年人，阳气充沛，单纯肾虚较为少见，多为肝郁、湿热，多为单纯精神性阳痿，治疗以疏肝解郁为主；中年人，阳气始衰，肾虚与肝郁并重，多为混合性阳痿，治疗时肝肾同治；老年人，阳气衰退，肾虚为主，多为器质性阳痿，治疗以补肾为主，同时注重对原发病的治疗。

2. 典型医案

典型医案一：

患者，男，31 岁，2016 年 10 月 17 日初诊。现病史：勃起功能障碍 5年，加重完全不能勃起 1 年。患者结婚已 5 年，婚后即出现阴茎勃起不坚的情况，房事时勃起硬度不满意，但仍可插入，育一子后性功能逐渐减退，时不能插入，性欲下降，夫妇感情受到影响，其妻时常责备，却拒绝由女方主动行房事，致患者情绪渐显抑郁。近 1 年来患者房事时已完全不能勃起，亦无晨勃，几乎没有性欲，不能完成性生活，情绪抑郁，善太息，时有失眠，眠差多梦，神疲懒言，腰酸乏力，易困倦，易出汗。否认烟酒史，否认高血压、糖尿病及高脂血症。刻下症见：精神萎靡，面有倦容，偶有口苦、口渴，舌质淡，苔薄黄，脉整体弦细，尺部沉细无力。诊断：阳痿。辨证：肾虚肝郁兼有血瘀。治法：补肾助阳，疏肝振痿。处方：仙灵脾 15 g，巴戟天15 g，柴胡 10 g，白芍 15 g，川芎 12 g，熟地 12 g，蜈蚣 1 条，枸杞子 15 g，菟丝子 12 g，丹参 15 g，五味子 10 g，锁阳 15 g，茯神 15 g，怀牛膝 12 g，丁香 6 g。并嘱早睡早起，强调夫妻双方要多相互关心和鼓励，保持心情舒畅，指导其妻同房时主动配合。

按：患者就诊时，精神萎靡、面有倦容，腰酸乏力、神疲懒言，脉尺部沉细无力，为肾阳虚之象，因而方中以二仙汤为基础进行加减。方中仙灵脾、巴戟天配合熟地、菟丝子、锁阳，起温肾阳、补肾精之效。但是分析患者起病之因，其妻过度责备致情绪抑郁、夫妻感情欠佳，口苦口渴、善太息，肝郁之象明显，所以补肾同时以柴胡、丁香疏肝行气解郁，又因患者眠差多梦，加用川芎、丹参、茯神、牛膝以养血宁心、引火归源。肝郁日久气血运行不畅，血瘀于阴器，致完全不能勃起，故以川芎、丹参、蜈蚣合丁香以行气活血。同时告诫夫妻双方应互相鼓励，以坚定治疗信心并减少肝郁诱因。

典型医案二：

患者，男，37岁，已婚。于2013年11月26日，就诊于北京市某医院男科门诊。现病史：其曾有手淫史，自述每次手淫结束心里特别恐慌、郁闷。认为手淫有害，但不能控制自己。现在结婚两年无子，勃起不能，或有时可，但不能行房事。为此烦躁易怒，经常与妻子吵架。症见面色紫暗，郁郁寡欢，胸胁胀闷，失眠多梦，口苦舌燥苔薄白，脉弦滑。诊断：肝郁气滞之阳痿。处方：柴胡10 g，白芍12 g，煅龙骨30 g，煅牡蛎30 g，珍珠母30 g，炒枣仁15 g，炒芡实12 g，金樱子10 g，乌药12 g，益智仁10 g，远志9 g，怀牛膝10 g，茯苓15 g，白蒺藜10 g。

按：情志不畅导致情志抑郁、胸胁胀闷，此为肝郁气滞，柴胡苦辛，疏肝解郁。情志异常，烦躁易怒，此为肝阳上亢，上扰心神，用以白芍酸苦之性，养血敛阴柔肝，配伍龙骨、牡蛎、珍珠母，且重用均为30 g，三药共奏平肝潜阳、镇心安神之效，加牡蛎和白芍收敛作用更佳。用枣仁甘平之性，柔和上三药咸寒，又能养心。牛膝既能补肾、强筋骨，又能引上行肝火下行，发挥里外同治作用。芡实、金樱子益肾固精为佐药，加上益智仁，又有温肾助阳作用。因为有寒凝气滞胸腹痛，则用乌药。加用西药盐酸帕罗西汀，用来舒缓抑郁症、焦虑症、恐惧症；十一酸睾酮软胶囊，补充雄性激素，以改善性功能。中西医结合，相互促进，共同发挥作用，治疗心理性障碍导致的勃起功能障碍。服药10剂后阳事渐举，余症渐缓。服药20剂阳事复常，诸症悉除。

典型医案三：

患者，男，42岁，2012年2月16日初诊。现病史：性功能逐渐减退2年，加重1个月。患者2年前工作压力大，逐渐出现阴茎勃起不坚，晨勃减少，房事时勃起硬度不满意，时不能插入，性欲下降，夫妇感情受到影响。近1个月，奔波劳累，失眠，几乎没有性欲，不能完成性生活。情绪抑郁，时而容易动怒，两胁时胀痛，眠差多梦，腰酸乏力，下肢发沉，易出汗。吸烟20年，每日约10支。否认高血压、糖尿病及高脂血症。刻下症：精神萎靡，面色困倦，舌淡苔薄黄，脉弦细，尺脉沉细无力。外生殖器发育正常，睾丸、附睾、输精管、精索未见明显异常，阴毛呈男性分布，血尿常规及肝功能检查均未见明显异常。诊断：阳痿。辨证：肾虚肝郁。治法：补肾助阳，疏肝振痿。处方：仙灵脾15 g，仙茅10 g，巴戟天15 g，山萸肉12 g，鹿角胶（烊化）10 g，柴胡 10 g，当归 12 g，白芍 15 g，远志 6 g，蛤蚧 9 g，丹皮 10 g。并嘱戒烟，早睡早起，强调夫妻双方要多相互关心和鼓励，保持心情舒畅。服药 14 日。

二诊：述晨勃、性欲增加，房事时硬度改善明显，成功性生活 2 次，睡眠改善。上方去远志，加陈皮 10 g，继服 14 日。

三诊：性功能进一步改善，晨勃、自发勃起增加，成功性生活 5 次，妻子满意。嘱原方继服 20 日，保持健康生活模式，随访 6 个月，夫妻性生活自然满意。

按：患者就诊时，精神萎靡、面色困倦，腰酸乏力、下肢发沉，尺脉沉细无力，为肾阳虚之象，所以方中用二仙汤加减。方中仙茅、仙灵脾、巴戟天配合血肉有情之品鹿角胶，以起温肾阳、补肾精之效。但是分析患者起病之因，工作压力大加之夫妻感情欠佳，情绪抑郁、两胁胀痛，肝郁之象明显，所以补肾同时柴胡、当归、白芍疏肝解郁，又因患者易怒、失眠，加用丹皮、远志以清热、安神。同时强调夫妻双方互相鼓励，减少肝郁诱因。

3. 特色疗法

李曰庆教授在临床上多喜用血肉有情之品，温肾助阳、益肾填精。善用治疗肝郁血虚之药宽胸畅膈；诸药合用，共奏补肾助阳、疏肝养筋、益肾振痿之功。李曰庆教授认为性功能障碍的病因病机极为复杂，治疗如采用单一方法往往收效较慢，故采取综合治疗。以生物—心理—社会医学模式为主轴，既要治疗因生物因素导致的病理变化，又要纠正患者不正常的心理状态。阳痿患者存在着一个"因郁致痿"和"因痿致郁"循环系统，打破这种恶性循环对治疗尤为重要。辨病治疗与辨证治疗相结合，在辨病治疗的基础上随证治疗，兼顾身心同治、内外兼治、夫妻同等。李曰庆教授还提倡针药合治，针灸是治疗性功能障碍的有效手段，随着男科临床实践的不断深入，针灸技术也在不断发展，针药合治的疗效均优于药物或单用针灸治疗；专方专药的运用，病有专方，药有专攻，应在辨证的基础上对专方专药加以运用，以提高疗效。

4. 经验方

补肾疏肝汤。组成：仙灵脾 15 g，巴戟天 10 g，仙茅 10 g，鹿角胶 6 g，山萸肉 12 g，柴胡 10 g，当归 12 g，白芍 15 g，远志 6 g，蛤蚧 6 g，牡丹皮 10 g，水蛭 3 g，蜈蚣 5 g。主治阳痿之肝郁肾虚。

李士懋治疗阳痿致不育经验

1. 辨证论治特色

李士懋认为，阳痿的病因诸多。前阴为厥阴肝气集聚之所，凡外感六淫、内伤七情、劳逸颠仆均是致阳痿之病因。寒邪收引凝滞，可致宗筋拘急、缩肿。寒伤阳气，使阳气亏虚，鼓动勃起之力不足，亦可发为阳痿。湿浊下注，困阻宗筋，致阳痿。若有兼夹，寒湿困重，阳痿不起，湿热为患，弛纵不收亦为痿证。尤其值得指出的是，郁火可致阳痿。阳热之邪，可煎灼津液，使宗筋不得濡润，亦可"壮火食气"，使气不得充壮阳具，可致阳痿。此外，思虑过多、忧愁、郁怒等均是导致阳痿的重要内在因素。若意愿不遂，阳气郁结，易发阳痿。纵欲过度，使肾精过度耗散，进而宗筋失养，这是导致阳痿的重要病因。过食肥甘厚味，或致清阳不升，或致痰湿阻于下，易致痰湿中阻。跌仆等外伤可造成瘀血阻络，气血难达宗筋；或宗筋伤损，功能失常，故而痿弱不用。

李士懋将阳痿的病机大致分为三类：①正虚，气、血、阴、阳的不足，均可致宗筋失于温煦或濡养。②邪实和道路受阻。外感六淫之寒、湿、热，内伤之忧思郁怒。病理因素之瘀血、痰湿等因素均造成邪实或有邪阻导致道路不通。③虚实夹杂，虚实同在，形成复杂病机。

李士懋还认为，阳痿的发生与心、脾、肝、肾四脏密切相关。思虑过度，暗耗精血，心肝血虚，脾气不足，宗筋不得濡润发为阳痿。肾藏精，主生殖，为先天之本，肾之阴阳为全身阴阳之根本。肾阳亏虚，阳具失于刚强，自然痿软，故医家多将阳痿归咎于命门火衰，多用补肾壮阳之法。

在治疗上，李士懋擅用虫类药物既补且通，在温补肾阳同时，亦多兼顾肾阴，讲究刚柔相济。①阳痿为难治性杂症，肾阳虚的同时，多兼有肾阴虚；②善补阳者，必于阴中求阳，则阳得阴助而生化无穷；③单纯用刚阳燥烈之品峻补真元，有致阳气偏盛之虑，多用血肉有情之品缓之，以刚柔相济，防止调补阴阳过于偏执，损伤体内正气。

李士懋善于平脉辨证，选用桃红四物汤加行气之品或复元活血汤等方，酌加地龙、蜈蚣、全蝎等虫类通络之品，以贯通血脉，疏泄有余之肝气，活化瘀结之血脉。李士懋多用薛生白《湿热条辨》第4条方加减治疗，效著。临床上，肝阳虚馁的患者亦占一定比例。对肝阳不足所导致的阳痿，李士懋教授认为肝阳不足的典型脉象为左关弦减脉，法宜温肝阳充筋，临床多运用乌梅丸加减治疗。

2. 典型医案

典型医案一：

患者，男，25 岁，2013 年 12 月 27 日初诊。现病史：阳痿 5 年，饮食可，梦多，精神不振，便秘。脉沉弦细无力，尺尤甚，舌淡苔白。辨证：肾阴不足，阳道不兴。治法：补肾益精，壮阳起痿。处方：鹿鞭一具，驴鞭一具，狗肾二具，巴戟天 60 g，肉苁蓉 60 g，阳起石 40 g，熟地黄 90 g，山茱萸 80 g，蛇床子 90 g，菟丝子 90 g，原蚕蛾 30 g，鹿茸 40 g，红参 50 g，胡芦巴 60 g，蜈蚣 40 条，紫河车 40 g。一料共研粉使用，早晚各一匙，淡盐汤服下。

二诊：2014 年 2 月 15 日。脉弦滑数减，舌可。诸症较前减轻，痿证好转，梦多减半，精神不振减 1/3，便秘偶有。处方：上方加生黄芪 80 g，服药方法如前，以巩固疗效。

按：患者脉沉弦细无力，且尺弱尤甚。沉主里，可主下焦肝肾之疾；弦因肝失濡养；细乃精血亏少，不能充养脉道；无力主气或阳虚，不得鼓动血脉，此人无寒象表现，故不为阳虚。以脉解舌，患者苔白，乃阳气虚、不能蒸化水饮，停聚为白苔。以脉解症，肾水不上济心阴，心阴虚，神失所养而多梦；肾阴虚，肠道失濡，可致便秘，故诊为肾阴不足、阳道不兴之病机。治法上，多重视肾气的"孤阴则不生，独阳则不长"的特点，阴阳并补，阴阳互求。方用鹿鞭、驴鞭、狗肾、紫河车等血肉有情之品，滋补阴精，同时温阳；肉苁蓉、阳起石、蛇床子等大补肾阳，复兴阳道。鹿茸温肾壮阳的同时益精养血、阴阳双补。二诊脉弦滑数减，故加生黄芪，一者，补气复脉；二者，原方诸药多大补精血之品，二诊加生黄芪，乃是阴柔之品中加入阳强之品，使全方阴阳同调。复诊诸症皆减，脉象由沉弦细无力、尺尤甚，变为弦滑数减。李士懋常言："滑者，阳气来复。"此时见滑脉，非是滋补精血之品过多，而是阳气得充，疾病将要好转之象。而此时的数脉乃是正气来复之象。减脉乃李士懋独创之脉名，是脉力处于有力无力之间的一种脉象，主阳或气的不足，故二诊加生黄芪，补气以充脉道。平脉辨证，可见一斑。

典型医案二：

患者，男，27 岁，2013 年 3 月 11 日初诊。现病史：身疲乏力，勃起不坚，腿软，饮食可，睡眠佳，二便调，易怒。脉沉弦、滑细少力，舌质暗红，苔薄黄，口周红。辨证：肝郁气滞，气虚血瘀。治法：疏肝理气，活血化瘀。处方：血府逐瘀汤加减。当归 10 g，生地黄 10 g，桃仁 10 g，红花

10 g，柴胡 10 g，川芎 10 g，枳壳 10 g，赤芍 10 g，桔梗 10 g，牛膝 15 g，甘草 6 g，太子参 15 g，合欢皮 15 g，郁金 10 g，栀子 6 g。14 剂后，症大减。

按：本案脉滑，兼有舌质暗的瘀血之征象，脉沉弦主肝郁，细为肝血不足，少力为气弱，故病机为肝郁气滞、气虚血瘀，治法为疏肝理气、活血化瘀，方宜血府逐瘀汤。方用太子参益气生津，血虚脉细，而"津血同源"，宜生津，以使血得养；另补气使阳道得复。郁金行气解郁、清心、镇静，且活血化瘀，是气血双补药，配伍合欢皮则肝郁得解、心神得定。少量栀子透发肝经郁热，防肝气郁滞，郁而化火。全方未应用一味所谓"补肾壮阳"之品，但效果显著，究其原因是平脉辨证，准确抓住本病的病因病机，方证相应。

3. 特色疗法

李士懋擅用虫类药物既补且通，如原蚕蛾，又如蜈蚣。蜈蚣为疏达肝脉之首选药物，阳痿之人，日久情志不舒，长期抑郁，以致肝失条达，疏泄无权，气血不至宗筋，而痿弱不用。蜈蚣疏泄瘀滞，行气血以荣宗筋。阳痿患者不可壅补，应注重补中有通，而蚕蛾和蜈蚣两药，为通补之品，其为血肉有情之品，既可峻补肝肾之虚、以壮阳起痿，又性喜走窜，可使补益之品的药效得到充分发挥，使鹿鞭、驴鞭、狗肾、鹿茸、紫河车等血肉有情之品补而不腻、补而不滞，通行筋脉，使阳痿自强。对于肝阳不足的典型脉象为左关弦减脉，李士懋教授多用乌梅丸加减治疗。

4. 经验方

血府逐瘀汤加减。组成：当归 10 g，生地黄 10 g，桃仁 10 g，红花 10 g，柴胡 10 g，川芎 10 g，枳壳 10 g，赤芍 10 g，桔梗 10 g，牛膝 15 g，甘草 6 g，太子参 15 g，合欢皮 15 g，郁金 10 g，栀子 6 g。主治阳痿之肝郁血瘀型。

熊继柏治疗阳痿致不育经验

1. 辨证论治特色

熊继柏认为本病需辨清虚实，分清寒热。肝郁气滞、湿热伤筋等多属实证；心神惊恐、命火衰惫等则为虚证；年轻或素体强健之人，以实证居多；年老或先天禀赋羸弱之人，多有虚证或虚实夹杂证。热邪属阳可伤精耗血，且常挟湿而犯肝经，临床多兼见会阴部潮湿、舌苔黄腻。寒为阴邪，性收引凝聚，易折损阳气，可导致阴囊湿冷、少腹拘急，亦有寒邪客于肝经，可致阴茎萎缩而显短小，遇冷则其愈加短小。临床以虚寒证居多，虚寒证型之患者，多兼见畏寒而腰膝乏力、小溲清长、夜尿频多、舌淡、脉沉细迟。

熊继柏还认为，病因不同，阳痿的病位也有不同。因情志不畅、发怒等情绪障碍，病位多在肝；突遇惊吓、持续恐惧之人，多病在心、肾；湿邪挟热而入，多犯肝经；饮食积聚、运化不及而致湿热内生者，往往先犯脾，后侮肝；沉湎房事而不知节，则病多在肾，甚则阴阳俱损。从临证看，多脏同病较为多见，单一因素致病者少见。

熊继柏认为阳痿发病难见单纯虚证或者实证，多数患者可见肾（命门）的虚损与肝气失于条畅，在熊继柏的医案里可以看出，阳痿实证都以攻补兼施之法治。此外，熊继柏在阳痿治疗中多用动物药，尤以海龙、海马、鹿筋、蜈蚣为最常用。海马、鹿筋等可峻补精血，海龙、蜈蚣等有疏通走窜之力，使肝气条畅，也可令补而不滞。

2. 典型医案

典型医案一：

患者，男，39岁，2004年12月3日初诊。现病史：近1年来性功能下降，曾服用大量温肾壮阳药，亦曾外用促进性功能的药物，疗效均不显。经朋友介绍，前来就诊。刻下有心烦，易怒。舌苔薄黄，脉弦细。西医诊断：心理性障碍导致的勃起功能障碍。中医诊断：阳痿。辨证分析：《素问·阴阳应象大论》云"肝生筋"，清代沈金鳌云"又有失志之人，抑郁伤肝，肝木不能疏达，亦致阴痿不起"，此阴痿即阳痿。阴茎为宗筋之汇，若情难顺遂、忧思太甚、郁怒过激、肝气不能条达舒畅，可致痿。治法：疏肝解郁。处方：逍遥散加减。当归10g，白芍10g，柴胡10g，茯苓15g，炒白术10g，甘草6g，炒麦芽20g，小海龙10g。15剂，每日1剂，水煎分2次服。

二诊：2005年1月12日。诉性功能略有改善，心烦亦减。舌苔薄黄，脉弦细。拟原方化裁，去炒麦芽，加仙茅20g、淫羊藿10g、杭巴戟20g、蛇床子10g，再进15剂，煎服法同前。

三诊：2005年2月1日。诉性功能大有改善，余症皆不显。舌苔薄黄，脉弦细。拟原方丸料1剂，巩固疗效。处方为当归40g，白芍40g，柴胡40g，茯苓40g，炒白术40g，甘草20g，海马80g，仙茅50g，淫羊藿50g，巴戟天50g，蛇床子50g。合碾细末，以炼蜜成丸（如黄豆大），早、晚各服30粒。服后痊愈。

按：本案心烦、易怒等皆属肝郁不舒之候，取逍遥散使肝气条达，阳痿自愈。汤者荡也，可获速效，故先以汤药治之，为患者树立信心，再以丸药巩固疗效而收全功。在当下应用最多的传统剂型就是汤剂，但长期慢性病可酌情考虑使用丸、散、膏等剂型，方便患者坚持服药。

典型医案二：

患者，男，45岁，2005年4月22日初诊。现病史：阳痿。既往有遗精、滑精史。现症：疲乏，尿黄。舌苔薄黄腻，脉细。西医诊断：心理性障碍导致的勃起功能障碍。中医诊断：阳痿。辨证分析：此阳痿见疲乏、尿黄、舌苔薄黄腻、脉细，均为精亏气弱而兼相火内炽。治法：补精血，益肾气。处方：二仙丹合四斤丸加减。菟丝子20g，熟地黄10g，杜仲10g，炒鹿筋15g，西洋参片10g，黄芪20g，仙茅20g，淫羊藿15g，肉苁蓉20g，巴戟天20g，黄柏6g，怀牛膝15g，小海龙15g。15剂，每日1剂，水煎分2次服。服后病愈。

按：此案虚实夹杂，若单用补益之品恐使内热更盛，故少佐黄柏以清热，标本兼顾以防偏温热的补益药助邪。当下临床上单纯虚证较少，多有虚实夹杂，不可见虚即补。

典型医案三：

患者，男，20岁，2005年11月20日初诊。现病史：诉阴茎短小，遇天冷则阴茎收缩，伴轻度阳痿。查阴茎较萎弱。现症：尿中有白浊，尿色黄。舌苔薄黄，脉细数。西医诊断：心理性障碍导致的勃起功能障碍。中医诊断：阳痿。辨证分析：肾为元阴元阳之本。阴茎萎缩，且天冷则阴缩，又兼阳痿，下元虚寒也；然尿色黄，舌苔薄黄，脉细数，下焦湿热也。《素问·标本病传论》云："谨察间甚，以意调之，间者并行，甚者独行。"此案扶正祛邪可并行不悖。治法：清利湿热，兼以温补下元。处方：萆薢分清饮化裁，并加黄柏、仙茅、炒鹿筋。萆薢15g，石菖蒲10g，乌药10g，益智仁15g，薏苡仁20g，仙茅15g，黄柏6g，炒鹿筋15g，甘草10g。15剂，每日1剂，水煎分2次服。

二诊：2005年12月17日。诉阴缩明显减轻，白浊略减，仍见阳痿。舌苔薄黄，脉细。拟原方化裁再加海龙合二仙丹。萆薢15g，石菖蒲15g，黄柏6g，滑石15g，石韦10g，仙茅15g，淫羊藿10g，杭巴戟15g，海龙10g。15剂，煎服法同前。

三诊：2006年1月3日。诉尿中白浊全止，尿色转清，但仍有轻度阳痿，阴茎短小未见增长。舌苔薄白，脉细。改拟斑龙丸加减。炒鹿筋15g，熟地黄 10 g，菟丝子 15 g，补骨脂 15 g，仙茅 10 g，淫羊藿 10 g，海龙 10 g，鹿角胶（磨粉冲服）15 g。15 剂，煎服法同前。

四诊：2006 年 1 月 20 日。诉阳痿明显好转，遇天冷时亦无明显阴缩，尿色正常，自觉阴茎短小略有改观，舌脉如前。守方继进，共 30 剂，以收全功。

按：此案邪盛正衰，故初诊以萆薢分清饮化裁加味，祛邪为主辅以温补下元；二诊明显邪退正复，在一诊处方基础上再添补益之品以扶正祛邪；三诊邪已尽去而仍有正虚，以斑龙丸加减补肾填精，病已去大半，末诊守方再进 30 剂以巩固疗效。纵观整个诊疗过程，严格根据正邪盛衰而变化处方，对祛邪与扶正比例的把握到位，故能有此疗效。

典型医案四：

患者，男，39 岁，2006 年 4 月 21 日初诊。现病史：1 年前因突受恐吓而阳痿。现症见疲乏，腰酸，尿黄。舌淡红，苔薄，脉细略数。西医诊断：心理性障碍导致的勃起功能障碍。中医诊断：阳痿。辨证分析：《灵枢·本神》云"恐惧而不解则伤精"，《景岳全书·阳痿》中谓"凡惊恐不释者，亦致阳痿。经曰恐伤肾，即此谓也"。此案阳痿由受恐吓而起，且症见神疲、舌淡、脉细，为肾精虚损。又肝之经脉绕阴器，肝主筋，符合肝肾精气亏虚的症状。治取加味当归芍药散养血补肝，二仙丹补肾填精。治法：补阴血，益精气。处方：加味当归芍药散合二仙丹。当归 15 g，白芍 15 g，蜈蚣（去头足）1 只，甘草 10 g，仙茅 20 g，淫羊藿 10 g，巴戟天 20 g，黄柏 6 g，韭菜子 15 g，海马 10 g，海龙 10 g。20 剂，每日 1 剂，水煎分 2 次服。

二诊：2006 年 6 月 21 日。诉阳痿显著改善，但射精无力、精神疲乏。舌淡红，苔薄，脉细。原方加减以收全功。当归 15 g，白芍 15 g，蜈蚣（去头足）1 只，甘草 10 g，仙茅 20 g，淫羊藿 10 g，海马 10 g，海龙 10 g，黄芪 15 g，巴戟天 20 g，韭菜子 15 g。15 剂，煎服法同前。服药后患者病愈。

按：此案致病因素为七情之"恐"，而后母病及子、肝肾不足，针对病因病证选方遣药精到，故药到病除，服后病愈。

3. 经验方

（1）逍遥散加减。组成：当归 10 g，白芍 10 g，柴胡 10 g，茯苓 15 g，炒白术 10 g，甘草 6 g，炒麦芽 20 g，小海龙 10 g。主治阳痿之肝气郁结型。

（2）二仙丹合四斤丸加减。组成：菟丝子 20 g，熟地黄 10 g，杜仲

10 g，炒鹿筋 15 g，西洋参片 10 g，黄芪 20 g，仙茅 20 g，淫羊藿 15 g，肉苁蓉 20 g，巴戟天 20 g，黄柏 6 g，怀牛膝 15 g，小海龙 15 g。主治阳痿之虚实夹杂型。

（3）萆薢分清饮化裁。组成：萆薢 15 g，石菖蒲 10 g，乌药 10 g，益智仁 15 g，薏苡仁 20 g，仙茅 15 g，黄柏 6 g，炒鹿筋 15 g，甘草 10 g。主治阳痿之湿热下注型。

（4）加味当归芍药散合二仙丹。组成：当归 15 g，白芍 15 g，蜈蚣（去头足）1 只，甘草 10 g，仙茅 20 g，淫羊藿 10 g，巴戟天 20 g，黄柏 6 g，韭菜子 15 g，海马 10 g，海龙 10 g。主治阳痿之肾阳亏虚型。

张琪治疗阳痿致不育经验

1. 辨证论治特色

张琪教授认为阳痿发病病位在肝肾，随着生活节奏的日益加快，人们承受的压力也越来越大，单纯肾虚引起阳痿临床并不多见。除了肝气郁结这一主要病机，肾阳虚衰、下焦虚寒致虚阳上亢、上热下寒及虚阳上逆、扰动心神致情欲妄动，也是诱发阳痿的重要原因，症见：阳事不举，精薄清冷，乏力，畏寒肢冷，夜尿清长，舌红苔黄腻。张琪教授指出，在临床常见的情况中，除了肾阳虚衰外，血、水、气郁滞，湿热互结，阳气不达也是常见的病因病机。此外，随着生活水平的改善，现代人进食膏粱厚味多，湿热内蕴，下注宗筋，导致阳痿，因而湿热致痿也不容忽视。

故在临床阳痿的治疗中，张琪教授常用瓜蒌瞿麦丸加柴胡、枳实、赤芍、桃仁等活血化瘀；若滑精频繁、阴囊潮湿，加覆盆子、金樱子、益智仁以补肾固精；若口干口苦、易怒，加牡丹皮、栀子、龙胆草以泻肝火。对于湿热型阳痿，治以清上疏下、泄热利水而顾护气阴，多用甘露饮合四妙散加减。

2. 典型医案

患者，男，35 岁，2012 年 4 月 7 日初诊。

主诉：阳痿 1 年。现病史：患者有长期嗜食肥甘及饮酒史，1 年前开始出现阴茎举而不坚，后发展为不能勃起，经检查均未见器质性病变。曾自行服用鹿茸、淫羊藿、仙茅等药治疗，未见明显疗效。现症：阴茎不能勃起，伴有腰部酸软、双下肢沉重、阴囊有潮湿感，小便黄赤，气味重浊，大便黏滞不爽，口干而黏腻，舌质红而少津，苔黄厚腻、中后部为甚，脉沉滑而略数。辨证：阴虚湿热，宗筋不用。治法：养阴，清热，利湿。处方：甘露饮合四妙散加减。天冬15 g，麦冬15 g，石斛15 g，炙枇杷叶（包煎）15 g，茵陈30 g，枳壳15 g，泽泻15 g，苍术9 g，黄柏9 g，滑石（包煎）15 g，薏苡仁30 g，茯苓15 g，甘草6 g。7剂，水煎服，每日1剂。

二诊：患者自诉服药2日后小便为黄绿色，后颜色渐清，腰酸、双下肢沉重、阴囊潮湿均减轻，阴茎已能勃起，但持续时间较短。上方继服7剂。

三诊：黄腻苔已退，自觉下肢轻松，阴茎勃起持久，能完成性生活。原方去泽泻、苍术、黄柏，加芡实15 g，继服14剂，巩固疗效。3个月后告知，其爱人妊娠。

按：对阳痿的治疗，医者多宗"温肾壮阳"之法，多用巴戟天、菟丝子、附子、肉桂、淫羊藿等药物，而对湿热致痿往往不够重视。《黄帝内经》有"湿热不攘……弛长为痿"的论述；《类证治裁·阳痿》中亦有"湿热下注，宗筋弛纵，而致阳痿"的记载。随着人们生活水平的改善，进食膏粱厚味者多，因而临床上湿热致痿者也屡见不鲜。本案患者有长期肥甘厚味及饮酒史，湿热内蕴，下注宗筋，导致阳痿。故本案效仿张琪教授经验，采用甘露饮加减治疗。方中麦冬、天冬、石斛清热养阴；枳壳、炙枇杷叶清肺降火而能行气，肺主通调水道，肺得宣肃，气行则湿化；茵陈、泽泻利水渗湿；苍术、黄柏、薏苡仁取三妙之意；滑石、甘草乃六一散，旨在清热利湿、给邪以出路。全方清上疏下、泄热利水而顾护气阴，用于治疗湿热型阳痿，疗效令人满意。

3. 特色疗法

张琪教授在临床中运用虫类药治疗各种急危重症和疑难杂症，在大量临床实践基础上，张琪教授发现蜈蚣善入肝经，为治疗阳痿、不育症的良药。《医学衷中参西录》谓："蜈蚣，走窜之力最速，内而脏腑，外而经络，凡气血凝滞之处皆能开之。"张琪教授认为，蜈蚣能快速改善肝经气血郁闭，使肝气条达疏泄正常、经络畅通、气血得行，同时配合补肾养血之品治疗阳痿、不育症，临床收效理想。药理研究表明，蜈蚣具有抗心肌缺血作用，能改善心脏血流动力学，对心脏缺血再灌注损伤具有一定的保护作用。

4. 经验方

（1）瓜蒌瞿麦丸加减。组成：瓜蒌根二两，茯苓、薯蓣各三两，附子一枚（炮），瞿麦一两。上五味，共研细末，炼蜜丸如梧桐子大。主治阳痿之肾阳虚衰。

（2）甘露饮合四妙散加减。组成：天冬15 g，麦冬15 g，石斛15 g，炙枇杷叶（包）15 g，茵陈30 g，枳壳15 g，泽泻15 g，苍术9 g，黄柏9 g，滑石（包）15 g，薏苡仁30 g，茯苓15 g，甘草6 g。主治阳痿之阴虚湿热。

参考文献：

［1］黄健，孙志兴，王庆，等.徐福松中医男科学术思想述要［J］.上海中医药杂志，2019，53（6）：2-5.

［2］徐福松.阳痿治疗须全面辨证［J］.湖北中医杂志，1994（4）：9-10.

［3］刘承勇，徐福松.徐福松教授男科医案研究［J］.中华男科学杂志，2015，21（4）：342-344.

［4］李廷付，贾永华，金保方.经方化裁辨治男科疾病［C］/中华中医药学会.中华中医药学会第十四次男科学术大会论文集.北京：中华中医药学会，2014：5.

［5］唐志安.徐福松教授应用徐氏温胆汤治疗男科疾病经验［J］.环球中医药，2018，11（6）：923-925.

［6］徐福松.徐福松实用中医男科学［M］.北京：中国中医药出版社，2009.

［7］代恒恒，王继升，祝雨田，等.李曰庆教授治疗阳痿临床思路及经验［J］.中国性科学，2017，26（12）：82-85.

［8］韩宇博，田苗，贾晓聪，等.中医药治疗心肾综合征的研究进展［J］.中国临床保健杂志，2016，19（6）：667-668.

［9］王彬，宣志华，李曰庆.李曰庆从肝肾论治阳痿经验［J］.中国性科学，2013，22（11）：49-51.

［10］周春宇，杨阿民，李斌，等.李曰庆教授治疗阳痿经验及验案举隅［J］.中国性科学，2014，23（11）：71-74.

［11］MALAN M K，乔玉玲.性咨询的未来：孕育云雨的艺术和科学［J］.中国性科学，2013，22（7）：87-90.

［12］李士懋，田淑霄.中医临证一得集［M］.北京：人民卫生出版社，2008.

［13］刘子毓，张正元，张伦忠，等.国医大师熊继柏辨治阳痿经验［J］.中华中医药杂志，2020，35（4）：1797-1800.

［14］孙元莹，吴深涛，姜德友，等.张琪运用虫类药治疗疑难病经验介绍［J］.中国中医药信息杂志，2007（3）：72-73.

［15］金迪，张守琳.张琪用栝楼瞿麦丸治疗难治性泌尿系统疾病［J］.长春中医药大学学报，2019，35（4）：657-659.

［16］刘龙，周生花，周计春，等.临证运用甘露饮心悟［J］.中国中医药信息杂志，2013，20（5）：92-93.

[17] 张佩青. 国医大师张琪 [M]. 北京：中国医药科技出版社，2011.

（郭晨璐　赵　姣　向时竹）

❖ 第二节 ❖ 遗精致不育的典型医案与特色疗法

章次公治疗遗精致不育经验

1. 辨证论治特色

章次公先生认为遗精当属中医虚劳的范畴，多因先天不足，后天失调，或大病久病，精气耗伤而致。辨证时应结合脏腑，分虚实而治。实证以清泄为主，心病者兼用安神。虚证以补涩为主，属肾虚不固者，补肾固精；劳伤心脾者，益气摄精；肾阳虚者，温补肾阳；肾阴虚者，滋养肾阴，其中重症患者，宜酌配血肉有情之品以补肾填精；阴虚火旺者，治以滋阴降火。

2. 典型医案

典型医案一：

患者，男。现病史：头昏目糊，经常失眠，易举阳；常梦遗，短则 1 天 1 次，长则三四个月 1 次；舌红，脉弦细。作阴虚论治。处方：冬青子 18 g，潼蒺藜 18 g，旱莲草 12 g，料豆衣 18 g，五味子 4.5 g，秫米 12 g，炒枣仁 12 g。另：大补阴丸 45 g，每次 6 g，早、晚各服 1 次。

二诊：自诉药后症状减轻十之七八，劳动后有发热感，疲惫无力，遗泄又见，多行则气喘。当兼补气阴。

处方：潞党参 9 g，寸冬 12 g，五味子 4.5 g，料豆衣 18 g，枣仁 18 g，甘草 3 g，大补阴丸 24 g。

三诊：睡眠尚可，唯梦多，举阳症状减半，遗泄约 20 天 1 次，近日稍活动则有热上升。生熟地各 15 g，石斛 9 g，菟丝子 12 g，金樱子 18 g，覆盆子 12 g，麦冬 9 g。

按：该案章师做阴虚论治，在大补阴丸的基础上，配五味子、料豆衣、炒枣仁养血平肝，二诊加党参、寸冬（麦门冬）益气补阴。整体用药轻灵，辨证精准，收效显著。

典型医案二：

患者，男。现病史：6年前曾罹湿温重病，偃卧床第达6个月。愈后患遗精，每隔一二日即有之。现在四肢无力，腰膝酸软，健忘，少判断力，夜间常做噩梦。处方：枸杞子9g，怀牛膝9g，山萸肉9g，川断肉9g，大熟地12g，金毛脊9g，酸枣仁12g，淮山药9g，抱茯神12g，潼沙苑12g。

二诊：服药4剂，腿膝酸软已除，5日来无遗精现象，夜梦亦减少。自汗，微恶寒，加玉屏风散。处方：生黄芪3g，全当归12g，蜜炙防风6g，冬术9g，金毛脊9g，川续断9g，厚杜仲9g，枸杞子9g，山萸肉9g。

典型医案三：

患者，男。现病史：滑泄1周，此或者睡眠仰卧，或者体力正感衰急时。予八子丸意。处方：枸杞子9g，车前子12g，菟丝子9g，覆盆子9g，五味子15g，金樱子9g，冬青子9g，沙苑子9g，巨胜子（黑芝麻）12g。

典型医案四：

患者，男。现病史：夜间乱说梦话，白昼精神疲乏，腰脊酸痛，阳痿，尿多，最近连续梦遗。处方：金毛脊12g，川断肉9g，甘杞子9g，五味子6g，潼沙苑9g，补骨脂9g，金樱子9g，酸枣仁9g，菟丝子9g，牛膝9g，龟鹿二仙胶15g（烊冲）。

二诊：夜寐遗精，服药后有好转；最近因工作忙，又遗3次；腿软乏力，甚至行走难支，手冷如冰，没精打采。温肾药不可少。处方：炙紫河车2具，黄狗肾6条，金樱子30g，菟丝子30g，锁阳30g，韭菜子30g，覆盆子30g，甘枸杞30g，蚕茧30只，补骨脂30g，仙茅15g，巴戟肉60g，仙灵脾60g，炙花蜘蛛30只，淮山药30g。共研细末，每服3g，每日3次。

按：按：以上三则病案均为肾虚遗精之正治。案二除肾虚之象外兼有夜间噩梦、健忘等症状，遂加酸枣仁、茯神以养血安神。案三则滑泄更重，遂以枸杞子、菟丝子补肾精，助精神；覆盆子养真阴，固精关，起阳痿；五味子补肾水，益肺气，止遗泄；车前子利小便，与上述四子相配，补中寓泻，补而不腻，再加收敛固涩之金樱子诸药相配成方，共奏补肾益精之功。医案四除肾虚之外，兼有虚寒之象，如二诊时"腿软乏力，甚至行走难支，手冷如冰"等症状。遂重要用温补之药，如菟丝子、锁阳、韭菜子、蚕茧、补骨脂、仙茅等，其中巴戟肉和仙灵脾均用到 60 g。可见章师用药并不拘泥轻剂，而是根据患者病情的需要亦会下重药猛药。

3. 特色疗法

上述几则医案可见章次公先生辨证用药，不求药味之多，取精而用宏。在书写与总结病案方面更是实事，既无夸示之语，亦无饰非之辞。在治疗上师古不泥古，如阴虚火旺之遗精以大补阴丸、二至丸为主；虚证为主的则以龟鹿二仙胶用鹿角温肾壮督，配紫河车、狗肾等血肉有情之品，善能补益精血。此外，章次公先生受丁甘仁、曹寅甫等影响，亦善用虫药，如用花蜘蛛温肾助火，强阳起痿。

谭新华治疗遗精致不育经验

1. 辨证论治特色

谭新华教授认为遗精自始至终要坚持辨病与辨证相结合的治疗原则，在辨证施治方面，谭老认为任何疾病不管千变万化，都可以从阴阳消长、正邪相争的基本规律中，提出综合治疗措施，重新建立"阴阳自和"的状态，正如《医贯砭·阴阳论》所说"无阳则阴无以为生，无阴则阳无以为化"。阴阳双方有相互资生、相互促进，共同维持彼此的旺盛活力，无一不体现了谭老治疗疾病的"中和"思想，故在遗精症的治疗亦是如此，辨别阴阳，分清急慢，针对性治疗。谭老在临床诊疗中将遗精总结为：心肾不交、阴虚火旺、心脾两虚、肾气不固、肝火亢盛、痰火扰心几个证型。

2. 典型医案

典型医案一：

患者，24 岁，学生，2011 年 3 月 2 日初诊。现病史：近半年来频繁遗精，每周 3 次左右。患者诉原有慢性前列腺炎病史，治疗未愈。现症见：遗精频繁，尿不净，寐欠安，梦多，饮食可，但神疲乏力，记忆力下降。舌质偏红，苔薄白，脉细弱。查前列腺常规示白细胞（＋），卵磷脂小体（＋）。辨证：脾虚气弱，肾虚不固。治法：以补肾健脾，固精止遗为法。方选四君子汤合金锁固精丸。处方：黄芪 15 g，党参 10 g，白术 10 g，茯苓 10 g，金樱子 20 g，芡实 15 g，丹参 10 g，龙骨 15 g，牡蛎 15 g，沙苑子 10 g，莲子 6 g，金钱草 15 g，甘草 5 g。15 剂，水煎服。

二诊：2011 年 3 月 18 日。前症好转，感觉精神较好，现尿频次数减少，遗精仍每周一次，梦多，脉沉细，舌质红。上方加二至丸再进。处方：

黄芪 10 g，党参 10 g，茯苓 10 g，白术 10 g，芡实 15 g，沙苑子 10 g，金樱子 20 g，远志 10 g，夜交藤 20 g，丹参 10 g，桑螵蛸 10 g，甘草 5 g，龟板 10 g，女贞子 10 g，旱莲草 10 g。10 剂，水煎服。

三诊：2011 年 7 月 15 日。服上药遗精未再发生，尿后余沥除，尿稍频，舌淡红，脉沉细。仍以四君子汤合金锁固精丸加减 10 剂以巩固疗效。随访 3 个月，未复发。

按：遗精之病总离不开肾虚、精关不固之机。脾肾互资互生，肾为先天之源，脾为后天之本。治疗时见肾虚之证可适当佐以补脾之药，反之亦然。本案患者"神疲乏力，记忆力下降。舌质偏红，苔薄白，脉细弱"为一派脾虚之证。故谭新华教授以四君子汤合金锁固精丸来脾肾双补，又因患者有慢性前列腺炎病史而未愈，遂加金钱草以清热解毒利湿。二诊收效后加二至丸以补阴。后以该基础方加减而收功。

典型医案二：

患者，男，43 岁，2015 年 1 月 25 日初诊。现病史：阴茎夜间异常勃起 3 年余，伴有遗精。现又出现小便灼热，伴内心烦躁，失眠，口干，气短，面色烘热潮红。舌中裂，白苔少津，脉沉弱。西医诊断：阴茎异常勃起，遗精。中医诊断：阳强，遗精。辨证：阴虚阳亢，心脾失调，肝气久郁，肾虚不固证。治法：滋阴清热，疏肝解郁。处方：党参 10 g，生地黄 10 g，牡丹皮 10 g，麦冬 10 g，石斛 10 g，淡竹叶 10 g，灯心草 3 g，女贞子 15 g，墨旱莲 15 g，柴胡 10 g，白芍 10 g，甘草 5 g，生牡蛎 30 g，茯苓 15 g。12 剂，水煎服，每日 1 剂。

二诊：2015 年 2 月 8 日。阴茎异常勃起次数减少，服药期间遗精 2 次，入寐可，但仍易醒，多汗，腰背酸软，口干。脉细弦，舌苔薄白中裂。处方：党参 15 g，白术 10 g，茯苓 10 g，丹参 10 g，远志 10 g，酸枣仁 20 g，百合 30 g，莲子肉 10 g，浮小麦 30 g，夜交藤 20 g，熟地黄 15 g，五味子 10 g，甘草 5 g。12 剂，水煎服，每日 1 剂。

三诊：2015 年 2 月 24 日。阴茎勃起基本正常，遗精 1 次，夜寐欠安。舌苔薄白，脉沉细。处方：秘元煎合交泰丸。黄芪 20 g，党参 10 g，白术 10 g，陈皮 10 g，远志 10 g，酸枣仁 20 g，五味子 5 g，金樱子 15 g，山药 10 g，芡实 15 g，黄连 3 g，肉桂 3 g，补骨脂 10 g。10 剂，水煎服，每日 1 剂。

按：本案患者证型较复杂，肾阴虚火旺、肝郁、湿热、心脾失调都兼有。但临证治疗须抓住病症的主要矛盾，此案即以肾虚、肝郁为主。故用药以生地黄滋补肝肾，二至丸补肾阴养肝血，牡丹皮、淡竹叶、灯心草清心泻火，柴胡、白芍疏肝缓急，甘草调和诸药，共奏补肾祛湿疏肝之功。三诊之后，诸症均减，但遗精仍有一次且伴有夜寐不宁，此即为交泰丸之主证，遂加之以继续交通心肾，加强疗效。

3. 特色疗法

遗精的治疗上，谭老重视补肾精以固本，养肝血以生精，疏肝气以起痿，柔宗筋以消瘤，泄肝气以化浊，将男科疾病从肝肾论治，既体现男科疾病复杂多变的病理特点，也强调了男科疾病"必求于本""标本兼顾"治疗原则。此外，对于病程较长的患者，治疗既要益气补脾以实脾土，又需交通心肾而坚阴固精，因为遗精已久，其气必虚，"若脉证俱虚，便宜兼补""虚则进补"，这是谭老用药选方的原则，因治疗过程中始终兼顾这一因素。

此外，谭老还认为，导致遗精患者治愈过程缓慢的重要原因之一就是患者的恐惧、焦虑、紧张心理和讳疾忌医的思想，故谭老在治病的过程中，往往会给予患者足够的信心与心理的安慰，帮助患者消除恐惧的心理，坦然处之，安慰患者不要把遗精看成不治之症，不要把"精"看得过于神秘玄乎，甚至成为沉重的思想包袱，让患者重拾抗拒疾病的信心，并告诫患者不看色情书画、电影、电视，以免引起过度兴奋，日思夜想而引起遗精，并嘱其节制性生活，戒除手淫。

贺菊乔治疗遗精致不育经验

1. 辨证论治特色

《素问·上古天真论》曰："男子二八肾气盛，天癸至，精气溢泄。"若过度遗精则为病理状态，《景岳全书》曰："梦遗滑精，总皆失精之病，虽其证有不同，而所致之本则一。"贺菊乔教授认为用心过度，心动不宁，心动则火起而上炎，火上炎则水火相隔，心之气不能下交于肾，导致肾之关门大开而遗精频繁，此火乃心之虚火而非心之实火也。正如《丹溪心法》中记载："有用心过度，心不摄肾，以致失精者；有因思色欲不遂，精乃失位，输精而出者；有欲太过，滑泄不禁者。"

2. 典型医案

典型医案一：

患者，男，23岁，未婚，学生，2010年10月10日初诊。主诉：遗精

1年余。现病史：患者诉1年前因考研经常熬夜看书，精神紧张，出现频繁遗精，一周一次，临近考试时更是一周两次。遂到当地医院就诊，予以谷维素、六味地黄丸等药物治疗，效果不明显。现症见：遗精，1个月3～4次，心烦，易汗出口干，睡眠欠佳，大便干，小便正常，舌质淡，苔薄白，脉细重按无力。前列腺液常规示白细胞6～7个/HP，卵磷脂小体（+）。中医诊断：遗精（心肾不交证）。治法：安神定志，滋养心肾。处方：三才封髓丹加味。天冬10 g，生地15 g，太子参15 g，黄柏10 g，砂仁3 g，鸡内金10 g，生龙骨20 g，生牡蛎20 g。嘱患者适当运动，放松心情，生活规律。

二诊：服上药14剂后，遗精1次，情绪紧张缓解，夜寐渐安，口干，大便干，小便正常，舌质淡，苔薄白，脉渐有力。续以前方，加莲子肉10 g、天花粉20 g、生大黄3 g。

三诊：服二诊方14剂，遗精未作。心情有愉快感，寐可，口不干，大便日一行，小便正常，舌质淡，苔薄白，脉强有力。继以前方，去天花粉，加芡实10 g、山药10 g。

典型医案二：

患者，男，26岁，未婚，公司职员，2012年2月3日初诊。主诉：反复遗精2月余。现病史：患者自诉近2个月来频繁遗精，每半月发生2～3次，遗精后第二天腰膝酸软、神疲乏力。自行购买"六味地黄丸"等药物治疗，未见明显好转，遂至我院就诊。现症见：遗精，寐欠安，梦多神疲乏力，精神萎靡，记忆力下降，大便正常，小便清长饮食欠佳。舌尖偏红，苔薄白，脉细弱。既往有手淫史，前列腺液常规示白细胞3～4个/HP，卵磷脂小体（+）。中医诊断：遗精（肾气不固证）。治法：补肾固精。处方：金锁固精丸加味。黄芪15 g，党参10 g，白术10 g，茯苓10 g，金樱子20 g，芡实15 g，丹参10 g，紫花地丁20 g，龙骨15 g，牡蛎15 g，沙苑子10 g，莲肉6 g，金钱草15 g，甘草5 g。嘱少进酒、茶、椒、葱、蒜等刺激性食品，睡时宜取屈膝卧位，内裤不宜过紧，并加强体育锻炼。

二诊：服上药14剂后，自觉症状好转，但仍有尿频，遗精仍每周1次，梦多，脉沉细，舌淡红。续以前方，加用远志10 g、夜交藤20 g、桑螵蛸10 g、龟板10 g。

三诊：服上药14剂后，前症好转，近段时间未遗精，睡眠改善，大便正常。脉沉细，舌淡红。继续服用前方14剂，以巩固治疗。

按：以上两个病案均为慢性前列腺炎合并遗精案。案一、案二虽然白细胞检查均异常（案一白细胞检查6～7个/HP，案二为3～4个/HP），且卵磷脂小体均为（+）。但这两个医案中慢性前列腺炎的症状并不突出，相反以心肾不交（案一）型遗精和肾气不固型（案二）遗精的症状为主要临床表现，所以在治疗上案一强调以交通心神，药用封髓丹加龙骨、牡蛎、鸡内金等；案二强调补气固肾为主，药用黄芪、党参、金樱子、芡实、沙苑子、莲子肉，佐以清热解毒祛湿的紫花地丁和金钱草。

典型医案三：

患者，男，38岁，已婚，公务员，2014年9月20日初诊。主诉：反复遗精10月余。现病史：患者于去年11月出现频繁遗精，每周2次，伴小腹胀痛，小便热赤，尿末滴白。遂至当地医院就诊，诊断为"慢性前列腺炎"，予以左氧沙星、阿奇霉素等药物治疗，小腹胀痛、小便热赤等症状好转，但仍旧遗精，每周1～2次。后自行购买"六味地黄丸"等药物治疗，病情时好时坏。现症见：频繁遗精，一周1～2次，偶有小腹胀痛，小便黄赤，偶有热感，口干苦，大便干，睡眠欠佳。舌红，苔黄腻，脉濡数。前列腺指诊：前列腺偏大，质偏硬，轻压痛。前列腺液常规：白细胞（+）/HP，卵磷脂小体（++）。中医诊断：遗精（湿热下注证）。治法：清热利湿。处方：程氏萆薢分清饮加味。萆薢10g，茯苓10g，石菖蒲10g，黄柏10g，车前子10g，丹参10g，土茯苓15g，牛膝15g，白术10g，甘草6g。嘱少进酒、茶、椒、葱、蒜等刺激性食品，忌牛肉、羊肉、狗肉等温热之品，内裤宜宽松。

二诊：服上药7剂后，一周遗精1次，小腹无明显胀痛，小便淡黄，无热感，口微苦，大便干，睡眠欠佳。舌红，苔稍黄，脉濡数。在前方基础上加用生大黄10g、酸枣仁10g、龙骨20g。

三诊：服上药14剂后，2周无遗精，无小腹胀痛，无口干口苦，小便正常，饮食尚可，睡眠正常。舌淡红，苔薄黄，脉稍数。续服前方14剂巩固疗效。

按：本案患者遗精伴小便黄赤，口干苦，大便干，舌红，苔黄腻，脉濡数等湿热之象。在萆薢、茯苓、车前子利水渗湿的基础上，佐以性凉之丹参活血、黄柏以清热。二诊加泄热逐瘀较强的大黄，此时邪去大半，可适当佐以收敛之龙骨，养血之枣仁，并以此方加减服用14剂而收功。

3. 特色疗法

贺菊乔教授除了在药物治疗的基础上同样注重心理疏导，还会针对性地对患者进行劝慰、释疑、鼓励等，解除患者的思想顾虑，减轻心理负担。在取得患者对医生信任的基础上，提高患者的依从性，从而提高治疗效果。

胡希恕治疗遗精致不育经验

1. 辨证论治特色

胡老认为遗精症暗合《金匮要略》中所述之失精家，曰："夫失精家，少腹弦急，阴头寒。目眩，发落，脉极虚，芤迟，为清谷、亡血、失精，脉得诸芤动微紧，男子失精，女子梦交。"此外，胡老详述其发病过程为"下焦虚寒，致虚阳上亢，上热下寒，虚阳上逆于脑，扰动心神，致情欲妄动而失精。"临床上很多遗精患者确有下焦虚寒而又虚阳上亢的表现，如会阴潮湿，下肢虚冷同时伴有头胀、口苦、眩晕等症状。

2. 典型医案

患者，男，35岁，1965年6月23日初诊。现病史：自1961年4月出现失眠，且越来越重，相继出现头晕、耳鸣、早泄、遗精、小便不利，西医诊断为慢性前列腺炎；神经衰弱。服药治疗无效，而转中医诊治，曾服人参养荣丸、全鹿丸等不效，且症益重。现症见：失眠，自汗盗汗，头晕，耳鸣，眩晕欲吐，不敢睁眼，少腹悸动，早泄，遗精一周三次，舌苔白根厚，脉沉细数。辨证：此阳气下虚、虚火上亢之证。处方：桂枝加龙骨牡蛎汤合川附子、白薇。桂枝9g，白芍9g，白薇9g，生姜9g，大枣3枚，生龙骨15g，生牡蛎15g，川附子9g，炙甘草6g。上方服6剂，睡眠好转，只遗精1次。

1965年7月2日改他医处方，予知柏地黄丸，服后遗精、耳鸣皆加重，继予上方加酸枣仁加减，经2个月治疗，遗精、早泄减，仍有耳鸣，继合用酸枣仁汤服月余，症渐平。

按：患者头晕、耳鸣、早泄、遗精、小便不利，前医讲其辨为肾虚型遗精论治，服人参养荣丸、全鹿丸而全不效。四诊合参得知患者除遗精外尚有自汗盗汗、头晕耳鸣、眩晕欲吐等"上冲之象"。此即典型阳气下虚、虚火上亢之证。遂用桂枝加龙骨牡蛎汤合川附子、白薇。后改用知柏地黄丸又使症状反复，因此证明胡老的辨证用药均正确。

3. 特色疗法

胡老治疗遗精，常常以桂枝龙牡汤为基础方，且在方中加入白薇和小剂量的附子，白薇清虚热而利水，少量附子温阳散水，胡老特别强调此处附子一定要量少，若大剂量附子温阳则必扰动水饮使其上逆而加重病情。这也恰能解释临床上为何遇遗精早泄者，投大剂补肾温阳之品不奏效反致病情加重的情况。

参考文献：

［1］单书健.古今名医临证金鉴·男科卷[M].北京：中国中医药出版社，2011.

［2］朱良春.章次公医术经验集[M].北京：科学出版社，2013.

［3］苏劲松，周青，黄巍，等.谭新华教授治疗男科疾病经验举隅[C]//首届全国中西医结合男科论坛——暨第二次全国男科青年学术会议2012上海市中西医结合学会、中医药学会泌尿男科学术年会论文集.

［4］韩忠，宾东华，何清湖.谭新华治疗男科疑难病临床思路与经验[J].中华中医药杂志，2017，32（8）：3520-3522.

［5］张佳莉.中医男科学现代理论的分析[D].长沙：湖南中医药大学，2015.

［6］贺菊乔.贺菊乔老中医临床男性病案精华[M].太原：山西科学技术出版社，2015.

［7］冯世纶.中国百年百名中医临床医家丛书胡希恕[M].北京：中国中医药出版社，2001.

［8］任伟明，谭映辉，刘文琛，等.从胡希恕医学思想浅析阳痿、遗精、早泄[J].中医临床研究，2015，7（12）：3-4.

（应　荐　王克邪　曹　悦）

❖ 第三节 ❖ 早泄致不育的典型医案与特色疗法

王久源治疗早泄致不育经验

1. 辨证论治特色

王久源教授认为早泄之本在于心、肝、肾，肾主藏精，心主神明，肝主疏泄，三脏共司精关之开合，与精液的闭藏和施泄密切相关。若肾气健旺，肝疏泄有度，心主得宣，阴平阳秘，精关开合有序，则精液当藏则藏，当泄则泄。若屡犯手淫、房劳过度、惊恐伤肾或者劳心过度，耗伤心之阴血，或者愤怒伤肝，郁郁不得志，或者饮食起居等原因，均可影响肝之疏泄、肾之封藏和心之藏神，以致疏泄不利，封藏失职，神明失守，使精关约束无权，精关易开，精液外泄，而交者早泄。总之，早泄与心、肝、肾密切相关，其制在心，其藏在肾，其动在肝。

2. 典型医案

患者，男，29 岁。现病史：婚后 1 年逐渐出现性交时间缩短，有时一触即泄，伴见多梦易醒，心悸耳鸣，腰膝酸软，性事之后疲倦乏力，夜间阴囊潮湿，舌淡苔白，脉沉弱。处方：桂枝 10 g，白芍 30 g，生龙骨 30 g，生牡蛎 30 g，山药 20 g，山茱萸 15 g，生地黄 15 g，酸枣仁 15 g，五味子 10 g，石菖蒲 10 g，芡实 10 g，陈皮 10 g，黄柏 15 g。水煎服，每日 1 剂。

二诊：7 天后述症状改善，心悸消失，睡眠好转，腰膝酸软及耳鸣减轻，但性交时间仍不满意。处方：前方去黄柏，加沙苑子 15 g、莲须 10 g；加用外洗方：细辛 5 g，五倍子 15 g，蛇床子 15 g，丁香 10 g。水煎浸泡龟头及阴茎，每日 1 ~ 3 次，每剂可用 4 ~ 5 次。

三诊：7 天后患者喜告性交时间明显延长，余症亦除。嘱其前方研磨吞服，每次 6 g，每日 2 ~ 3 次，以善其后。

按：此案为肾虚精关不固、心不守神、心肾不交之证，治以交通心肾、涩精止泄，桂枝、白芍、生龙骨、生牡蛎、芡实益肾固精，山药、山茱萸、生地滋阴补肾，酸枣仁、五味子养心安神，石菖蒲交通心肾，全方共奏补肾安神、涩精止泄之功，另配合外洗方，内外治共同协调，则早泄乃愈。

3. 特色疗法

王久源教授在治疗早泄时，善于使用内服中药，但同时也精于外用药的使用，认为中药汤剂浸泡龟头及阴茎可以明显降低敏感度，提高射精阈值，临床验之，收效甚捷。经验方：细辛 5 g，五倍子 30 g，蛇床子 20 g，丁香 15 g，水煎浓缩至 200 mL，每次取 100 mL 浸泡龟头及阴茎，每天浸泡 1 ~ 3 次，性交时清水洗净。

4. 经验总结

（1）王久源教授在临证中发现，单纯虚证引起的早泄少见，实证或者虚实夹杂病症引起的早泄多见，所以在治疗早泄时，应首先祛邪，或者祛邪与补益固精同时进行，方可避免误治。实者多见湿热、瘀血、气滞，湿热者加四妙散或龙胆泻肝汤加减，瘀血者用血府逐瘀汤或少腹逐瘀汤加减，气滞者可选用柴胡疏肝散或四逆散。当邪实已去或者虚证为主时，方可考虑使用补益固涩之剂，常用的药物有芡实、莲子、金樱子、山茱萸等，或用金锁固精丸加减。

（2）王久源教授在临证过程中发现，早泄的原因大多为精神性的，因受大脑病理性兴奋或者脊髓中枢兴奋增高影响，器质性病变引起的只占极少数。很多医生在治疗早泄时往往只是片面地强调药物治疗，而忽视了患者的心理因素。心理疏导可以让患者正确地认识性及与性有关的疾病，消除种种顾虑，戒除一些不良习惯，建立正常的射精条件反射。加强性知识教育，让患者及伴侣了解"男快女慢"的生理特点，男方偶尔发生早泄，不要紧张，更不要埋怨男方。早泄严重者，夫妻可以分居一段时间，这样可以打破已经形成的病理反射，使射精反射得以调整和重建条件反射。性交时，避免过分激动，快要射精时，停止阴道内提插，分散注意力，从性器官上转移到非性器官上去。临床中，对许多患者单纯进行心理疏导，往往就能收效颇佳，再结合药物配合，纠正不良心理状态，效果倍增，屡试不爽。

颜德馨治疗早泄致不育经验

1. 辨证论治特色

颜德馨教授认为早泄每与肝血肾精受损、精气并损有关，治疗当以"精不足者补之以味"为原则，使气脉常通，肾气有余，病自愈。

2. 典型医案

患者，男，42岁。现病史：以往伤于腰部，瘀血内停，腰痛不时而发。近年来复加早泄，腰痛腰酸，脚胫软绵，亦见阳事渐衰，舌紫苔薄，脉细。辨证：肝血肾精受损，精气并损。处方：鹿角霜9g，韭菜子9g，蛇床子9g，熟地30g，当归身9g，川续断9g，杜仲9g，丹皮9g，泽泻9g，山药9g，茯苓9g，山萸肉9g，狗脊9g。每日1剂，水煎服，同时嘱患者慎房事。

服药14剂即有起色，再服14剂症状基本消失。

按：此案颜教授从补肾养血、活血化瘀入手，达到血行脉通、精气并补的效果。

3. 特色疗法

颜德馨教授认为肾为先天之本，主藏肾气，具有动静开合之机。精为阴之至醇，气为阳之至刚，而精乃阳之归宿，气乃阴之运养。盖唯其阳有归宿，故能守而不离；阴有运养，故能生而不乏。唯精为阴之至醇，故能感阳而动；气为阳之至刚，故能得阴而密。如是则守者自守，泄者自泄，守泄有序。

4. 经验总结

颜德馨认为早泄与肝郁血滞、肾阴不足有关，故采用疏肝益肾、活血化瘀的化瘀赞育汤治疗。其组成为：柴胡9g，熟地30g，紫石英30g，红花9g，桃仁9g，赤芍9g，川芎9g，当归9g，枳壳5g，桔梗5g，牛膝5g。主治早泄、阳痿、不射精、睾丸胀痛肿块、阴囊萎缩等男科疾病。对专服补肾药、实其所实之久治不愈患者尤宜。早泄或梦遗者，去紫石英、牛膝，加黄柏9g，知母9g。

王琦治疗早泄致不育经验

1. 辨证论治特色

王琦教授认为，本病属于肝气郁结、气机失调者甚多。肝属木，主疏泄，如性欲过旺、所欲不遂，或家庭不和、社会矛盾、事业坎坷等因素，均可导致情志不舒，肝气郁结，使肝脏疏泄精液的功能失常；或肝郁日久，横逆乘脾，脾之固摄的能力降低，同时肝之疏泄太过，或肝气郁久化火，相火扰动精室，可致早泄。素体虚弱，加之性知识缺乏，每逢性交心惊胆怯，尤其是第一次性交失败之后，或女方性欲过旺，男方担心满足不了女方需要，长此以往，心虚胆怯，亦可引起早泄。本病的发生总由肾失固摄所致，而引起肾失固摄的原因是复杂多样的，或外感六淫，或七情内伤，诸多方面的原因往往是通过心主神志功能的异常与肾失固摄相联系。心喜宁静，不喜过劳，过劳则心动，心动则火起而上炎，火上炎则水火相隔，心气不能下交于肾，肾关失灵而致早泄。

2. 典型医案

典型医案一：

患者，男，40岁。会阴部、睾丸肿胀疼痛7年，每周性生活1～2次，性生活时阴茎勃起正常，性交时间不到1分钟即射精，曾在多家医院诊治，效果不佳，无尿频、尿急、尿痛等膀胱刺激症状。患者7年前初次性生活时因精神过度紧张，加之连日劳累，未能成功，造成精神负担，后虽勉强为之，但性交时间短，不甚尽意。现症见：患者精神抑郁，神志不安，表情呆滞，查舌质淡暗，脉沉弦。辨证：神不守舍，肾失固摄。治法：安志固肾。处方：加味三才封髓丹。远志10g，茯苓15g，五味子10g，龙骨15g，牡蛎15g，磁石10g，熟地15g，天冬10g，党参10g，砂仁10g，黄柏10g，每日1剂，水煎服。

服上方 13 剂，性交时间持续约 1 分钟。守上方再服 9 剂，性交时间已持续到 3 分钟，临床症状消失，精神好转。

按：本案患者因精神紧张，过度劳累导致心神涣散，肾失固摄，心肾不交，方中远志、茯苓、五味子、龙骨、牡蛎、磁石安神定志，熟地、天冬、党参益气养阴补肾，砂仁纳五脏六腑之精归于肾，黄柏苦寒坚阴，诸药共奏安志固肾之功。

典型医案二：

患者，男，27 岁。现病史：患者 16 岁始即有手淫，每周 1～2 次，每次手淫后心情懊悔，但又不能自已。1993 年"五一"结婚，新婚之夜由于劳累、兴奋，匆忙同房，乍交即泄。结婚 5 个月，性生活无 1 次成功，阴茎勃起尚可，但不耐刺激，性交时间不足 1 分钟，甚至一触即泄。射精无力，亦无快感，自觉心愧，心情焦虑，恐惧性事，性欲日渐淡漠。现症见：患者形体壮实，失眠多梦，时欲太息，查舌质淡，苔薄白，脉弦，体格检查外生殖器无异常。辨证：肝气郁结，疏泄失职，精关失控。治法：疏肝解郁，安神定志，兴阳固泄。处方：四逆散加味。柴胡 10 g，白芍 10 g，枳壳 10 g，石菖蒲 10 g，远志 10 g，白蒺藜 15 g，酸枣仁 15 g，炙甘草 6 g。每日 1 剂，水煎服。

服药 1 周后性欲增加，心情舒畅，失眠好转，每次同房约 2 分钟。原方加鸡内金 10 g，再进 7 剂，诸症状悉除，同房时间达 3 分钟以上，病告治愈。

按：此案中用柴胡、白芍、枳壳、白蒺藜、甘草疏肝解郁，调和肝脾，菖蒲、远志、酸枣仁交通心肾，养心安神，全方心肝脾肾同调，故早泄愈。

3. 特色疗法

王琦教授认为精神因素对本病的发生起着关键性的作用。对于本病的治疗若只采用一些专事固涩收敛的药，效果往往不明显，若加入一些具有安神作用的药物，则其效大增。这是因为安神药除了具有养心安神的功效外，还具有一定的固涩作用，心肾同治往往收到良好的治疗效果。临证多用加味三才封髓丹加减，药用远志、茯苓、五味子、龙骨、牡蛎、磁石、天冬、熟地黄、党参、黄柏、砂仁等。

4. 经验总结

（1）临床上，早泄因肝失疏泄者甚多。肝气郁结者，治宜疏肝解郁，方选四逆散加味；肝郁犯脾者，治当疏肝健脾，方用逍遥散加减；肝气郁久化火，相火扰动精室，治宜清肝泻火，方用龙胆泻肝汤加味。心胆虚弱，房事胆怯，临房早泄者，可选用柴胡加龙骨牡蛎汤加减治疗。此方具有和解少阳胆气、益气安神、收敛涩精之功，具有补中寓泄、涩中有通、通中有补之特点。若胆气不和，且胆郁日久，气郁生病，痰涎壅盛，治当温胆祛痰，方用温胆汤加味。

（2）由于本病的原因亦有器质性疾病，故应在辨证论治的基础上，重视对器质性疾病的治疗。如有精囊炎、前列腺炎等生殖系炎症，宜加用鹿衔草、蒲公英、茜草、夏枯草等清热解毒之品；有尿道炎等泌尿系炎症，可加用车前草、益母草、蒲公英、瞿麦、萹蓄等清热利尿通淋之品。只有重视炎症的治疗，才能使疗效巩固。

（3）对于功能性中枢性功能紊乱所致者，应重视心理疗法及性知识指导。临床经验表明，无论何种早泄，加入鸡内金、水蛭、刺猬皮等专药，往往有助疗效的提高。

翟亚春治疗早泄致不育经验

1. 辨证论治特色

翟亚春教授治疗早泄另辟蹊径，他认为早泄患者之所以出现早泄，在于平时存在的射精阈值偏高，而在性交时的射精阈值又偏低，致使患者在较高的基础阈值的前提下，稍事接触便达到了射精阈值而至射精。治疗中首当降低由于不良、频繁的性刺激及能够引起小腹、阴茎、阴囊、会阴相当注意的疾病所致的高基础阈值，其次通过调节性兴奋性、采用动静结合的性交方法等提高射精阈值以治愈早泄。

2. 典型医案

患者，男，30 岁，2004 年 3 月就诊。主诉：性交时即泄 1 年半。现病史：患者两年前结婚，婚后半年出现早泄现象，阴茎易勃起，每次阴茎放入阴道三五次即告泄出，肛周及小腹部时有胀痛不适，其平素性格急躁，交后腰酸较著，患慢性前列腺炎已 1 年半。体检呈正常男性第二性征，包皮不长，双侧睾丸大小质地可，附睾无结节及压痛，前列腺体积较大，表面光滑无结节，质地稍韧，压痛（＋），查其舌边尖红，苔薄白，脉弦细。处方：施以萆薢渗湿汤加减常用方，同时配合前列腺按摩。

6 周后小腹会阴不适感消失，改投填肾延时汤 3 周，配合性感集中训练及行为疗法后，性交时间明显延长，已能持续 3～4 分钟。

按：此案内治先以萆薢渗湿汤清热除湿、凉血活血，又以填肾延时汤补肾止泄，配合前列腺按摩、行为疗法，内外兼治；早泄兼泌尿生殖系统疾患时，治疗当以祛邪为先，继则调补，并辅以行为疗法。

3. 特色疗法

（1）降低偏高基础阈值。翟亚春教授依据多年经验，认为不良、频繁的性刺激所致的早泄，中医责之肾阴亏虚，肾气不足。其中有阴虚火旺、心肾不交的主证，另有阴虚阳亢、阴阳两虚、脾气不足、肝郁气滞的兼证或变证。早泄见眼眶暗红、腰膝酸软、交后疲劳咽干、失眠健忘、耳鸣、舌质淡红或红、苔薄白、脉细数等肾阴亏虚、肾气不足表现者，治当滋肾阴、益肾气、固精关，方用自拟填肾延时汤加减。药用：生地 12 g，熟地 12 g，制何首乌 12 g，潼蒺藜 12 g，白蒺藜 12 g，山萸肉 12 g，金樱子 12 g，芡实 12 g，枸杞子 15 g，川断 15 g，煅龙骨 15 g，煅牡蛎 15 g，碧玉散 15 g。兼低热颧红、心烦、多梦、盗汗、舌红少苔、脉细数等症状，心肾不交热象明显者，加知母、黄柏、玄参、龟板、酸枣仁、合欢花；如兼恶热怕冷，交后肢冷，夜尿频多，舌淡体胖，脉沉细无力，此为阴虚及阳，阴阳两虚之象，当加龟板、鹿角胶、仙灵脾、肉苁蓉、巴戟天；食欲不振，面色萎黄，腹胀便溏者，酌加怀山药、太子参、制黄精、炒白术；郁闷嗳气者，少佐柴胡、郁金、炒白芍；性情急躁易怒者，加夏枯草、黄芩。

部分患者在早泄的同时常兼见泌尿生殖系统的其他病变，如慢性前列腺炎、精囊炎、附睾炎等，这类患者平时对前阴及邻近组织的关注使其中枢敏感，再加上疾病本身的刺激，使得患者性交时极易射精。中医辨证当属湿浊壅阻，治分兼夹寒凝、气滞、血瘀，当以渗湿泄浊为要，方取萆薢渗湿汤加减。药用：菟丝子 10 g，石菖蒲 6 g，乌药 6 g，潼蒺藜 12 g，白蒺藜 12 g，草薢 15 g，煅龙骨 15 g，煅牡蛎 15 g，车前子 15 g，六一散 15 g。阴囊潮湿，小便刺痛湿热明显者，酌加虎杖、黄柏、苍术；心理负担较重者，加柴胡、郁金、炒白芍；小腹会阴部胀痛不适，遇寒加剧者，加小茴香、延胡索；刺痛者，加皂刺、三棱、莪术；附睾结节者，加延胡索、荔枝核、浙贝、玄参。

（2）提高偏低射精阈值。采用性感集中训练，临睡前通过患者夫妻间拥抱、抚摩、按摩，享受触觉带来的性快感而不行性交，性交则选在下半夜进行，使患者淡化原有性交模式下的紧张感，并介绍性知识给患者，让其在性生活中充分调动女方的主动性，采用男下女上的体位、性交过程动－停结合法使患者延长射精时间，逐步建立起新的、使双方满意的性交模式。

4. 经验总结

翟亚春教授在诊治早泄时，询问病情不厌巨细，重点突出，往往能从细微处查知病情本，从而采取针对性的治疗。交代治疗方法时，不惧烦琐，对患者总是反复交代，直到完全理解，对有条件的，夫妻同时指导。治疗时需注意以下要点：在对年轻早泄患者问诊时注意患者早泄起始时间；婚后即现早泄者，更需进一步了解现有的性生活模式，以免对生理正常而方法欠妥者妄投汤丸；早泄兼泌尿生殖系统疾患时，治疗当以祛邪为先，继则调补，并辅以行为疗法；中药已用甘寒太过，无论清利湿热或清泄虚热，均需注意中病即止，否则早泄治疗不成反而导致阳痿；对脾胃虚弱者，养阴填精时需加用理气健脾药物，以防滋腻碍胃。总之，在中药调节阴阳平衡、降低基础阈值的基础上，配合行为疗法，调整射精阈值，对早泄的治疗可以起到事半功倍的效果。

秦国政治疗早泄致不育经验

1. 辨证论治特色

秦国政教授认为心虚神浮、心肾失交、脾肾亏虚为其主要病机。临床善于运用动物药治疗早泄，取其独特的活性成分具有作用强、使用剂量小、疗效显著而专一等优点。

2. 典型医案

患者，男，25岁。现病史：同房时间短已有3年，在外院服用金锁固精丸、金匮肾气丸及六味地黄丸等中成药均无效。平素性欲可，有晨勃及夜间勃起，勃起硬度可，同房时间≤1分钟，甚则一触即射，同房时易精神紧张，并伴心烦，易汗出，口干，寐差，大便干，小便正常，舌质淡，苔薄白，脉细重按无力。有手淫史。辨证：心神浮越，心肾不交之证。治法：安神定志，滋养心肾。处方：桂枝10g，白芍10g，生龙骨30g，生牡蛎30g，芡实15g，莲子15g，知母10g，麦冬15g，五味子10g，炙远志10g，浮小麦30g，茯神30g，炒鸡内金30g，刺猬皮10g，白芷30g，公丁香10g，玉竹10g，炙甘草5g，炒麦芽30g。7剂，水煎服，饭后温服，每日1剂。并嘱患者同房时要放松心情，要引导配偶积极配合。

二诊：情绪紧张缓解，夜寐渐安，同房时间较前延长2～3分钟，仍有口干，大便干，小便正常，舌质淡，苔薄白，脉渐有力。继以前方，加天花粉20g，生大黄3g。

三诊：心情有愉快感，寐可，口不干，大便日1行，小便正常，同房时间可维持3分钟以上，自诉状态较前明显好转，舌质淡，苔薄白。继以前方，去天花粉，加山药10 g，14剂，以善其后。

按：该方秦师主要通过交通心肾、安神定志，辅以收敛固摄，同时注意心理干预的治疗方法，使患者心情舒畅，则气血和，心肾交，早泄愈。

3. 特色疗法

秦国政教授在使用动物类药物时，认为动物类药物乃血肉有情之品，与人体功能相近，取其天人相应之意。因此，他尊重自然规律，利用药物的本性去治疗疾病，充分发挥药物的功效，使得药物在人身上进一步发挥本质，进而提高治疗疾病的疗效。

4. 经验总结

秦国政教授认为心虚神浮可致精关失固而遗泄。故在治疗早泄此等疾病时，主张应以安神定志、滋养心肾为主，辅以收敛固摄之品。临床常用桂枝龙骨牡蛎汤加味使其安神定志，交通心肾，再加入牡蛎、鸡内金、刺猬皮等动物类药材取其止遗之功，三者皆具有收敛固摄之功，三药合用，兼顾脾肾，增强脾肾之固摄，补其先天后天之精，共奏固精之效。

戚广崇治疗早泄致不育经验

1. 辨证论治特色

戚广崇教授认为引起早泄的原因很多，但大多为功能性的，很少由器质性原因所致。从根本上说是射精所需的刺激阈太低，以致一触即发。患者多由于婚前习惯于快速自慰射精或性活动时紧张、环境不合适、怀疑性功能低下等，致使性活动时过分仓促、紧张而形成不良的条件反射；或夫妇不睦，对女方心存敌意，或对妻子过于崇拜，自卑自怨，因而造成过度焦虑而致射精失控。临床分为阴虚火旺、肾虚不固、肝失疏泄、心脾亏虚、心肾失交、湿蕴精关等六型。

2. 典型医案

典型医案一：

患者，男，38岁。现病史：婚后10年，近2年来出现早泄，同房时未交先泄或乍交即泄，滑流不禁，以致夫妇关系颇为紧张，曾用知柏地黄汤类药治疗未效，颇感痛苦，情绪抑郁，神疲力乏，腰酸膝软，舌苔薄白，舌边有齿痕，脉细。辨证：肾虚不固。治法：益肾固精。处方：桂枝龙牡汤。桂枝

10 g, 白芍 10 g, 生姜 5 g, 甘草 5 g, 大枣 15 g, 生龙骨 30 g, 生牡蛎 30 g。服上方7剂后, 早泄好转, 举阳时间延长, 原方续服后, 复诊数次而收全功, 一年半后随访, 一切正常。

按: 本案治以桂枝龙牡汤以调和阴阳, 固精止泄。

典型医案二:

患者, 男, 25岁。现病史: 4年前新婚入房, 精神紧张未及阳举即精泄, 多方求治乏效。现症见: 患者早泄, 体倦神疲, 心烦失眠, 心悸盗汗, 纳少, 面色不荣, 舌质微红, 苔少, 脉浮虚、尺弱。辨证: 心脾两虚, 肾不摄精。治法: 补益心脾, 宁心补肾摄精。处方: 归脾汤加减。白术 10 g, 黄芪 20 g, 茯神 15 g, 党参 20 g, 远志 6 g, 酸枣仁 20 g, 木香 6 g, 龙眼肉 20 g, 当归 10 g, 黄连 1.5 g, 肉桂 3 g, 甘草 6 g。每日 1 剂, 水煎服。

4剂后, 早泄和阳痿略有减轻, 前方再服10剂后诸症状随减。

按: 本案治以归脾汤以补益心脾, 涩精止泄。

3. 特色疗法

戚广崇教授自拟的验方固精酒, 除相火炽盛患者外, 余证均可应用, 该方由山茱萸、金樱子、五倍子、五味子、刺猬皮、覆盆子、胡桃夹、大枣各 20 g 组成。浸入 1000 mL 白酒中, 密封置于阴暗处, 夏季 1 周, 其他季节 2 周后, 每晚 25 mL 佐餐用。可于性交前 1～2 小时饮用, 量可增至 40～50 mL, 多数患者可获良效。另外也可局部用药治疗。戚广崇教授采用五倍子、五味子、乌梅各 20 g, 煎汤熏洗龟头及阴茎, 每天 1～2 次。或用丁香、细辛、桉叶、五倍子各 20 g 浸入 250 mL、95% 酒精内, 放置半个月, 于性交前 10 分钟, 将此药液涂搽于龟头部位, 每获良效。

4. 经验总结

戚广崇教授对男科病的诊断治疗上强调辨病、辨因、辨证, 以疗效为取舍。对于早泄患者, 建议夫妻同治, 妻子应多给予体贴、抚慰和鼓励, 配合丈夫进行治疗。如获配偶合作多可事半功倍。在治疗上采用综合疗法, 如进行性知识指导, 以克服思想上的焦虑。另外还可介绍动-停结合法、挤捏疗法、睾丸牵拉疗法、精神分析方法等。也可以推荐采用中医导引术或气功固精法进行锻炼。此外, 避免不良刺激, 生活规律化, 注意劳逸结合, 保证充足的睡眠, 适当进行文体活动以增强体质, 均有助于早泄的治疗。

李曰庆治疗早泄致不育经验

1. 辨证论治特色

李曰庆教授认为早泄的基本病机为因虚而精窍失约，或因实而精窍失控，终致房事时精关不固，导致精窍开启过早。肾气不固，心脾两虚，封藏失职，精关失约，开阖不灵；或阴虚火旺，肝经湿热，热扰精室，精窍失控，均可致精关不固而引起早泄。早泄病机虚实夹杂，虚者为肾阴虚火旺，实者为湿热下注，肾虚不固，热扰精室而致早泄。临床中亦有肝郁、心脾两虚等兼夹证候，故临床辨治应以滋阴清热为基本治则，兼以疏肝、健脾、利湿等。

2. 典型医案

典型医案一：

患者，男，28岁。现病史：患者1年前结婚，同房时射精快（小于2分钟），甚或刚插入女方阴道即有精液射出，勃起硬度尚可，性生活不规律，每月3～4次，同房时易精神紧张，勃起后即有尿意难忍。刻下：眠差易醒，大便稍溏，每日2次，小便黄，舌暗红，舌体胖大，苔黄微腻，脉弦细。理化检查未见异常。辨证：君相火旺，心肾不交。治法：宁心安神，滋阴降火，疏肝调气。处方：知柏地黄丸合天王补心丹合四逆散。知母10g，黄柏12g，茯神15g，酸枣仁20g，五味子10g，煅龙牡各30g，白芍12g，金樱子10g，川牛膝10g，青皮10g，菖蒲10g，远志10g，山萸肉20g，芡实10g，生地10g，柴胡12g。14剂，免煎，开水冲服。忌饮酒、避风寒、少久坐，规律性生活，每周1～2次。

二诊：患者诉药后即感心情舒畅，用药期间同房3次，均能顺利完成，两次射精坚持可达2～3分钟，睡眠较前改善，同房紧张感减轻。前方加丹参20g、水蛭3g，增强活血祛瘀之力，改善勃起功能，继服14剂。

典型医案二：

患者，男，28岁。现病史：患者诉近6个月以来，因工作缘故与配偶分居两地，同房时间及频率无规律，近6个月每月同房1次，现患者感同房射精过快，插入阴道每次不足1分钟即射精，且有逐渐加重趋势，射精不能自我调控，且患者近来出现自卑情绪，近1个月以来更是发现晨勃消失，勉强同房时阴茎勃起痿软不坚，甚至不敢与配偶见面，害怕性交失败，且患者伴有较严重的失眠、乏力、焦虑等症状，舌淡、苔白、脉弦。患者曾在某男科医院治疗，治疗后无明显改善，且花费巨大，后就诊于某西医院，服药后射精时间有改善，但需要药物维持，且服药后出现头晕、嗜睡等症状。辨证：肝郁气滞、心脾两虚。治法：益肾固精，补心安神，疏肝健脾。处方：北柴胡12 g，郁金10 g，炒白芍12 g，茯神15 g，龙眼肉10 g，当归10 g，煅龙骨30 g（先煎），煅牡蛎30 g（先煎），淫羊藿15 g，怀山药10 g，山萸肉10 g，金樱子10 g，五味子10 g，芡实12 g，莲子心3 g，14剂，水煎服，早晚各1次。就诊同时给予细心而详细的心理疏导，消除患者的其心理顾虑，告知患者每周可同房2次以上。

二诊：患者诉同房时间明显有所延长，每周同房2～3次，平均3～5分钟，且患者勃起功能改善明显，睡眠、情绪及焦虑等症状亦好转，对治疗效果满意，舌淡，苔薄白，脉弦。上方加肉桂和黄连各3 g，14剂继服。

三诊：每周同房2～3次，每次7～10分钟，勃起坚挺，上方继续服用14剂，巩固疗效。

按：早泄一病，首先责之于心肾，心居上焦，为君主之官，肾居下焦，为作强之官，水火之宅，司精关开阖，心中所寄君火一旦为欲念所动，则心气下行于肝肾，肝肾相火起而应之，自然阳道振奋，泌精外出，故案一治疗当以菖蒲、远志交通心肾，配以茯神、酸枣仁增强宁心安神、交通心肾之功，配伍知柏地黄丸加减，补肾阴而敛降相火，使精关开阖有度。临床患者多有情志不舒、肝气郁结的特点，如肝失疏泄，心神无主必然致关门大开，精则易泄，案二故治以柴胡、白芍、郁金、当归疏肝解郁。

3. 特色疗法

李曰庆教授在治疗早泄方面经验丰富，见解独到，除善用中药外，还经常强调早泄病因复杂，需综合治疗，方能提高疗效。

（1）重视中西医结合。李曰庆教授认为中西医治疗本病各有其独特的优势，尤其在药物的选择上可以根据患者的不同情况结合应用，如选择性5-羟色胺再摄取抑制剂与中药联合应用治疗早泄，效果一般较好，但如果患者应用西药出现明显副作用且难以耐受，可以选择中药配合局部麻醉药物来替代；如患者处于备孕期同则应避免使用对生育可能产生影响的选择性5-羟色胺再摄取抑制剂或选择盐酸达泊西汀，并以中药联合行为疗法较佳。需要注意的是，早泄的治疗还要建立在规律的性生活基础上，尽量避免长期忍精不射和两地分居，在女方怀孕期间可以辅助自慰方式规律排精，但这一阶段不必将治疗早泄作为重点。

（2）重视身心同治。本病患者大多有较大的心理压力，常表现为精神苦闷、焦虑、尴尬和抑郁等，这些不良情绪可进一步影响性欲望、生活情趣和伴侣的关系。而来门诊就诊的人群多属于青壮年群体，对早泄的认识尚不全面，且伴有对疾病的过度联想、担忧及恐惧感。研究表明，综合性心理行为治疗能显著提高患者的射精潜伏期，使控制射精变得更容易，夫妻双方对性生活的满意程度明显提高，性生活时焦虑、紧张或不安情绪明显降低。因此，在进行药物治疗的同时辅助进行心理疏导十分必要，一方面医生要引导患者对早泄形成一个正确的认识，尽量消除患者的恐惧担忧；另一方面女方对男方的理解支持和给予较高配合度也是患者克服心理障碍的重要保障。

（3）重视男女同调。李曰庆教授指出，对于未婚青年男性或没有形成规律性生活的男性他一般不会轻易给出早泄的诊断；许多患者婚前射精潜伏期尚感满意，婚后逐渐缩短；还有部分患者对射精潜伏期自我评价较好，常因对方感觉性生活不能满足而就诊。因此，早泄的出现往往不是男性单方面的问题，很有可能是夫妻双方的配合欠佳所致，在药物治疗的同时应当重视男女双方的共同调整。首先，需要保证服药期间能有规律的同房，这在患者随时体会和评价自己射精时间及不断建立性自信方面有重要意义；其次，运用行为疗法也需要女方积极配合，具体有动－停结合法、阴茎挤捏法、阴囊牵拉法等。

4. 经验总结

李曰庆教授认为早泄以"心神不宁，相火妄动"为基本病机，且多夹兼证，病机特点为虚实错杂。临床上常运用"清心宁神，滋阴降火"的基本思路治疗本病，并强调早泄的治疗当辨证与辨病相结合，中医与西医相结合，身心同治，男女同调，故每获良效。

（1）清心宁神，滋阴降火。李曰庆教授认为早泄一病，首当责之于心肾。心居上焦，为君主之官，神明之主，所行房事受心神支配，肾居下焦，为作强之官，水火之宅，司精关开阖。心中所寄君火一旦为欲念所动，则心气下行于肝肾，肝肾相火起而应之，自然阳道振奋，泌精外出。说明心肾相交，君相火动，肾中阴精得以气化是泌精的生理基础。然而心喜宁静，不喜过劳，若淫欲过劳则心火妄动，引动相火，频扰精室，精关大开，精液提早排出。君相火旺，伤津耗气，故常表现为阳事易举，举而易泄，或心中欲稍念动则精泄而出，伴有心烦心悸，五心烦热，失眠多梦，口苦咽干，小便短赤而有热感，舌红少苔，脉细数。故李曰庆教授临证时常选用菖蒲、远志、刺五加为主药宁心安神。其中，石菖蒲善开心窍，通心气，止遗尿，令心明而益智，安肾而止滑遗，水火既济，能强记而闭守；远志善安心气，定神智，止梦遗，使君心宁静而心气自通于肾，乃通心肾之妙药；刺五加辛微苦温，既善补脾胃之气以助运化，又可温肾助阳以暖脾土，且兼宁心安神之功。故将三药合用，治疗情欲过盛、心烦不宁、失眠纳差又对早泄常有忧虑、恐惧的患者，疗效可观，还配以茯神、百合、莲子、酸枣仁等品，以增强宁心安神、交通心肾之功。此外，李曰庆教授常配伍知母、黄柏、山萸肉、泽泻、丹皮等滋阴降火之品，其思路即运用知柏地黄丸加减，补肾阴而敛降相火，使精关开阖有度。前期运用知柏地黄丸加减治疗阴虚火旺型早泄患者取得了良好的疗效。

（2）益肾收敛，疏肝解郁。李曰庆教授认为，早泄一病虽主因君相火旺，扰动精室所致，但亦有淫欲太过之人，平素恣情纵欲，房事不节，施泄太过；或少年未婚，累犯手淫，以致损害肾气，使封藏失司，精关失其固摄，不能随意启闭；或年老所致机体耗损太过，肾气虚衰，下元虚惫，不能统摄精血，因而引起早泄。因此，早泄的出现也有本虚的因素。此外，本病多发于年轻之人，其本身涉世经历浅薄，对早泄认识不够全面，易受疾病带来的负面情绪影响，故情志抑郁也是早泄的重要特点。李曰庆教授临证常选用五味子、金樱子、白果为主药益肾敛精。其中，五味子性温而酸涩，能补肾涩精止遗，乃补敛并具之佳品，善治梦遗泄精，无论寒热皆可配伍用之；金樱子味酸而涩，功专固敛，善能固精止遗，常用于肾气不足，精关不固之遗精、滑精；白果具有甘苦涩平之性，能补气养心、益肾滋阴，善收敛固涩，缩尿止遗。故将三药合用，治疗肾气亏虚、精关不固之早泄，效如桴鼓，应用时还可配伍桑螵蛸、山萸肉、益智仁、肉苁蓉、菟丝子等品益肾健脾、滋补肝肾，以增强收摄之力。此外，李曰庆教授抓住临床患者情志不舒、肝气郁结的特点，认为肾乃作强之官，其机关之利需肝主疏泄的配合及心主神明的相助，如肝失疏泄，心神无主必然致关门大开，精则易泄，常合用《太平惠民和剂局方》逍遥散疏肝解郁，条达肝气，可配伍柴胡、白芍、当归、枳壳、白蒺藜、贯叶金丝桃等品，如郁而化热还可加丹皮、栀子、黄芩清泻肝火。

（3）活血化瘀，清利湿热。李曰庆教授指出，现代社会人们的饮食结构、生活习惯都较以往发生了巨大的变化。平素嗜食肥甘厚味、辛辣烟酒，易使脾胃功能受损，运化不利，酿生湿热；或属痰湿体质，内因心情急躁，所欲不遂，郁而化火，外因处地湿热，生殖器藏污纳垢，皆可致湿热蕴结，流注下焦，扰乱精室，逼迫宗筋导致早泄，常伴有尿频、尿急、尿痛、阴囊潮湿症状，甚至诱发前列腺炎，出现局部坠胀疼痛、尿道口滴白等症状。加之"久坐少动"已成为当前大多数工作一族的常态，往往导致下焦气血瘀阻，蕴生痰浊。一方面瘀阻精窍，不通致痛，刺激精室过早排泄；另一方面，瘀阻阴茎脉络，影响肝经气血流注宗筋，出现痿而不举，或举而不坚、射精过快之症。患者多表现为少腹、会阴、腰骶坠胀疼痛为主，宗筋勃而易泄，射精刺痛不畅等症状。李曰庆教授临证时常选用丹参、九香虫、王不留行为主药活血化瘀通络。其中，丹参味苦微寒，入心、肝二经，能通行血脉，临床用治多种血瘀病证；九香虫味咸性温，主入肝肾，能理气活血，补肾助阳，用治气血瘀滞，肾阳亏虚之阳痿、尿频、遗精效果极佳；王不留行味苦性平，善通利血脉，性走而不守，入下焦血分、水分，对治疗早泄瘀阻精道之证尤宜。治疗时将三药合用，能活血通络，振奋阳道，使精关开泄有常，还可配伍水蛭、蜈蚣、川牛膝等品增强通络祛瘀之力。此外，李曰庆教授认为热邪既能"迫血而行"，亦能扰动精室"迫精而行"，精室热盛，泌精即快，除相火内盛、阴津不足外，湿热结于下焦往往是引起早泄缠绵难治的因素。因此，临证时常选用凌霄花、马鞭草、黄柏、苍术、栀子、薏苡仁等品清利下焦湿热。

参考文献：

［1］吴林，叶濮乐，覃鹏，等．基于数据挖掘探讨秦国政教授治疗早泄用药规律［J］．中国性科学，2021，30（3）：13-17.

［2］韩亮，杨阿民．李曰庆教授治疗早泄经验［J］．现代中医临床，2018，25（3）：21-23.

［3］盛文，李宪锐，丁劲，等．李曰庆教授从心肝肾论治早泄的经验［J］．中国性科学，2017，26（5）：93-95.

［4］马健雄，李海松，丁劲，等．李曰庆教授治疗早泄思路浅析［J］．中国性科学，2017，26（3）：90-93.

［5］邢益涛，袁卓珺，冯青，等．秦国政教授运用动物类药治疗男科疾病举隅［J］．云南中医中药杂志，2016，37（12）：5-7.

［6］陈继明，张传涛．王久源治疗早泄经验［J］．中医杂志，2007，48（2）：123，131.

［7］陈海燕，夏国守，肖继来，等．翟亚春教授治疗早泄的经验［J］．陕西中医，2005，26（8）：811-812.

［8］戚广崇．早泄证治笔谈［J］．辽宁中医杂志，1997，24（5）：27-28.

（应荐 王克邪 曹悦）

❖ 第四节 ❖ 不射精症致不育的典型医案与特色疗法

徐福松治疗不射精症致不育经验

1. 辨证论治特色

徐福松认为功能性不射精其病在肾，肾者，作强之官，主藏精，司开阖，肾的功能失常，精关开阖失度，使同房时不射精，同房后遗精。此乃一对矛盾，但实属功能性病变。治疗之法，涩精窍治遗精则射精更难，通精窍则遗精更甚，然一旦同房时发生了射精，同房后便不会遗精，故不射精乃为矛盾的症结所在，是治疗的关键。根据临床所见，本病早期，以性欲旺盛、阳强不倒、射精不能、遗精频繁为多，治疗当以通精窍为主，只要同房时能够射精，其余诸症均可随之改善。本病后期，则以性欲减退、阳痿难起、射精不能、遗精减少为多，治疗当以增强性功能为主，然后治疗不射精。故临证需分清主次，掌握标本。

欲促射精，多用疏、导、调三法。所谓疏，就是疏肝理气，以恢复疏泄功能；所谓导，就是导湿热之蕴滞，导精液之下达；所谓调，就是调和气血，调理肾的开合功能，使之归于常度。值得一提的是，本病初起，常见性欲旺盛，阳强不倒，性交时欲求一泄而不能，此时每用大补阴丸加山栀、龙胆草等以滋阴降火为主，但黄柏、山栀、龙胆草等苦寒泻火之品宜暂不宜久，宜轻不宜重，以免苦寒过度，相火泻之太过，影响正常性功能，造成性欲淡漠、阳痿、遗精，其后果不堪设想。《景岳全书》说："久服冷利等剂，以致元阳失守而滑泄者，此误药之所致也。"再者，就是要重视个体化治疗，不射精症病情个体差异较大，证型纷繁复杂，无特效之法，无一定之规，关键在于审证求因。总之，本病有虚有实，虚者在肾、在脾，或肾阴虚，或肾阳虚，或阴阳两虚，或脾虚及肾；实者在肝、在胃。如湿热下注证，临床多见虚实夹杂者。

2. 典型医案

典型医案一：

患者，男，24岁。现病史：患者结婚已8个月，从无射精现象，至今不育。症见头昏心烦，失眠多梦，精神紧张，口苦咽干，不欲饮食，性交时无快感，无一滴精液，稍有分心，旋即痿软，噩梦纷纭，时有梦交。舌淡红，苔薄黄，脉细数。辨证：肾水不足，心火亢盛，心肾不交。治法：补肾水，降心火。处方：交泰丸加黄芩、栀子、淡竹叶、生地、枸杞、远志、枣仁之品，服药9剂，并嘱其调情志、节饮食、戒烟酒、忌辛辣动火之品。

二诊：患者头昏、心烦症状消失，睡眠良好，饮食增加，心情较好，性交已有精液射出，处方改为六味地黄加菟丝子30 g、元参15 g、麦冬24 g、灯心草3 g。嘱再服原方14剂，以善其后。

半年后追访，妻有身孕。

按：心主神明，肾主封藏，肾水不足，心火亢盛，心肾不交，补肾水，降心火，交泰阴阳，使心肾相交，水火既济，作强行令而能射精。

典型医案二：

患者，男，30岁。现病史：结婚3年，婚前无手淫史，婚后同房不射精。同房后偶遗精时有痛涩感，外观精稠如块，久不液化。诊舌红苔薄，脉弦细而数，常口干、饮多、便燥。辨证：精瘀所致同房不射精。治法：宣甘酸化阴，投液化汤加减。处方：生地、赤芍、白芍、乌梅、麦冬、玄参、知母、枸杞子、王不留行各10 g，生甘草8 g，木瓜12 g，五味子8 g，肉苁蓉12 g。经服21剂痊愈。

按：男子不射精，在治疗上多以疏导通利为主，本例患者精瘀不能液化，阻滞精道，此案使用酸甘化阴之法，思路巧妙，取得良效。

典型医案三：

患者，男，35岁。现病史：患者婚后性功能正常，2年前因夫妻间一次性生活不和睦而出现同房时不射精，无性欲高潮，伴阴茎勃起不良，房事后有遗精。面有滞色，胸胁胀满，寐差梦多，舌质偏红，苔薄白而干，脉细弦。诊断：不射精症。辨证：由肝气郁滞，枢机不利，精络失和所致。治法：疏肝益肾宁心。处方：柴胡6 g，枸杞子15 g，郁金10 g，制首乌10 g，炒白芍15 g，远志10 g，双钩20 g（后下），楮实子20 g，煅龙牡各20 g，山萸肉12 g，潼白蒺藜各10 g，炙甘草5 g。并嘱其保持良好的心理状态，注意性生活的调节。

二诊：进药7剂后，夜寐佳，性生活质量已有明显提高，且避孕套中已见少许精液。原方去远志，续服14剂后已出现射精，约3 mL。

按：继发性不射精多伴有性高潮缺失及勃起功能障碍。因此，在辨证论治的同时，一定要注意心理疏导，循序渐进地激发出性欲高潮。

3. 特色疗法

徐福松治疗不射精症导致不育颇具特色，主要体现在审证求因、辨证施治上。徐福松认为，通利和固涩为不射精症治疗的两难之法，涩精窍则射精更难，通精窍则遗精更甚，临证时宜分清主次，既可塞因通用，也可塞因塞用。然而不射精症，中医属于"精闭"范畴，治疗上多以疏导通利为主，辨证时又有因实致闭和因虚致闭两端。实证者，如湿热、血瘀、气滞等；虚证者，如阴虚、阳虚等。处方用药时注意加用路路通、穿山甲、地龙、王不留行等走窜通络之品。不射精症常常合并有勃起功能障碍，临证时应当注意增强提升患者性功能。同时，不射精症的发生与精神情志因素有关，治疗时一定要注意心理疏导，调畅其情志。

4. 经验方

（1）液化汤加减。组成：生地 10g，赤芍 10g，白芍 10g，乌梅 10g，麦冬 10g，玄参 10g，知母 10g，枸杞子 10g，王不留行 10g，生甘草 8g，木瓜 12g，五味子 8g，肉苁蓉 12g。主治精瘀所致的不射精症。

（2）三仁汤加减。组成：杏仁 10g，通草 10g，法半夏 10g，黄柏 10g，淡竹叶 10g，川牛膝 10g，焦栀子 10g，白蔻仁 6g（后下），厚朴 6g，路路通 20g，滑石 20g，生薏苡仁 30g，车前子 30g（布包）。主治不射精症之湿热下注，阻滞精道证。

（3）桃红四物汤加减。组成：当归 10g，桃仁 10g，红花 10g，赤芍 10g，枳壳 10g，麻黄 10g，川牛膝 10g，王不留行 10g，炒穿山甲 10g，蛇床子 10g，柴胡 8g，川芎 8g，生地黄 15g，路路通 20g，甘草 6g。主治不射精症之肝郁血瘀，精道受阻证。

（4）秘精汤加减。组成：韭菜子 10g，菟丝子 10g，五味子 10g，芡实 10g，龙骨 20g，牡蛎 20g，桑螵蛸 10g，莲须 6g，茯苓 10g，白术 10g，怀山药 10g，莲子肉 10g。主治不射精症之脾肾两虚，湿热下注证。

贺菊乔治疗不射精症致不育经验

1. 辨证论治特色

贺教授认为，不射精症的病因病机是肾虚为本、血瘀为标。"男子二八，肾气盛，天癸至，精气溢泄"，可见只有肾中精气保持充盈、满溢状态，才能完成射精，肾精亏损则无精可射或精液量少不足以射；肾在射精过程中还表现为肾气的推动作用，肾气充盛方有力将精液射出，肾气不足则精液无力推动而自遗；"肾者主蛰，封藏之本，精之处也"，肾主藏精，兼司射精，肾亏封藏失职则精关开合失度，以致当射精而精液不出，不当射精而精液自遗。临床上本病的发病患者以性活动旺盛期的青壮年男子多见，每可问及房劳过度或手淫频发即是明证，皆因恣情纵欲之举每可耗损肾精肾气，而致射精不能。故肾虚是导致本病的根本。其次，气血瘀滞、精道受阻是本病之标。临床前来就诊的不射精症患者往往间杂其他患者，如慢性前列腺炎、阳痿、早泄等男科疾病，单纯不射精症患者甚少，而此类疾病多呈慢性，因"久病必瘀"，贺教授认为患者或是外伤、跌仆及其他原因造成的体内出血，离经之血未能及时排出或消散，蓄积为瘀血；或因情志不畅，肝气郁结，气滞血瘀；或正气亏虚，无力行血，而致血行瘀滞；或嗜食肥甘，酿生湿热，或外感湿热，阻滞经脉，导致血行不畅；凡此种种皆可导致血瘀之实邪。亦有为追求性爱时间延长，或手淫、阳弱、夫妻两地分居强忍房事，或未做好避孕措施，而在性爱过程中忍精不射，常导致败精留滞，瘀阻窍道；现代的办公商务电子化，导致上班族久坐，易致气血运行不畅，而为瘀血。瘀血阻塞精窍，而致精液无法排出。

2. 典型医案

患者，男，29岁。主诉：不射精4年余。现病史：新婚后始能射精，婚后半年因一次性生活不和谐出现不射精，后不射精频繁出现，致刻下每次同房均不能射精，无性高潮，伴阴茎勃起不坚，同房后偶有遗精，且偶感遗精时有涩痛感，腰酸，会阴部胀痛，手足不温，时感头晕。问及婚前有长期手淫史。舌边紫暗，苔薄白，脉沉涩。既往无特殊病史可循，体格检查未见异常。诊断：不射精症。辨证：肾虚血瘀。治法：活血通窍，补肾益精。处方：桃仁10g，丹参15g，蒲黄12g，巴戟天10g，枸杞子15g，王不留行15g，路路通10g，菟丝子15g，当归15g，赤芍10g。15剂，每日1剂，水煎，分2次温服。

二诊：患者服上药15剂后，感腰酸、头晕及会阴部胀痛感有所缓解，勃起状态亦有改善，但仍不射精，故以前方增活血通窍之品。处方：丹参15g，桃仁10g，菟丝子15g，巴戟天10g，枸杞子15g，王不留行15g，路路通10g，当归15g，蒲黄12g，赤芍10g，穿山甲5g，蜈蚣4g。10剂，每日1剂，水煎，分2次温服。

三诊：患者服上药10剂后，诉腰酸及头晕基本消失，同房后偶感会阴部胀痛不适，勃起基本正常，已有精液射出，但其量甚少，故守前方再进

15 剂。

后患者未前来复诊，3 个月后该患者携其好友前来就诊，诉其不射精症已痊愈。

按：患者职业为司机，久坐必以为常，其血瘀之证可见一斑，婚前有长期手淫史，耗伤肾精，致肾精肾气亏虚，且易致败精瘀阻。舌边紫暗、脉沉涩即是明证。因瘀血阻滞，所谓不通则痛，故患者会阴部胀痛；肾气不足，封藏失职，精关开合失度，故精液不当时而出；肾精亏虚，腰府失养故腰酸；清窍失养则头晕耳鸣；肾阳不足则阴茎勃起不坚，手足不温。符合活血通精汤证，故予以桃仁、丹参、蒲黄、当归、赤芍活血化瘀以通精窍；巴戟天、菟丝子、枸杞子补肾益精；王不留行、路路通通精窍。一诊后，患者仍无射精，说明病重药轻，故二诊加用蜈蚣、穿山甲，二诊后即有精液射出，说明方证契合。

3. 特色疗法

贺教授认为不射精症当以活血通精为治疗大法。活血通精即通过理气活血，使血瘀实邪得以消除，使精道畅通，精液方能有径可出。故贺教授在遣方用药时总以活血祛瘀为本，常用药物如活血化瘀之丹参、当归、三七、蒲黄等，破血消癥之穿山甲、三棱、莪术等，甚则予以化瘀通络之蜈蚣等虫类药。另外还要重视补肾益精。补肾一则补益肾气，使精窍有力射精；二则滋补肾精，使精窍有精可射；三则还肾脏封藏之职，使其开合有度，保精液适时而出。贺教授用药总求平和，最喜用平补阴阳之山茱萸、菟丝子，性平之枸杞子，微温之熟地黄，肾阳虚亏多用温肾之巴戟天、淫羊藿等温而不燥之品，而罕用鹿茸等甘温燥热纯阳之品。另外，无论不射精为何证型，均宜加用通窍之品。贺教授认为不射精症精窍瘀阻的病理始终存在，故治疗中通窍药常贯彻始终，与活血化瘀药配合相得益彰，常用药物如路路通、王不留行等。再者要注意心理疏导，有针对性地对患者进行劝慰、释疑、鼓励等，解除患者的思想顾虑，减轻心理负担，同时重视夫妻间的协调配合，避免互相埋怨，消除患者各种不良心理情绪，树立战胜疾病的信心。

4. 经验方

活血通精汤。组成：当归，丹参，桃仁，蒲黄，山茱萸，巴戟天，枸杞子，菟丝子，王不留行，路路通。主治不射精症之肾虚血瘀证。

李曰庆治疗不射精症致不育经验

1.辨证论治特色

李教授认为，精液的排泄由精窍的开阖所主，精闭责之于精窍的开阖失司。而精窍的开阖失司之病因，可分为虚实两端，一责之于脏腑虚弱，无力开阖；二责之于实邪阻塞精窍，无路外泄。

虚之一端，病位在肾，与心、肝、膀胱相关。如久虚及肾，肾气亏虚无力推动精液外泄，肾阳受损不能温煦精窍血脉，气血运行不畅日久而瘀阻精窍，皆可或同时导致精窍的开阖不利，元阳不得外泄。心为君主之官，如心神的失常可以直接影响精窍的开阖；心主血脉，若心神受扰，血脉无主，气血不畅，瘀血内生，阻滞精窍，则精液无路泄出。如情志不舒，肝气郁结则气血运行不畅，久则生瘀，瘀血阻于精窍局部血脉，则精窍开阖失司，精液不能外泄；瘀血阻于精窍，则精窍闭塞，精液无路可泄。膀胱通于溺窍，精室通于精窍，精窍开口于水道，膀胱气化失司则溺窍开阖失常、水道郁闭，精窍亦因之闭塞。

实之一端，寒邪内伤、湿热下注、瘀血内阻均可造成精窍开阖失司，精液不能正常外泄。寒性收引，若寒邪直犯于精窍则精窍收引闭塞，不能排精外出；寒邪内伤及肾则肾阳受损，无力温煦精窍，精窍不开或通而不畅，而致精闭；寒邪凝于血脉，气血不通，瘀血内生，阻滞精窍，亦可致射精不能。若内伤饮食，湿热内蕴，下注于膀胱，州都气化失司则水道不畅，精窍开口于水道，水道不畅则精窍郁闭，精液不泄。若性事不节，忍精不射，久则精液内阻，精窍开阖失常；或蕴毒内结，阻塞精窍；或寒凝血脉，络脉血行不畅，则精窍开阖不利；或积病日久，气滞血瘀，瘀阻精窍，精不得出。

2.典型医案

患者，男，35岁，2017年10月12日初诊。现病史：患者阴道内射精不能2年余，婚后2年未育，可插入阴道正常性交，但不能在阴道内射精。自慰时可以射精。平素乏力，偶有小腹隐隐不适感，工作压力大，每日久坐达10余小时。2017年4月11日于北京某医院查性激素水平示睾酮（testosterone，T）2.42 nmol/L；雌二醇（estradiol，E_2）46 pmol/L，查精液水平达标。刻下症：每月性交2次，唤起慢，不能射精；每月自慰2次，可以射精，但自觉排精后头晕，腰膝酸软，晨勃消失，小便无力，偶有尿频，舌暗红、苔白、脉沉弦涩。否认其他病史；专科查体未见异常。查性激素水平示T

2.40 nmol /L；E_2 47 pmol /L，查精液水平达标。西医诊断：不射精症、男性不育症。中医诊断：不育，肾虚血瘀证。治法：补肾活血。处方：柴胡 10 g，当归 15 g，白芍 20 g，川牛膝 15 g，水蛭 10 g，蜈蚣 3 g，郁金 10 g，巴戟天 15 g，茯苓 15 g，生麻黄 10 g，肉苁蓉 20 g，炒王不留行 30 g，路路通 20 g，生黄芪 30 g，通草 4 g，仙灵脾 10 g，鹿茸粉 2 g。14 剂，免煎颗粒，水冲服，早晚各 1 次。辅之性生活指导。

二诊：服药 2 周后复诊，患者自诉性交 4 次，已成功在阴道内射精 1 次，精力体力改善。

3. 特色疗法

李教授认为不射精症当以开窍为第一要义。①调心以开窍：症见心悸怔忡、失眠多梦、同房时射精不能而同房后遗精、玉茎举而不坚、舌淡苔白脉细之心神失养者，治以养神益精通窍，方用补心丹或归脾丸，药用龙眼 12 g，炒枣仁 20 g，茯神 15 g，生麻黄 3 g。其中生麻黄性味辛散，能温经通窍，麻黄素又有兴奋中枢的作用，可以加强性冲动，使射精中枢更快达到高潮点，促进精窍筋脉收缩而达到加速排精的目的。但高血压、冠心病患者禁用。②柔肝以开窍：症见阴道内射精不能、情志不舒、胁肋满闷、嗳气、小腹睾丸坠胀、舌质暗红苔薄白脉弦之肝郁气滞者，治以行气解郁、柔肝以开窍，可用逍遥散类方加味，常用柴胡、白芍、当归、郁金、香附、枳壳、香橼、佛手等。③养肾以开窍：症见阳事不兴、腰膝酸软、同房无性高潮及射精感、无精外泄、舌淡苔白脉细沉之肾精亏虚者，治以补肾温阳、化气填精，常用右归丸类方，药用仙灵脾 15 g，巴戟天 12 g，熟地黄 15 g，吴茱萸 3 g，阳损及阴、肾精不足者加用血肉有情之品温肾填精，如鹿茸 6 g，鳖甲 15 g，狗脊 12 g。④通州都（膀胱）以开窍：症见阴茎勃起正常、同房有射精感及性高潮而无精外泄、尿频尿急、尿黄赤、舌红苔腻脉弦滑之湿热下注膀胱者，治以清热利湿、通腑开窍，方用萆薢分清饮：王不留行 12 g，通草 6 g，路路通 12 g，车前子 10 g，萆薢 12 g。⑤逐瘀以开窍：精闭实邪在于血瘀闭窍，症见同房有高潮及射精感而无精外泄、小腹睾丸腰部不适或疼痛、舌暗或有瘀点瘀斑、脉弦或沉涩，治以行气活血、化瘀通精，方用少腹逐瘀类方，常用蜈蚣、水蛭、地龙、土元、败酱草、土茯苓等。

另外，李教授强调性生活指导。①心理及性教育治疗：倡导"男女同治"，提出男科疾病"身心同治"，重视患者心理状态对病情的影响。李教授临证诊疗功能性不射精症时，同时对性伴侣进行性教育，简要讲解两性性器官的解剖知识、正常性活动常识，打破患者对性知识的盲目认知，给予正确的性生活指导。强调女方配合度对男性性心理的重要影响，引导女方对性伴侣温柔相待，在性生活中给予男方积极的心理支持，适当使用主动体位并主动加强性刺激的频率和强度，促进精窍打开，帮助性伴侣完成射精。②性行为治疗：李教授认为行为疗法在临床诊疗功能性不射精症时不可或缺。主要是通过性感集中训练，使患者逐渐适应、熟悉性交过程，提高患者对性反应的自身感觉。另外，为了加强对阴茎的刺激，可以通过事前手淫、调整性交频率和时间、改变体位、男方插入后女方收缩会阴肌群等，进一步诱导精窍打开，使精液排出。

戚广崇治疗不射精症致不育经验

1. 辨证论治特色

戚广崇认为，不射精症临床上常可分成六型进行辨证论治。

①肾气亏虚。每因先天禀赋不足，或房事过度或频繁自慰，或病久及肾损伤肾气而成肾气不足。症见：性交不射精，频繁遗精，性欲低下，甚则阳痿不举或举而不坚、不久；腰膝酸软，头晕耳鸣，形寒肢冷；舌淡红，苔薄白，脉沉细。治以补肾益气、涩精助射，方用加味桂枝龙牡汤为主。

②心脾两虚。多因饮食不节，损伤脾胃，气血乏源，或思虑不解，耗伤心脾而成。多表现为性交不射精，时有遗精，性欲淡薄；心悸怔忡，健忘失眠，神疲劳倦，头晕目眩，面色不荣，纳差便溏；舌质淡，苔薄白，脉细弱。治以补益心脾、益精助射，方用归脾汤加减。

③肝气郁结。性格内向，心胸狭窄，易生闷气，症见表情抑郁，喜太息，胸胁胀痛，嗳气不舒，房事后阴部及小腹胀滞不舒，舌略红，苔薄白，脉弦。治以疏肝理气，佐以活血助射，方用自拟解郁煎加减。

④瘀精阻窍。多因外伤损伤精道，或湿热下注，日久成瘀，精瘀不通，或性交时忍精不射，日久积瘀。症见：性交不射精，小腹胀滞不舒，阴茎、阴囊、会阴部疼痛，房事后尤甚；小溲不畅，尿后或大便时滴白，舌略红，苔薄腻，脉涩。治以活血通精，方用自拟通精煎加减。

⑤湿热下注。多因饮食不节，脾失健运，停湿蕴热，下注于精道，或肝经湿热，下流其经而成。症见：性交不射精，小便余沥不尽，频数短涩、黄赤或混浊不清，阴囊湿痒，遗精时作，舌红苔黄腻，脉滑数。治以利湿清热，方用自拟清精煎加减。

⑥心肾不交。房事过度，肾阴不足，或温病后期热耗肾水，不能制约心火，君相火旺。症见：性交不射精，性欲亢进，但不持久；伴心烦、口苦、多梦，腰膝酸软、耳鸣，舌质红，苔少，脉细数。治以交通心肾，方用交感煎。

2. 典型医案

典型医案一：

患者，男，38岁。现病史：结婚五年未能生育，细询病史原来患者性生活插入阴道后就静观其变了，至今性生活不射精，也从无"自慰"史，也不知"自慰"为何物，但是每月有2～3次遗精。视其面色不华，精神不振，说话无力，苔薄白，舌淡红边有齿痕，脉濡。治法：首先给予性知识教育，再予毓精煎加减。处方：炒蜂房、桂枝、急性子、白芍、怀牛膝、生龙骨、生牡蛎、甘草、大枣等。半个月后来诊，欣喜若狂，已经能正常性生活射精，三个月后女方即怀子在身，五年不育，一朝痊愈。

典型医案二：

患者，男，34岁。现病史：结婚6年因不能在阴道内射精而不育，然患者在自慰情况下可以射精，也无遗精现象。因此为了达到性高潮，患者频频以自慰来解欲。患者形体壮硕，说话洪亮，急躁易怒，夜不安眠，苔薄黄腻，舌质偏红，脉滑数。治法：嘱其戒绝"自慰"，夫妇分床睡眠2个月，先予疏精煎加减。处方：柴胡、枳壳、制香附、广郁金、白芍、川芎、青陈皮、当归、大枣、甘草等。等肝郁火旺症状消除，再予毓精煎加减。

2个月后挑一兴趣盎然、精神饱满之时同房，同时嘱要伴有性幻想，患者一举成功。半年后来告，妻子已经怀麟在身，后生一子，母子健康。

按：精闭之症，病因复杂，或因先天禀赋不足、肾气亏虚，或因后天恣情纵欲、频繁自慰，或因行房忍精不发、败精阻窍……总为精关开阖失度所致。戚老对于知识未开，肾失伎巧，阴阳失调的不射精，采用自拟的疏精煎加减，药用炒蜂房、桂枝、急性子、白芍、怀牛膝、生龙骨、生牡蛎、甘草、大枣等；对于情志不遂，郁怒伤肝，疏泄失职的不射精，采用自拟的疏精煎加减，药用柴胡、枳壳、制香附、广郁金、白芍、川芎、青陈皮、当归、大枣、甘草等。该症临床上有一型独现者，亦有两型并存者，应结合患者具体情况选择一法独用或两法并进。

3. 特色疗法

戚广崇认为，不射精症患者在诊疗中多以不育而就诊，临证时应仔细询问病史。服药的同时应进行性知识指导，如改变性交姿势，加强局部刺激，增加性幻想，以达到射精目的。器质性原因引起的继发性不射精症，须积极消除病因。平时注意避免服用可能诱发不射精的药物，以免发生不射精症。有自慰习惯者应避免自慰和不良性行为，节制房事，给性器官一个"复原"阶段。消除紧张焦虑情绪，保持乐观心态，克服心理因素对本症的影响。妻子应关心体贴丈夫，配合丈夫治疗，这是治疗上成功的关键，应明确无误地告诉丈夫，即使不射精也无所谓，会同样爱他和敬重他，在性交中同样也会快乐和满足，没有小孩也问题不大等，尽一切可能用怜爱、抚慰、同情，以消除丈夫的思想负担，这对诱导不射精的丈夫射精大有好处。总之，除药物治疗外需同时进行性知识的教育，辅以性行为疗法，往往取得事半功倍的效果。如患者临床表现较为复杂，有一型独现，或两型并存，治则一法独用或两法并进。一般来说，本症早期，性欲旺盛，阳强不倒，射精不能，遗精频繁，治疗以通窍为主；日久性欲减退，勃起不坚不久，射精不能，遗精减少，治疗宜温肾为主。一般说，对于功能性不射精如果治疗得法，妻子能主动配合，则会事半功倍。

4. 经验方

（1）加味桂枝龙牡汤。组成：桂枝 10 g，生姜 10 g，白芍 15 g，炒蜂房 15 g，急性子 15 g，怀牛膝 15 g，大枣 20 g，甘草 5 g，生龙骨 30 g，生牡蛎 30 g。主治不射精症之肾气亏虚证。

（2）解郁煎加减。组成：柴胡 6 g，制香附 10 g，郁金 10 g，乌药 10 g，青皮 10 g，延胡索 10 g，当归 10 g，淮小麦 30 g，大枣 20 g，绿萼梅 5 g，甘草 5 g。主治不射精症之肝气郁结证。

（3）通精煎加减。组成：川牛膝 15 g，三棱 10 g，莪术 10 g，赤芍 10 g，当归 10 g，川芎 10 g，柴胡 10 g，红花 5 g，丹参 15 g，生牡蛎 30 g，大枣 20 g。主治不射精症之瘀精阻窍证。

（4）清精煎加减。组成：萆薢 15 g，车前子 15 g，红藤 15 g，白花蛇舌草 15 g，黄柏 10 g，知母 10 g，柴胡 10 g，制大黄 10 g，丹皮 10 g，碧玉散 20 g，薏苡仁 30 g。主治不射精症之湿热下注证。

（5）交感煎。组成：玄参 20 g，熟地黄 15 g，山茱萸 15 g，柏子仁 15 g，生牡蛎 30 g，生龙骨 30 g，肉桂 5 g，急性子 5 g。主治不射精症之心肾不交证。

陈文伯治疗不射精症致不育经验

1. 辨证论治特色

陈文伯认为，不射精症的病位在肾，治疗大法不外乎益肾生精和益肾涩精两种。

（1）益肾生精、佐通精窍。不射精症，多因惊恐伤肾，败精阻窍，或酒色过度，阴精暗耗；或精虚寒冷，射精无力；或湿热下注，湿阻经络，致使精窍闭阻，举而不射；或肾阴不足，相火偏亢，精关闭阻，阳强而不射精；或阴损及阳，阳痿而不射精。其虚、实、寒、热、气郁、痰阻均可导致精窍不利而不射精，但临床上以虚实夹杂最为多见。肾主生殖，藏精。肾精不足，则无精可射，肾气司精窍之开合，肾气不充或兼气郁，血瘀、痰阻精窍不利，精液不循常道，则同房射精难矣。故在临床治疗中，当益肾生精、佐通精窍。若一味用通精窍之药，则徒伤正气，患者反觉周身乏力，头昏、腰痛，性欲减退，射精更难，临证中不可不慎。若不射兼有遗精，当辨其精液量多少，间隔时间，如遗精每月不超过一次，量多，精神疲乏，腰膝酸软，少气懒言，性欲淡漠，举而不坚，苔白质暗，脉弦细尺弱，当治以温肾益气，佐以疏通精窍。药用菟丝子、枸杞子、车前子、黄芪、何首乌、韭菜子、泽泻、路路通、滑石、王不留行等加减。如遗精数月一次，量少，甚者从无遗精或兼有外肾发育不良、阳痿、举而不坚、精神不振、畏寒肢冷、腰膝酸软、头晕耳鸣、苔薄白，质淡红，脉细尺弱，当治以育阴兴阳，佐通精窍。药用仙灵脾、仙茅、肉苁蓉、巴戟天、熟地、制首乌、枸杞子、五味子、覆盆子、女贞子、云苓、山药、生地、山茱萸、车前子、滑石、路路通、丹参、冬瓜子等加减。治疗过程中，不可急于求成，待肾精、肾气、肾阳逐渐恢复，精窍疏通，正常射精，指日可待。

（2）益肾涩精止遗，疏导精循常道。不射精者许多兼有遗精，如果一个月超过一次，甚或一周数次，必须先治疗遗精，遗精多因肾虚不固、心肾火旺、湿热下注等扰乱精室而引起，治疗中当根据不同病因，辨证施治。遗精过频，耗伤肾精肾气，肾气不充，则难司精窍之正常开合，不射精兼有遗精以脾肾不足，精窍开合失常为多见，治以补益脾肾，涩精止遗，疏导精窍。药用莲子肉、山药、芡实、海螵蛸、桑螵蛸、诃子肉、金樱子、覆盆子、生牡蛎、磁石、肉苁蓉、枸杞子、菟丝子、补骨脂、制首乌、车前子、路路通、王不留行、菖蒲、远志等加减。待遗精渐止，精气渐充，精窍开合正常，则不射精可愈矣。

2. 典型医案

典型医案一：

患者，男，30岁，1987年7月23日初诊。现病史：诉结婚五年，同房不射精、性交动作正确，以前偶有遗精，近2个月来未遗精、自觉腰痛、神疲乏力，同房后偶有阴茎根部憋胀感，同房勃起10分钟，舌淡红，苔薄白，脉沉细弦。辨证：肾精气不足，精窍闭阻。治法：益肾生精，佐以通窍。处方：生黄芪15 g，仙灵脾30 g，肉苁蓉30 g，菟丝子10 g，熟地10 g，制首乌10 g，枸杞子10 g，牛膝10 g，生牡蛎60 g，滑石30 g，路路通10 g，车前子10 g，泽泻10 g，云苓10 g，14剂。

复诊：1987年8月6日。诉服药后已能射精，精液量较多，但早泄，勃起2～3分钟，同房后阴茎根部憋胀感大减，舌质淡红，苔薄白，脉沉细弦，继守前法，加韭菜子10 g以温肾壮阳，经调理一月余，其妻妊娠。

按：陈老认为不射精症以肾虚为本，临床常见两种类型，一种宜通，另一种宜涩。此案为肾虚精窍闭阻之证，治以益肾生精，佐以通窍。生黄芪、仙灵脾、肉苁蓉、菟丝子、熟地、制首乌、枸杞子此七品以补为主，牛膝、生牡蛎、滑石、路路通、车前子、泽泻、云苓此七品以泻为主。切不可妄投通利之品，否则徒伤正气，射精更难。

典型医案二：

患者，男，33岁，1984年10月6日初诊。现病史：诉结婚六年同房不射精，性交动作正确，经常遗精，每月3～4次，周身无力，面色无华，纳食不香，腰膝酸软，舌质淡、苔薄白，脉结代。治法：健脾益肾止遗。处方：菖蒲10 g，远志10 g，五味子10 g，枸杞子10 g，芡实10 g，莲子肉10 g，山药10 g，诃子肉10 g，金樱子10 g，党参10 g，云苓10 g，炙甘草10 g，7剂。

复诊：1984年10月13日。诉遗精已止，仍不射精，余症同前，舌质淡、苔薄白，脉结代，继以前法，加强温肾之力。处方：炙甘草150 g，山药150 g，莲子肉50 g，金樱子50 g，生黄芪150 g，党参150 g，巴戟天150 g，仙灵脾300 g，枸杞子150 g，菟丝子150 g，覆盆子150 g，云苓150 g，鹿茸粉15 g，研细末合蜜为丸，每丸9 g，每次1丸，每日2次。

一料丸药服完，已能射精。

按：此案为肾虚精关不固之证，治以健脾益肾，涩精止遗。患者遗精较频、同房精闭，实为脾肾不足、精窍开合失常，故不用通利之品，改用固涩之药，如五味子、芡实、莲子肉、诃子肉、金樱子等物，加之菖蒲、远志、枸杞子、山药、党参、云苓、炙甘草健脾补肾，丸药缓图，遗精渐止，精气渐充，精窍开合复常，则射精愈矣。

3. 特色疗法

陈文伯认为不射精症患者要详细寻问病史，如是否有过射精史、手淫史，性交时阴茎抽动的频率、幅度，以及夫妻感情等。在药物治疗的基础上，配合心理治疗，能起到事半功倍的效果，甚至可以不药而愈。不射精症是常见病，在治疗中要以辨证施治为准绳，配合心理治疗能起到比较好的效果。处方施药时万不可滥用通利之剂，要培补元气，待精满气足而通，方为正途。

参考文献：

[1] 代恒恒，宫傛浩，王继升，等.李曰庆基于精窍开阖论治功能性不射精症经验 [J].北京中医药，2019，38（6）：559-561.

[2] 刘丽娟，贺菊乔.贺菊乔治疗不射精症经验 [J].湖南中医杂志，2015，31（4）：43-44.

[3] 李翔，曹达夫，何旭峰，等.戚广崇主任医师诊治不射精症的经验 [C]// 中华中医药学会男科分会.中华中医药学会第十届男科学术大会论文集.上海：中华中医药学会，2010：2.

[4] 李相如，刘建国，金保方，等.徐福松教授辨治不射精症经验 [J].南京中医药大学学报，2009，25（1）：6-9.

[5] 曾庆琪，王劲松，徐福松.2002 年中华中医药学会男科学术大会纪要 [J].中华男科学，2002，8（5）：388-390.

[6] 张新堃.徐福松治疗不射精症 3 则 [J].黑龙江中医药，1999（5）：38.

[7] 王国营，叶长安.戚广崇治疗不射精症的经验 [J].陕西中医，1998，19（9）：412.

[8] 胡赐璋，于咏.陈文伯治疗不射精症的经验 [J].北京中医，1990（6）：8-9.

（朱文雄　张　蓉　苏艺峰　林梦姣）

❖ 第五节 ❖ 逆行射精致不育的典型医案与特色疗法

徐福松治疗逆行射精症致不育经验

1. 辨证论治特色

徐福松认为，逆行射精的病位在肾、肝与膀胱；病因为肝郁、湿热、痰湿、瘀血、肾虚；基本病机为精道不通，或肾气固摄无权，肾精藏泄失常，膀胱开合失度，以致精液不循常道而泄。临床上常见的有5个证型：①肝气郁结证：肝主疏泄，调畅全身气机。肾与膀胱相表里，主二阴，司精液之藏泄，其生理功能之实现依赖肝脏之疏泄。若情志不遂，肝气郁结，疏泄失职，则肾精藏泄失常，膀胱开合失度，可致精液不循常道排泄，而出现逆行射精。方选柴胡疏肝散。②湿热蕴结证：饮食不节，恣食肥甘，聚湿生热，或起居不慎，外感湿热；或外阴不洁，湿热邪毒浸淫入内，蕴结下焦，阻遏精道，故性交时精液失常道而逆流膀胱。方选程氏萆薢分清饮。③痰湿内阻证：素体痰湿内盛，或外界湿邪侵袭体内，或伤于生冷寒凉，饮食不节，致脾失健运，湿聚为痰。痰湿阻遏，精道不通，故射精时精液被阻而逆流于膀胱。方选涤痰汤。④瘀血停滞证：手术后或有外伤，或气滞日久，或败精久留，或寒凝经脉，致瘀血停滞，闭阻精道，故性交时精液不循常道而逆流膀胱。方选血府逐瘀汤。⑤肾气亏虚证：先天禀赋不足，或大病久病，或劳欲太过，或屡犯手淫，使肾气亏虚，司精失职，精泄无序，固摄无力，膀胱失约，故性交时精液逆行进入膀胱。方选右归饮。

2. 典型医案

患者，男，28岁。现病史：结婚3年，同居不育，其妻妇科检查无异常。患者阴茎勃起正常，行房有射精感及性高潮，但从未有精液射出，亦未能精液化验。曾在河北某医院化验行房后尿液，报告有微量蛋白及少数活动精子。患者素感腰酸乏力，两腿沉重，食欲、睡眠、二便均正常，每于行房后有白色混浊小便，舌淡红，苔白腻，脉弦。外生殖器无异常，前列腺大于正常，质硬，中央沟消失，触痛（＋）。诊断：原发性男子不育症（逆行射精症）。辨证：湿热瘀滞下焦，精路被阻，气机逆乱。治法：清利湿热，兼益肾开窍。处方：菟丝子15 g，巴戟天10 g，川续断12 g，川杜仲18 g，川牛膝

15 g，怀山药 15 g，土茯苓 12 g，金银花 15 g，蒲公英 30 g，丹参 15 g，当归 10 g，红花 10 g，沉香 12 g，路路通 10 g。20 剂，水煎服。

1 个月后患者来述，服上方 10 剂后同房已能射出精液，20 剂药服完后已无任何自觉不适。复查前列腺略大于正常，中央沟较浅，触痛（＋）。继服上方 15 剂巩固疗效。药后至今性功能正常，其妻已生一男婴。

按：此案患者证候以下焦湿热血瘀为主，兼有肾虚之证，故治以清利湿热、活血通精，兼以益肾开窍之法。方中菟丝子、巴戟天、川续断、川杜仲、川牛膝、怀山药温肾助阳，土茯苓、金银花、蒲公英清热利湿，丹参、当归、红花、沉香、路路通行气活血、逐瘀通精，诸药合用，三法齐备，使精窍开阖复常，精液循常道而泄。

3. 特色疗法

徐福松认为，本病临床较少见，并非不能射精，而是精液不从尿道射出，逆行射向膀胱，往往久治少效。久病必瘀，瘀久必化热，瘀热蕴滞，气机逆乱，膀胱颈不能关闭或张力下降而致膀胱气化失常，精关开阖失度，使精液倒行逆施，注入膀胱。治当通其精瘀、清其瘀热、纠其气逆，使精道通而气机顺，膀胱气化复常，精关开阖有度，射精归于常道，拨乱反正，其病可愈。由此，他自制验方——顺精汤，其方为：柴胡、郁金、王不留行、京三棱、蓬莪术、皂角刺、炮甲片、鳖甲、川怀牛膝、炙麻黄、细辛、生地、知母、泽泻、黄柏、碧玉散。本方对功能性及性腺炎症引起者，少则服半月，多则服 3 个月，一般均能获效，但外伤等机械因素引起者效果不理想。

4. 经验方

顺精汤。组成：柴胡、郁金、王不留行、京三棱、蓬莪术、皂角刺、炮甲片、鳖甲、川怀牛膝、炙麻黄、细辛、生地、知母、泽泻、黄柏、碧玉散。主治功能性逆行射精症。

参考文献：

[1] 王庆，孙志兴，樊千，等. 徐福松教授调精法治疗男性不育症经验 [J]. 中国中西医结合杂志，2019，39（4）：495-496.

[2] 欧卓荣，唐志安. 徐福松教授辨治男性不育症的特色方药及应用 [J]. 福建中医药，2015，46（2）：19-20，25.

[3] 王利广. 当代名老中医男性不育症医案的研究与对比 [D]. 长沙：湖南中医药大学，2011.

（朱文雄　张　蓉　苏艺峰　林梦姣）

❖ 第六节 ❖ 精索静脉曲张致不育的典型医案与特色疗法

鲍严钟治疗精索静脉曲张致不育经验

1. 辨证论治特色

鲍严钟教授认为精索静脉曲张导致不育可能是精子 DNA 的损伤所致，而精子 DNA 损伤可能是由于迂曲扩张的精索静脉淤血使睾丸、附睾血液回流速度变慢，长期对睾丸和附睾微环境系统形成潜在影响，血－睾丸和血－附睾屏障功能受损，使局部营养和代谢产物输送和交换的有效性下降，支持细胞、生精细胞的生长发育受到抑制或破坏，进而造成精子 DNA 损伤。DNA 碎片率增高，精核蛋白、精子线粒体功能、精子顶体功能、精子膜功能等异常，使精液质量下降，引发畸形精子症、少弱精子症或严重的无（死）精子症，从而引起男性不育。

鲍严钟教授治疗精索静脉曲张根据中医辨证论治原则，以活血化瘀、补肾益精等为主要治法。治疗上提出"男子以肝肾为纲，以肾气为先"的观点，重点在"肝脾肾"三脏，遵循"先清后补，先补后清，清补兼施"的原则，擅长用"补益肝肾，调和脾胃"之法。

2. 典型医案

患者，男，27 岁，2009 年 10 月 9 日初诊。主诉：婚后 2 年未育。现病史：曾到多所医院就诊检查，左侧精索静脉曲张，精子活动力低下，因拒绝手术治疗而求治。刻诊：婚后 2 年未育，性生活正常，每周 2～3 次，但精液量少，平时有睾丸坠胀感，舌质淡，苔薄白，脉细涩。查体：第二性征正常，两侧睾丸大小约 18 mL，右侧精索静脉未扪及曲张，左侧精索静脉 Ⅱ 度曲张；精液常规示量 1.0 mL，精子浓度 $33 \times 10^6/\text{mL}$，精子活率为 22%，a 级为 9%，b 级为 7%，畸形率为 90%；前列腺液常规示卵磷脂小体（+++），白细胞 0～2 个 /HP；精液培养示普通培养（－），支原体（－），衣原体（－）；抗精子抗体（－）；血清生殖激素测定示 FSH 5.8 mIU/mL，LH 4.1 mIU/mL，T 5.1 ng/mL，$E_2$10.1 pg/mL，PRL 112 μIU/mL。辨证：此乃瘀血阻络、肾精亏虚之少弱精症。治法：行气活血，补肾益精。处方：鲍氏强精方加减。制首乌 20 g，生黄芪 30 g，党参 15 g，五味子、麦冬、补骨脂、蛇床子、菟丝子、熟女贞子、仙灵脾、枸杞子各 10 g，炒当归 30 g，石斛（先煎）、胡芦巴各 10 g，蜈蚣 3 条，红花 6 g，牛膝、枳壳各 10 g，甘草 9 g，路路通 10 g，忍冬藤、络石藤各 20 g。14 剂，每日 1 剂，水煎，分 2 次温服，嘱禁烟酒、咖啡、芹菜，忌辛辣刺激之品。

复诊：2009 年 10 月 24 日服上药后，精液量增加，睾丸坠胀感减轻，唯胃纳稍差。察之舌质淡，苔白略腻，脉细；精液常规示量 1.8 mL，精子浓度 36×10^6/mL，精子活率为 45%，a 级为 16%，b 级为 15%，畸形率为 88%。予上方加谷麦芽，继续服用 3 个月，精液各项指标均正常，不久妻子受孕。

按：精索静脉曲张属中医"筋瘤"范畴，"因瘀致虚"是其基本病机。治宜以行气活血、补肾益精为法，拟鲍氏强精方加路路通、忍冬藤、络石藤以舒筋活络，凉血解毒，所谓"瘀血之处，必有伏邪"，所以用藤类药活血解毒，一举两得。本案未用三棱、莪术之类，只恐破血耗气，反不利于精子的生存，这是鲍严钟教授独到的见解之处。鲍严钟教授治疗男性不育症，非常重视气血的畅通，在临床上喜欢用益气和血或理气和血法治疗男性不育症，方中用生黄芪配当归以益气养血活血。特别指出《内经》多处提到气血治疗的重要性，如《素问·至真要大论》云："谨守病机，各司其属……疏其血气，另其条达，而至和平"。由于男性生精周期较长，许多男性不育症病因难以明确，病情缠绵难愈，这样容易给患者带来精神压力。

3. 特色疗法

鲍严钟教授治疗男性不育症，非常重视气血的畅通，提出男性不育症常见的证候为"气血失调"的观点。鲍严钟教授在临床上喜欢用益气和血或理气和血法治疗男性不育症，而对活血祛瘀法比较慎重，他认为过度使用活血祛瘀，反而导致精子活动力下降，这是他对气血理论深刻理解的结果。常以行气活血、补肾益精为大法，临床上常用生黄芪 30 g，配当归 20 g 以益气养血，配当归主要为活血。另外，和血的药物常常配小剂量红花。临床上治疗男性不育善用藤类药，具有舒筋活络、凉血解毒等功效，如路路通、忍冬藤等。较少运用三棱、莪术之类，只恐破血耗气，反不利于精子的生存，这也是鲍严钟教授治疗的独到见解之处。

4. 经验方

鲍氏强精方，具体药物组成为制首乌，生黄芪，党参，五味子，剖麦冬，补骨脂，蛇床子，菟丝子，熟女贞子，仙灵脾，胡芦巴，枸杞子，炒当归。主要用于瘀血阻络，肾精亏虚证引起男性不育的患者。

曾庆琪治疗精索静脉曲张致不育经验

1. 辨证论治特色

曾庆琪认为精索静脉曲张的病因复杂，往往是多种因素共同致病，临床上多由寒凝肝脉、血瘀络阻、湿热夹瘀所致，其病位主要在脾、肝、肾，与肾子和精索有关。病性属本虚标实，虚证以脾、肝、肾三脏亏虚为主，是发病之本，治疗以补虚为主，以补益人体正气，达到"扶正"的目的；实证以湿热、痰浊、气滞、血瘀等为主，这些既是原发性病理产物，也是继发性病理产物，是发病之标，治疗以泻实为主，达到"祛邪"的目的，最终使人体"阴平阳秘"。因此，中医治疗精索静脉曲张导致的男性不育，应当分清脏腑虚实，掌握病机的转变，采用相应的治疗方法，以"扶正祛邪"等为治疗大法。辨证以肾虚精亏为主，治疗以补肾填精为主，以健脾益气、养肝益血为辅，以求精血互化、精气相生之意。辨证以肾阳亏虚为主，治疗以温补肾阳为主，以活血化瘀为辅。辨证以肾虚血瘀为主，治疗以平调阴阳、活血化瘀为主，以求阴平阳秘，阴阳平调之意。

2. 典型医案

典型医案一：

患者，男，17岁，2014年12月22日初诊。主诉：左侧睾丸坠胀疼痛2周。现病史：患者自述2周前因剧烈运动感左侧睾丸下坠不适。刻诊：睾丸坠胀牵引少腹部疼痛，久站或剧烈运动后疼痛加重，舌红苔白，脉弦涩。查体：站立位左侧阴囊比右侧位置稍低，触诊可及左侧精索静脉曲张，吸气后曲张明显。睾丸附睾精索部位B超示双侧睾丸附睾正常，左侧精索静脉曲张Ⅱ度。西医诊断：左侧精索静脉曲张（Ⅱ度）；中医诊断：筋疝。辨证：络脉受损，气滞血瘀。治法：行气止痛，活血化瘀为主，予桂枝茯苓丸合金铃子散加减治疗。处方：桂枝10g，茯苓10g，牡丹皮10g，桃仁9g，赤芍9g，川楝子10g，延胡索10g，丹参9g，怀牛膝12g，杜仲12g，桑寄生12g。14剂，水煎服，每日1剂。嘱患者平时生活中避免剧烈运动及重体力劳动，以防腹压升高，加重病情，忌食辛辣刺激食物，保持大便通畅，不穿紧身内裤。

二诊：2015年1月6日。左侧睾丸疼痛症状明显好转，神疲乏力伴有胃脘部不适。上方去丹参，加黄芪12g、党参10g，14剂。

三诊：2015年1月20日。不适症状皆已消失，二诊处方续服14剂。

随访一年，睾丸部不适症状未曾复发。

按：精索静脉曲张是指精索内蔓状静脉丛因各种原因引起静脉回流受阻或静脉瓣损坏而导致的异常扩张、伸长和迂回曲张。精索静脉曲张属中医"筋疝"范畴，多因寒凝肝脉、血瘀络阻、湿热夹瘀所致，治疗以温散寒湿、活血通络、清热利湿通络为主。曾庆琪教授认为此病乃多种病因所致的瘀血阻滞，应以活血通络为治疗大法，予桂枝茯苓丸合金铃子散以活血化瘀，补肾益气。桂枝茯苓丸中，桂枝温通血脉，祛瘀行滞；茯苓渗湿健脾，扶助正气；赤芍、桃仁、牡丹皮活血化瘀，缓急止痛。金铃子散中，川楝子、延胡索入肝经，疏肝活血，祛瘀止痛；丹参、怀牛膝加强活血之功；怀牛膝、桑寄生以补肾为主。诸药合用，共奏活血化瘀、行气止痛之效。

典型医案二：

患者，男，30岁，2012年9月5日初诊。现病史：因结婚2年未育就诊，自述结婚2年来夫妻性生活正常，也未采取任何避孕措施，妻子检查一切正常，B超示双侧睾丸发育正常，左侧精索静脉曲张，性激素检查均示正常，精液常规检查示密度 $12 \times 10^6/mL$，a级精子为10.26%，b级精子为12.57%，c级精子为23.97%，d级精子为53.2%，患者平素腰膝酸软，易自汗，大便溏薄，小便正常，舌淡苔白，脉细弱。西医诊断：少弱精症，左侧精索静脉曲张。中医诊断：不育。辨证：脾肾亏虚。治法：以健脾益气，补肾生精，活血强精为主。处方：聚精汤合五子衍宗丸加减。熟地黄15 g，枸杞子10 g，何首乌10 g，紫河车10 g，煅牡蛎15 g（先煎），淫羊藿10 g，水蛭10 g，菟丝子10 g，覆盆子10 g，五味子5 g，车前子3 g，山药15 g，黄精15 g，黄芪15 g，陈皮6 g，淫羊藿15 g，巴戟天15 g。30剂，每日1剂，水煎服，嘱患者戒烟酒，加强体育运动，增强体质。

二诊：2012年10月5日。查精液常规，密度 $16 \times 10^6/mL$，a级精子为18.37%，b级精子为20.62%，c级精子为20.97%，d级精子为40.4%，原方不变，继续巩固治疗2个月。

三诊：2012年12月8日。查精液常规，密度 $25 \times 10^6/mL$，a级精子为30.21%，b级精子为25.84%，c级精子为15.62%，d级精子为28.33%，不适症状基本消失，沿用此方1个月其妻自然怀孕。

按：精索静脉曲张是由于精索部位蔓状静脉回流受阻，睾丸血流动力学异常引起的精液异常。男性不育精液异常主要为精子数量少、精子成活率低、精子活动力差，精索静脉曲张可对精液质量产生影响，根据"阳化气、阴成形"的学说，发展成为辨精论治，精子数量少主要责之于肾阴不足，治宜滋肾填精，精子成活率低、精子活动力差主要责之于肾阳虚衰，治宜温阳补肾。聚精汤中的熟地黄、枸杞子、何首乌滋腻厚味，补肾填精；紫河车为血肉有情之品，补肾益精养血；巴戟天、淫羊藿温补肾阳而强精；牡蛎固精，水蛭活血通精。五子衍宗丸中的菟丝子和枸杞子为君药，滋补肝肾，不燥不峻；五味子和覆盆子为臣药，五味子敛肺补肾，补中寓涩，覆盆子固精益肾；车前子泄而通之，泄有形之泄浊，涩中兼通，可使补而不滞，全方药味温和，为补肾固精之名方，山药、黄精补脾肺肾之气，益脾肺肾之阴，三脏同补，平补阴阳，黄芪能健脾益气，气为血治帅，气行则血行，同时黄芪和水蛭配伍，使黄芪补而不壅滞，使水蛭破血而不伤正，陈皮能行气健脾，使补而不滞。诸药合用脾肾同补，阴阳平调，攻补兼施，共奏健脾益气、补肾生精、活血强精之效。

3. 特色疗法

曾庆琪教授认为精索静脉曲张乃多种病因所致的瘀血阻滞，结聚阴器，造成的睾丸失养、生精障碍等。常以补肾活血、化瘀通精为治疗大法。补肾当辨证阴阳，温阳者当选用温而不燥、阳中有阴之药，如锁阳、巴戟天、肉苁蓉等；滋阴者当选用滋而不腻、补肾生精之药，如山萸肉、地黄、女贞子等；痰瘀互结者加陈皮、半夏、瓜蒌祛痰化瘀；气滞血瘀者加青皮、香附等行气活血；寒凝血瘀者加川楝子、乌药等散寒活血；热蕴血瘀者加栀子、丹皮等清热化瘀；精瘀精少者加黄精、龟甲等化瘀生精；肾阳不足兼有血瘀者加巴戟天、蛇床子等温肾化瘀；若血精加三七、旱莲草等；不射精加蜈蚣、蜂房等药物；少腹胀加乌药、小茴香行气止痛；以上治疗无效或重症者建议手术治疗。

4. 经验方

润精汤，主要药物有：菟丝子、黄精、山药、枸杞、淫羊藿、水蛭、枸杞、淫羊藿、水蛭、刺五加、红景天、川牛膝、陈皮。治以健脾益肾、清热利湿、活血化瘀为主。适用于脾肾亏虚、湿热下注、瘀血阻络等引起的男性不育患者。

徐福松治疗精索静脉曲张致不育经验

1. 辨证论治特色

徐福松认为精索静脉曲张患者因其多见血瘀之外象，辨治常从逐瘀着手。然立化瘀之法，必究瘀血所成之因。徐福松教授临床上治疗精索静脉曲张患者，在该病病因、病位、病机、辨证、治法等方面有独到见解。根据精索静脉曲张临床表现和病理特征，徐福松教授认为该病属中医偏坠、筋瘤等范畴，是典型的以瘀滞为突出特点的病证，与《素问·平人气象论》中的疝瘕少腹痛等证相似。其病机主要为：肝肾亏虚，气血运行不畅，瘀血积聚脉络，旧血不去，新血不生，外肾失于充养，以致精无以成；瘀血停滞，易感毒邪，则瘀毒互结；瘀血内积日久，则气机阻滞，津液运行不畅，停聚为痰，而成痰瘀互结。该病病位在肝、肾，以肾精亏虚为本，血脉瘀阻为标，二者互为因果，导致不育。该病治法应以补益肝肾、活血化瘀为主，佐以益气升提。

2. 典型医案

典型医案一：

患者，男，27岁，1983年2月11日初诊。现病史：患者两侧精索静脉曲张七八年，病起于1次病后体弱，负重久蹲所致，因无所苦，亦未在意。婚后多年未育，故来求治。刻诊：精神尚可，体健，口渴喜饮，两少腹酸胀不适，尿黄，大便正常，舌红根部有白斑，苔薄白中剥，脉细。外生殖器正常，两侧精索静脉曲张中度，状如蚯蚓，无触痛。精液常规示精子计数$68 \times 10^6/mL$，精子活动率为50%，液化时间正常，精子形态正常。处方：四物汤合金铃子散加减。生地黄12 g，白芍10 g，赤芍12 g，当归10 g，金铃子10 g，延胡索10 g，天花粉10 g，橘叶10 g，制升麻5 g，柴胡5 g，胡芦巴10 g，生甘草5 g。

二诊：1983年2月18日。药后口渴不明显，两侧少腹酸胀好转，近日性欲增强。舌红、苔薄白剥脱，脉细。药既见效，再从原治。

三诊：1983年5月3日。自服上药，性欲增强，射精量较多，两少腹酸胀基本消失。近查爱人已怀孕。但两侧精索静脉曲张改变不大。舌脉同前。嘱其静养，避免过重体力劳动。

典型医案二：

患者，男，32岁，1980年9月2日初诊。现病史：患者5年前因过度用力移动重物后，发觉左侧阴囊部肿胀微痛，有坠胀感，捏之疼痛，此后逢劳动后疼痛加剧，休息则轻，曾多次治疗未效而转我科治疗。查体：舌质暗红，边有暗瘀点，脉弦微涩。左侧精索肿胀，站立时可触及曲张静脉如一团蚯蚓，皮色不变。辨证：劳伤瘀留，阻滞筋脉。治法：理气散结，活血通络。处方：青皮 15 g，川楝子 12 g，莪术 18 g，三棱 18 g，土鳖虫 12 g，荔枝核 18 g，橘皮、橘核各 12 g，乌药 12 g，炙甘草 5 g，水煎服。

服药 14 剂后，阴囊肿胀消失近半，劳累亦不觉胀痛。再服 10 剂后症状完全消失。

典型医案三：

患者，男，31 岁，1982 年 6 月 6 日就诊。现病史：患腰痛多年，婚后 6 年未育，小便时有尿道滴白现象，外院确诊为"左侧精索静脉曲张"。患者腰骶部酸痛，直立或转侧时加剧，左侧阴囊松弛不收、有触痛，伴有头晕失眠，倦怠无力，面色萎黄，纳差，苔微黄厚腻，脉濡无力。辨证：肾虚湿热瘀阻。治法：补肾逐瘀，清热利湿。处方：杜仲 10 g，枸杞子 10 g，薏苡仁 10 g，泽泻 10 g，酸枣仁 10 g，黄柏 10 g，藿香 15 g，竹叶 10 g，丹参 10 g。服药 2 剂，症状减轻。随证加减，共服 30 余剂而愈。

按：以上三个病案均为精索静脉曲张致男子不育者，这在临床上极为常见，其病理机制在于血瘀络阻，病因责之机体阴阳气血不足，或寒湿、气滞、湿热、痰浊、瘀阻等诸邪瘀滞或兼挟致气血运行失畅，精室失于血之荣养以致生精不足或不利而有难嗣之殃。徐福松教授临床治疗精索静脉曲张，根据患者体质之偏差盛衰分为湿热浊蕴血瘀、寒湿痰凝血瘀、肝郁气滞血瘀、瘀血阻滞血瘀、气虚血弱血瘀、肝肾阴亏血瘀、脾肾阳损血瘀七种证型，临床分别采用清热利湿泄浊、散寒除湿化痰、疏肝理气活血、活血化瘀益气、大补气血升阳、滋养肝肾填精、温脾益肾助阳法并佐通络之法，临证最忌滥用破气耗血、温燥壮阳等峻烈之剂堆积伤正，多予温和之品，久服缓图其功，尤其是轻、中度与精索静脉曲张术后及时应用中医药辨证施治效果更是满意。

3. 特色疗法

徐福松教授认为精索静脉曲张引起男性不育看似属于局部病变，实则与全身脏腑经络气血息息相关。五脏六腑皆可致病，非独肾也。临床上可见肾病日久累及他脏，或他脏病久累及于肾，或肾与他脏同病。一是从肺论治，肺肾同治，善用南沙参、北沙参、天冬、麦冬、蔻仁、杏仁、黄芩、百合等清肺热，滋养肺阴；二是从肝论治，肝肾同治，喜用白芍、枸杞子、制首乌、乌梅等，使用乌梅甘草汤、芍药甘草汤等酸甘化阴，柔肝养血；三是从脾论治，脾肾同治，常用水陆二仙丹、参苓白术散加减，药如金樱子、芡实、党参、白术、山药、白扁豆、薏苡仁、莲子肉、菟丝子、川断等；四是从心论治，心肾同治，喜用黄连、肉桂、远志、五味子、龙骨、牡蛎、郁金、菖蒲等交通心肾，宁心安神。并独创从胃论治，善用白茅根、芦根、石斛、天花粉等清阳明胃火而坚肾阴。同时于补虚泻实方剂中，兼理气血，寓静中有动之意，常用皂角刺、王不留行、红花、地龙、蜣螂等理气活血，疏通精道。

参考文献：

［1］孙中明，鲍严钟．精索静脉曲张所致不育症临床治疗观察 [J].中国男科学杂志，2003，17（2）：123-124.

［2］谢作钢.鲍严钟治疗男性不育症临床经验 [J].浙江中西医结合杂志，2012，22（3）：161-162.

［3］孙中明，鲍严钟，陈望强.精索静脉曲张所致精子损伤临床研究 [C]// 浙江省中医药学会.首届"之江中医药论坛"暨浙江省中医药学会 2011 年学术年会论文集.杭州：浙江省科学技术协会，2011：2.

［4］廖宸.曾庆琪教授治疗男性不育的经验总结 [C]// 中华中医药学会男科分会.中华中医药学会第十届男科学术大会论文集.上海：中华中医药学会，2010：2.

［5］杨凯，严丰，朱勇，等.曾庆琪运用桂枝茯苓丸治疗男科病验案 3 则 [J].山东中医杂志，2017，36（9）：811-812.

［6］杨凯，朱勇，王成荣，等.曾庆琪治疗男科病验案 3 则 [J].河南中医，2014，34（6）：1147-1148.

［7］贺哲淳，朱文雄，刘涛，等.数据挖掘技术在名老中医学术经验继承中的应用进展 [J].湖南中医杂志，2013，29（6）：153-155.

［8］袁轶峰，朱文雄，刘涛，等.显微镜下精索静脉结扎术联合益肾生精膏治疗精索静脉曲张性不育症 [J].中国中西医结合外科杂志，2017，23（1）：36-39.

［9］于月书，王久源.王久源教授从脏腑论治男性不育经验 [J].河南中医，2011，31（3）：224-225.

［10］于月书，王久源.加味血府逐瘀汤治疗男科病 3 则 [J].云南中医中药杂志，2011，32（9）：41-42.

［11］徐福松，赵伟，章茂森.男科疾病临证思辨 [J].江苏中医药，2017，49（10）：1-6.

［12］许新，管凤刚，金保方，等.徐福松治疗精索静脉曲张经验 [J].山东中医药大学学报，2009，33（6）：509-510.

（易　倩　李　博　张　蓉　苏艺峰　林梦姣　孙之中）

❖ 第七节 ❖ 慢性前列腺炎致不育的典型医案与特色疗法

胡希恕治疗慢性前列腺炎致不育经验

1. 辨证论治特色

胡希恕是经方大家，在慢性前列腺炎的辨证上摒弃了传统中医的湿热、瘀血、肾虚辨证方法，多以六经辨证为主。认为一切疾病的发生或在表，或在里，或半表半里。临床上先定表里，别阴阳，分寒热，最后根据疾病分属不同的六经和寒热属性辨证选方用药。

2. 典型医案

典型医案一：

患者，男，46 岁，1965 年 5 月 31 日初诊。现病史：既往有慢性前列腺炎史，近一周来，出现头晕头痛，恶寒发热，无汗，身疲乏力，四肢酸软，曾服两剂桑菊饮加减，热不退，因有尿急、尿痛、尿浊，又给服八正散加减，诸症不减。现症：仍恶寒发热，全身酸楚，有时汗出，尿急、尿痛、尿浊，下午体温 38℃，大便如常，小便黄赤，尿常规检查示白细胞成堆，红细胞 8～10 个。舌质淡而有紫斑，舌苔白腻，脉细滑数，寸浮。辨证：此证极似湿热下注之象，但已用八正散不效，可知有隐情，故又细问其症，得知有口苦，胸满闷，由《伤寒论》第 263 条："病人无表里证，发热七八日，脉浮数者，可下之"之句悟出，此证为湿热内结，辨方证为大柴胡汤合增液承气汤。处方：柴胡 12 g，白芍 12 g，枳实 9 g，半夏 9 g，黄芩 9 g，生姜 9 g，大枣四枚，大黄 6 g，炙甘草 6 g，生地 15 g，麦冬 12 g，玄参 12 g，生石膏 60 g。上药服两剂，热退身凉，因仍有尿痛、尿急，改服猪苓汤加大黄，连服 6 剂，诸症已消。

按：此案初用八正散不效，仔细询问患者有口苦、胸闷之湿热内结之象，改用双解少阳阳明的大柴胡汤加增液承气汤而显效，再用逐热泄水之猪苓汤着眼于尿痛、尿急症状而收功。

典型医案二：

患者，男，45 岁，1966 年 3 月 9 日初诊。现病史：自 2 月 25 日发热，尿痛，诊断为慢性前列腺炎急性发作，已用抗生素治疗 1 周，效不明显而转中医治疗，曾服辛凉解表及利湿清热剂，汗出益甚而症不退，现症：汗出，恶风，头痛，身疼，口苦，胸闷腰痛，大便干，尿道灼痛，舌苔薄白，脉细弦滑。辨证：此为表虚犹未解，而里热已盛，呈三阳合病，为柴胡桂枝汤加黄芪生石膏方证。处方：柴胡12 g，黄芩9 g，生姜9 g，半夏9 g，党参9 g，大枣四枚，桂枝9 g，白芍9 g，生黄芪9 g，炙甘草6 g，生石膏45 g。上药服3剂，头痛、身疼已减，汗出恶风减，上方再加生薏苡仁18 g，麦冬12 g，服6剂，诸症已消。

按：本案经抗生素治疗不效，又经辛凉解表、祛湿误治，理应中伤阳气，外邪入里。但仔细辨证得标未解，中阳未伤，里热又盛，为三阳合病，遂用柴胡桂枝汤加黄芪生石膏方而收效。辨证细微，用药果敢，收效显著。

典型医案三：

患者，男，30岁，1966年6月11日初诊。现病史：患前列腺炎已半年余，已服中西药治疗，疗效不理想。现症：腰痛，时小腹痛，或睾丸坠胀痛，时尿道涩痛，大便时，尿道口有乳白色黏液流出，尿频而量少，尿色红黄，口干思饮，舌苔白根腻，脉弦滑。辨证：湿瘀阻滞。治法：利湿化瘀。处方：猪苓汤加生薏苡仁、大黄。猪苓9 g，泽泻12 g，滑石15 g，生薏苡仁30 g，生阿胶9 g，大黄3 g。

上药只服2剂，症大减，因腰痛明显，上方加柴胡桂枝干姜汤服半个月症状其本消失。

按：慢性前列腺炎伴腰痛、小腹痛、睾丸坠胀痛、尿道涩痛等症状往往以活血祛瘀，疏肝通络用药思路为主。但此案不循常法，用利水清热养阴之猪苓汤，功专泄热通瘀的大黄，从而起到泄瘀祛湿之功。

典型医案四：

患者，男，36岁，1967年7月30日初诊。现病史：自1963年来会阴常坠胀或痛，经西医诊断为慢性前列腺炎，中西药治疗未见明显效果，近1个月来症状加重，会阴胀痛，晚上更甚，影响睡眠，时少腹挛痛，腰酸膝软，小便余沥，尿后或大便时尿道有乳白色黏液流出，舌苔白，脉沉弦细尺滑。辨证：虚寒里急，为小建中汤加小茴香桑螵蛸药方证。处方：桂枝9 g，白芍18 g，生姜9 g，大枣4枚，炙甘草6 g，饴糖60 g，小茴香9 g，桑螵蛸9 g，乌药9 g。

上方服6剂，会阴坠胀及痛减，上方加生薏苡仁、猪苓等服1个月，诸症基本消失。

按：会阴坠胀、尿道滴白为慢性前列腺炎典型症状。此案辨证属虚寒里急，但并未重用补肾之剂，相反从小建中汤入手，温中补虚、和里缓急，再配以味甘、性平之桑螵蛸，起到淡补脾肾之功。

3. 特色疗法

胡希恕治疗慢性前列腺炎多用经方入手。如案例一的大柴胡汤合增液承气汤，案例二三阳合病的柴胡桂枝汤，案例三的利湿化瘀的猪苓汤加大黄，案例四治虚寒里急的小建中汤和小茴香桑螵蛸散。他还特别指出，《金匮要略》第13条的："虚劳里急，惊衄，腹中痛，梦失精，四肢酸痛，手足烦热，咽干口燥，小建中汤主之。"多是指虚寒引起的腹中痛，而慢性前列腺炎患者当中有不少患者有该证，用小建中汤多能活效。此外，胡希恕喜用猪苓汤治疗肾盂肾炎、膀胱炎、急慢性前列腺炎、泌尿系统感染等，其主要辨证依据是口渴，即属内热者。

陈其华治疗慢性前列腺炎致不育经验

1. 辨证论治特色

陈其华教授认为，该病发病隐匿，病程较长，症状轻重不一，病之初期多因湿热蕴结，久则血瘀、肾虚。病因病机为湿热、血瘀、肾虚。肾虚为本，湿热、血瘀为标，并且临床上往往虚实夹杂，湿热和血瘀两证同时出现，湿热夹瘀证占绝大多数。本病多由"精热""热淋"等治疗不彻底，湿热余毒未清，蕴于精室；或房事过度，劳伤肾气，以致肾气虚弱，湿热之邪外侵；或有手淫恶习、强忍房事，导致败精瘀浊留于精室之内，气血瘀滞而为患；或因平素久坐，以致局部经络阻隔，湿热内生，日久局部气血瘀滞，运行不畅。当今社会，生活工作压力大，久易导致肝气疏泄失调，气机郁滞，加之烟酒无度，过食辛辣肥厚之物，致脾失健运，而生湿热，蕴于精室，湿热入络，气血瘀滞，导致本病发生。

2. 典型医案

患者，男，27岁，出租车司机，2018年1月10日初诊。主诉：尿频，伴小腹胀痛不适1年余。现症见：尿频，尿急，偶有尿道口刺痛，尿不尽，色黄，夜尿频，2～3次/晚，伴有小腹胀痛不适，勃起无力，会阴部潮湿，纳可，寐安，大便稀，不成形，1～2次/日，前列腺液常规示WBC（+），卵磷脂小体（+）。舌红，苔黄腻，脉弦滑。西医诊断：慢性前列腺炎。中医诊断：精浊（湿热夹瘀证）。治法：清热利湿，活血化瘀。处方：前列清瘀汤加减。土茯苓10g，败酱草10g，黄柏6g，王不留行15g，延胡索15g，乳香10g，没药10g，薏苡仁20g，山药15g，茯苓10g，柴胡10g，甘草6g，车前子15g，牡丹皮10g，赤芍10g，三棱15g，莪术15g。14剂，每日1剂，水煎，分2次温服，嘱患者清淡饮食。

二诊：2018年1月24日。服上药14剂后，患者诉尿频，尿急，尿道口刺痛稍缓解，小腹胀痛较前减轻，夜尿次数减少，1～2次/晚，勃起无力，口干，大便可，纳可，寐安。舌偏红，苔薄黄腻，脉弦滑。续前方去牡丹皮、赤芍、土茯苓、败酱草，14剂，煎服法同前。

三诊：2018年2月7日。服上药后，患者诉仍勃起无力，尿频、尿急、尿痛症状大减，小腹无不适感，夜尿0～1次/晚，大便可，纳可，寐安，舌淡红，苔薄白，脉弦。续前方去乳香、没药、三棱、莪术，加菟丝子15g，14剂，煎服法同前。

四诊：2018年2月21日。服上药后，患者勃起功能改善，无特殊不适，大便可，纳可，寐安，舌淡红，苔薄白，脉弦。守前方，14剂，巩固疗效。

按：慢性前列腺炎证型复杂，往往在湿热的基础上，兼夹瘀、痰、虚、寒并见，治疗则要兼顾祛湿清热与活血化瘀。本案在黄柏、薏苡仁、车前子清热利湿的基础上，配以大量清热解毒活血化瘀的药物，如乳香、没药、丹皮、赤芍、三棱、莪术等。直折病邪，病势初起则去其大半；二诊症状缓解，虑久用寒凉药易伤脾胃，而去牡丹皮、赤芍、土茯苓、败酱草；三诊再去乳香、没药、三棱、莪术等药，加菟丝子平补脾肾。四诊已基本收效，按效不改方继续服用。

3. 特色疗法

陈其华教授在治疗前列腺炎时，往往在中药内服的基础上同时根据患者不同病情和其他因素选择不同的中医外治法治疗本病。如用中药灌肠，外用消炎止痛洗剂（苦参、黄柏、蛇床子、地肤子、芒硝、寒水石等）坐浴，五味敷贴膏（由柴胡、红花、三七、延胡索、冰片组成，先将药物研末与麻油煎熬浓缩加黄丹收膏，再与噻酮乙醇溶液搅匀，分摊于纸上即得）敷关元、神阙穴等来起到综合治疗慢性前列腺炎的作用。此外，对部分心理压力比较大的患者进行合理的健康指导和心理疏通，提高依从性，从而取得更好的疗效。

任继学治疗慢性前列腺炎致不育经验

1.辨证论治特色

淋浊不同，实为二证，浊出于精窍而淋出尿道。《素问·痿论》曰："思想无穷，所愿不得，意淫于外，入房太甚，宗筋弛纵，发为筋痿。此浊证之本意也。"病理上多由脾虚土不胜湿，升降无权，肺气壅满、治节无力、再加心肾不交，相火内动，精关不固，湿热之邪与败精互结于下，膀胱气化不利而成。任老认为本病虽云属虚，然不可骤进温补，所谓"助阳过剂阴反灼"，养死而不知悔，亦不可泥用八正之类。

2.典型医案

典型医案一：

患者，男，37岁，1987年3月11日初诊。病史：半年前出差至南京，旬日回家，疲倦入房，翌日晨腰酸膝软，尿频尿浊，溅地如脂，尿有余沥，未经诊治。以后经常尿频，尿有余沥，劳累后则有浊尿，且逐渐出现阳痿，遂求治于某医院，诊断为"慢性前列腺炎"，给予"前列康"口服，尿浊减轻，阳痿如故。自服"男宝""海马巴戟大补丸"等药近3个月，其势如故，遂于今求治。现症见：腰酸膝软，阳事不举，周身沉重，尿频，尿有余沥，时有黄浊，食纳尚可，入睡困难。其人形体肥健，颜面萎黄而暗，口唇暗红，舌质红暗，苔薄白，脉沉滑而数。诊断：浊证、阳痿。辨证：肾精亏虚，肝失疏泄，下焦气化不固，引起心肾不交，相火妄动，宗筋失养。处方：三棱10 g，莪术10 g，虎杖20 g，海金沙20 g，牛膝20 g，蒲公英50 g，荔枝核15 g，小茴香10 g，莲子心25 g，水煎服。并嘱调情志，远房帏。

二诊：1987年10月6日。尿浊消失，余症减轻。查舌质红，苔薄白，脉弦缓。前方佐入甲珠5 g、黄连5 g、肉桂2 g。同时配合服用延龄长春丹，每次6粒，每日服2次，仍宜保精寡欲。上法调治月余，诸症消失，阳事复举，力倍神旺，病遂告愈。

典型医案二：

患者，男，47岁，1987年8月初诊。病史：工作繁忙，长期精神紧张，有烟酒之好。1个月前出现腰酸乏力，尿频尿急，尿有余沥，尿液混浊。经市医院化验前列腺液，确诊为"慢性前列腺炎"，给予"前列康片"口服，症状不见好转，烦躁不宁忧心忡忡。现症状：腰酸乏力，头晕头胀，身倦怠言，尿频而急，尿线变细，尿有余沥，时有混浊尿，少腹坠胀刺痛，阳事不举，举而不坚，虚烦少寐，发落目眩。检查：神情焦虑，毛发焦干，颜面绯红。舌质红，舌体胖大，苔薄黄，脉虚大。前列腺液：红细胞 3～5 个/HP，白细胞 20 个/HP，卵磷脂小体为 40%。诊断：浊证，肾阴亏虚，热瘀互结。治法：滋阴通利。处方：熟地 10 g，龟板 20 g，杭白芍 10 g，威灵仙 15 g，地肤子 10 g，海金沙 15 g，牛膝 20 g，瞿麦 15 g，荔枝核 15 g，通草 5 g，炒寸冬 15 g，炒皂角 5 g，官桂 10 g，水煎服。

上方服 6 剂，尿频、尿浊消失，余症均减轻，去官桂，续服 16 剂，并合用延龄长春丹 1 个月，阳事复举，诸症俱平。嘱调情志，远房帏，1 年后见之，言病未再作。

按：案一和案二均有肾虚之象，不同的是案一既有心肾不交之虚，又有相火妄动之实。治则清心利水、补肾填精，兼以祛湿、疏肝。药用莲子心、牛膝引血下行、清心火兼交通心肾，重用蒲公英利尿通淋配海金沙祛湿利浊，三棱、莪术活血化瘀。案二在肾虚的基础上兼夹以瘀热之征，药用熟地、龟板填精益髓，皂角刺、通草消肿利尿，地肤子、海金沙、威灵仙祛湿止痛。两例医案的治疗过程中都嘱咐患者调情志，远房帏，这也是身心结合治疗的体现，值得效仿学习。

值得一提的是，案一中患者口服"前列康"后，尿浊减轻，本可遵医嘱积极治疗去除根疾，但又自服"男宝""海马巴戟大补丸"等壮阳之品，反而腰酸膝软，阳事不举。临床上患者盲目使用壮阳药物而适得其反的案例比比皆是，如何正确地引导患者，需引起足够的重视。

3. 特色疗法

任老针对尿频、尿急、尿浊，小腹坠胀，腰酸痛，尿后仍有余沥的慢性前列腺炎往往以自拟分浊澄清饮为基础方，其组成为：牛膝 20 g，蒲公英 50 g，皂角刺 5 g，威灵仙 15 g，漏芦 15 g，海金沙 15 g，荔枝核 15 g，官桂 15 g（急性期去之），瞿麦 15 g，茜草 15 g，通草 10 g，水煎服。发热，加双花 50 g、栀子 10 g、连翘 25 g；便秘，加大黄 5 g；寒甚，加茴香 15 g、附子 10 g、干姜 10 g。

参考文献

[1] 冯世纶. 中医临床家胡希恕 [M]. 北京：中国中医药出版社，2019.
[2] 南征，南红梅. 任继学用药心得十讲 [M]. 北京：中国医药科技出版社，2014.

[3] 沈元良. 名老中医话男科疾病 [M]. 北京：金盾出版社，2012.

（应 荐 王克邢 曹 悦）

❖ 第八节 ❖ 少弱精子症致不育的典型医案与特色疗法

贺菊乔治疗少弱精子症致不育经验

1. 辨证论治特色

贺菊乔教授认为精液精子异常的病因病机绝不是单一的"肾虚精弱"可以涵盖的，其病位可能是肝肾，也可能是脾胃；病损可能在精津，也可能在气血；治法可能是补益，也可能是清泻。拘于固法无异于圈于囹圄，审证度机，灵活应对方可收效满意。贺教授认为男性不育多因"肝肾亏虚""血瘀精滞""肝经湿热""情志失调"所致，其中肝肾亏虚、气血瘀滞为男性不育最主要的病机变化。调补肾阴肾阳是治疗男性不育的根本治则。同时，患者因心理压力大，容易产生自卑、忧郁、烦躁等情绪，日久肝火躁动，引动相火，易致精液耗损、妄动流失而产生不育。故在治疗男性不育疾病过程中，贺教授也注重疏肝解郁。

贺菊乔教授认为少弱精症应从肝、脾、肾论治。中医学认为肾藏精，主生殖与发育。肾精盛，则人体生长发育健壮，性功能及生殖功能正常。肝藏血，肝血充养，则生殖器官得以滋养，婚后房事得以持久。脾主运化，水谷精微得以布散，精室得以补养，才能使精液充足。然肝血有赖于肾精的滋养，肾精也不断得到肝血所化之精的填充。精与血相互滋生，即"精血同源""肝肾同源"。肾主闭藏，肝主疏泄。肾为生殖之根，肝为泄精之枢纽，二者共同调节人体的生殖功能。肾为先天之本，主生长发育。肝、脾、肾等脏腑功能失调均可影响男性生殖功能，导致男性不育。主要治法有：①补益脾肾，清热利湿；②疏肝解郁，养血柔肝。

2. 典型医案

患者，男，32 岁，公务员，2007 年 11 月 23 日初诊。主诉：婚后 2 年不育。现病史：患者诉结婚 2 年，感情好，同居，未采取避孕措施而不育，女方检查正常。精液常规示 pH 7.5，液化 <30 分钟，活动率为 5%，活动力 a 级精子为 0，b 级精子为 15%，c 级精子为 40%，d 级精子为 45%，畸形精子为 42%。经多家医院中西医治疗无效（具体用药不详）。现症见：偶有腰背酸痛，阴茎勃起不坚，小便清长，夜尿频多，神疲乏力，食欲可，夜寐欠安，大便尚可。舌淡胖，苔白，脉沉细弱。治法：益肾填精，生精种子。处方：生精汤加减。菟丝子 15 g，枸杞子 15 g，女贞子 15 g，鹿角胶 10 g，黄芪 15 g，仙灵脾 12 g，仙茅 10 g，熟地黄 15 g，枣皮 10 g，金樱子 15 g，淮山药 20 g，蚂蚁 20 g，蜈蚣 2 条。

二诊：服上药 14 剂后，患者腰背酸痛明显减轻，阴茎勃起坚，小便基本正常，仍有神疲乏力，食欲可，夜寐尚可，大便正常。舌淡，苔白，脉细弱。仍以上方去补肾壮阳之品，加重益气之功。处方：菟丝子 15 g，枸杞子 15 g，女贞子 15 g，鹿角胶 10 g，黄芪 20 g，党参 15 g，熟地黄 15 g，枣皮 10 g，金樱子 15 g，淮山药 20 g，蚂蚁 20 g，蜈蚣 2 条。

三诊：服上药 14 剂后，患者腰背酸痛消失，阴茎勃起坚，小便基本正常，无神疲乏力，食欲可，夜寐尚可，大便正常。舌淡，脉细弱。守方再服 1 个月后查精液常规示活动率为 70%，活动力 a 级精子为 20%，b 级精子为 25%，c 级精子为 25%，d 级精子为 30%，畸形精子为 2%。半年后其妻成功受孕，育一子。

按：肾为先天之本，主生长发育。《素问·上古天真论》曰："男子八岁，肾气实，发长齿更；二八肾气盛，天癸至，精气溢泻，阴阳和，故能有子……五八肾气衰，发堕齿槁……肝气衰，筋不能动，天癸竭，精少，肾脏衰；八八则齿发去。"患者房劳过度，耗伤肾精，则生精功能不足，故精少而无子。治当益肾填精。生精汤原为五子衍生丸加减而成，本方为治疗肾阴亏虚之代表方，但该患者腰背酸痛、阴茎勃起不坚、小便清长、夜尿频多，为肾阴阳两虚之证，故方中加入鹿角胶、仙灵脾、仙茅、枣皮等补肾壮阳之品，服 14 剂后，肾阳虚表现不明显，仍有神疲乏力，故加重黄芪、党参等补气之药，意在补气生精。

3. 经验方

生精汤。组成：菟丝子 15 g，枸杞子 15 g，女贞子 15 g，鹿角胶 10 g，黄芪 15 g，仙灵脾 12 g，仙茅 10 g，熟地黄 15 g，枣皮 10 g，金樱子 15 g，淮山药 20 g，蚂蚁 20 g，蜈蚣 2 条。主治肾虚少精，阳虚阴冷之少、弱精症。

黄海波治疗少弱精子症致不育经验

1. 辨证论治特色

（1）扶正以补先天之肾为首。黄海波教授认为男性不育主要病因在于精液异常或性功能障碍。而肾为先天之本，元气之根，主藏精气，是生长、发育、生殖之动力。肾中精气的盛衰，主宰着人体的生长、发育及生殖功能的成熟和衰退；正如《素问·六节脏象论》云："肾者主蛰，封藏之本，精之处也。"

（2）祛邪不忘扶正。黄海波教授认为精液异常不仅责之于肾，还与脾、肝密切相关。由于现代男性普遍饮食不节，过食肥甘厚腻，湿热内生，困阻脾胃；加之生活工作压力及罹患不育反复治疗失败所造成的焦虑与抑郁导致情志内伤，肝郁乘脾，脾失健运，痰浊内生；若肝气郁久化热，甚则化火伤阴，暗损肝肾；气郁日久，必致瘀阻，若瘀阻与痰浊互结，则易引致痰瘀阻络，足厥阴肝经上循少腹，绕阴器，若痰瘀结于肝经则致精道郁积。再者不洁性交者感染湿毒之邪，伏于精道，引致败精留内，出现阴囊湿痒、小便短赤、尿频急痛、尿道分泌物、口苦口干、舌红苔黄腻、精液黄稠，液化不良，死精子较多，精液中有白细胞或脓细胞等下焦湿热症状。所以黄海波教授在培补先天之肾之前，注重脾、肝，着意祛除湿、热、痰、瘀之邪，同时祛邪不忘扶正，少佐填精益髓之品。

（3）重视男女同治。古代医家认识到不孕不育症与夫妻双方都有关，如《广嗣纪要》就有"五不女、五不男"的记载。近年有关资料亦表明，在全部已婚家庭中，不育夫妇占 15% ～ 18%，而其中因男性不育者，占 30% ～ 50%。且男性不育症不是一个独立的疾病，是由一种或多种疾病因素、理化因素及不良生活方式作用于生殖众多环节后导致的一种病症。所以黄教授在诊治不孕不育症时往往要求男女同时检查，在排除女方因素之后，针对具体病因，辨证施治，同时在诊治过程中，注重心理疏导，给予健康指导，在条件成熟时根据女方月经周期情况予以必要的性生活指导，以提高受孕概率。

2. 典型医案

患者，男，32 岁，司机，2001 年 5 月 18 日初诊。主诉：结婚 5 年不育，女方常规检查正常，但月经偶有衍期。男方精液常规：色灰白、黏稠度稀，量 3.0 mL，液化时间 28 分钟，pH 7.3，活动率为 48%，计数 3.8×10^6/mL，活动力差（a级精子占 6%）。现症见：腰酸乏力，畏寒肢冷，精神不振，性欲淡漠，脉沉弱无力，舌淡、苔薄白。辨证：肾阳不足。治法：温补肾阳，助育强精。处方："黄氏增精丸"加杜仲、川断各 30 g，肉苁蓉、黄精各 10 g，共研细末，炼蜜为丸，如梧桐子大，每日 3 次，每次 12 g，黄酒送服。

30 天后复检精液，检查结果：活动力好转（a级精子达 15%），活动率为 67%，计数 $6.5 \times 10^6/mL$。腰酸乏力、精神不振、畏寒肢冷等症明显好转，性欲增。效不更方，继服 1 个月。药后患者自觉精神佳，再次精液检查活动力良好（a级精子达到 38%），活动率为 77%，其他各项指标正常。嘱其原方再备 1 剂，继服，同时告知女方调经并每月查排卵，观察卵泡发育情况，当卵泡直径 > 18 mm × 18 mm 时开始隔日同房 1 次，共 3 次。结果停药 4 个月电话告知怀孕，并于次年喜生一子。

按："黄氏增精丸"是黄教授依据中医学理论，筛选具有补肾壮阳生精作用的中草药，自行研制治疗男性不育症的有效方剂，适用于肾阳虚型精液异常。肾阳为人身诸阳之根本，是生命活动的原动力，具有温煦机体、激发性欲、促进精子前向运动的作用。肾阳亏虚，温煦不足，激发不能，鼓动无力，则见上症。据《黄帝内经》"精不足者，补之以味"理论，方中以鹿茸、雄蚕蛾等血肉有情之品壮阳益阴，益肾健骨；淫羊藿、肉苁蓉、黄精、石斛、怀牛膝等肾脾同治、肝肾同补全方合用，达到了肝、脾、肾兼顾，补而不滞之功。体现了景岳"善补阳者，必于阴中求阳，则阳得阴助而生化无穷；善补阴者，必于阳中求阴，则阴得阳升而泉源不竭"之理。

3. 经验方

（1）黄氏增精丸。组成：雄蚕蛾，鹿茸，淫羊藿，鹿角胶，炮附片，菟丝子，沉香，石斛，牛膝。主治肾阳亏虚之少，弱精症。

（2）黄氏嗣育丸。组成：生地黄，茯苓，雄蚕蛾，鹿茸，淫羊藿，龟甲，山萸肉，肉苁蓉，牡丹皮，穿山甲，黄柏，橘核，沉香。主治阳虚血瘀之少，弱精症。

秦国政治疗少弱精子症致不育经验

1. 辨证论治特色

秦国政教授认为在导致男性不育的病症中，少精子症比较常见，但本病有时无明显临床症状，只在因不育就医时，精液检查提示精子数量低于正常而被诊断。并认为中医病因病机可分为肾精亏损、脾肾阳虚、气血两虚、湿热下注、气滞血瘀五大类；西医病因多与内分泌、感染、精索静脉曲张、遗传、环境、药物等因素有关。秦国政教授根据现代男性不育症肾虚夹湿热瘀毒的发病特点，结合辨证、辨病对男性不育症从瘀论治，常能收到较好的临床疗效。秦国政教授认为男性不育所见之瘀可包括精瘀、血瘀、冲任之瘀。所谓精瘀是精稠或精浊，血瘀多见于精索静脉曲张及睾丸损伤，冲任之瘀是冲任之脉为运行气血、通调天癸之道，男子精路不通、脉络瘀阻，常与冲任之瘀有关。情志不畅、郁怒伤肝、气机失调则血运受阻；忍精不射、败精瘀阻、血瘀筋脉则宗筋失养；跌仆损伤、负重过度、强力行房、金刃所伤、瘀滞精窍等均可导致不育。瘀在男性不育患者中主要表现为睾丸坠胀而痛、精索静脉曲张、睾丸或附睾上有结节、阳痿或不射精、死精过多、精液量少等。秦国政教授认为临床上对男性不育的治疗，应通过辨证论治和辨病论治，有些患者在补肾、填精的基础上加活血化瘀药往往能使其生精能力增强，提高治愈率。现代药理研究也表明活血化瘀药物可改善组织供血和血液循环，减轻炎症反应及水肿，减少局部炎症的渗出，抑制纤维增生，促进腺组织的软化，改善组织缺血、缺氧，使睾丸、前列腺、精索静脉丛的血液循环改善，生精细胞功能得到重新调节，促进精子的产生及活力。常用的活血化瘀药有川芎、桃仁、丹皮、赤芍、水蛭、川牛膝、丹参、泽兰、山楂、穿山甲、皂角刺、王不留行、三棱、莪术等。

2. 典型医案

患者，男，28岁，干部，2006年7月9日初诊。现病史：结婚3年不育，精液分析提示a级活动精子为9%，b级活动精子为16%，2006年4月3日外院初诊，予补肾填精类中药治疗3个月，精液分析示精子活率未见明显改善。现症见：平素偶感睾丸坠胀不适，精神常有抑郁，舌质紫暗边有瘀点、瘀斑，苔薄黄，脉弦涩。查体：睾丸质地、大小正常，左侧精索静脉曲张，其他各项检查无明显异常。辨证：此病例是典型瘀证表现，单用补肾填精法难以奏效。治法：在补肾填精的基础上予以活血化瘀药。处方：聚精汤。生黄芪30g，炙黄芪30g，生地15g，熟地15g，制首乌10g，炙黄精15g，益母草10g，太子参30g，续断15g，枸杞30g，沙苑子30g，加川牛膝20g，丹参20g，炮穿山甲6g，炒皂角刺10g，炒王不留行10g。

经随证加减服药2个月后，精液分析提示a级活动精子为22%，b级活动精子为26%，精子活率明显改善，基本达到正常范围。

按：男子精路不通、脉络瘀阻，常与冲任之瘀有关。瘀在男性不育患者中主要表现为睾丸坠胀而痛、精索静脉曲张、阳痿或不射精、死精过多、精液量少等。此案患者证候是典型的瘀证表现，单用补肾填精法难以奏效。遂在补肾填精的基础上予以活血化瘀药，如益母草、枸杞、川牛膝、丹参、穿山甲、皂角刺、王不留行。补肾填精与活血化瘀诸药合用，促进精子的产生及活力，使患者生精能力增强，提高治愈率。

3. 经验方

聚精汤。组成：生黄芪 30 g，炙黄芪 30 g，生地 15 g，熟地 15 g，制首乌 10 g，炙黄精 15 g，益母草 10 g，太子参 30 g，续断 15 g，枸杞 30 g，沙苑子 30 g。主治少弱精症之肾虚精亏、气滞血瘀证。

谭新华治疗少弱精子症致不育经验

1. 辨证论治特色

谭新华认为弱精子症在中医中属"精冷"的范畴，其主要病因分为四大类，一为先天禀赋不足，二为后天不良习惯损伤气血，三为饮食失节，四为情志失调；其常见证型分为：肾阳不足型、肾阴不足型、气血亏虚型、湿热下注型、气滞血瘀型。谭新华治疗弱精子症多以阴阳为纲，谨守病机，并在此基础上从五脏相关的角度进行分析，且十分注重调治脾肾，在洞悉病机之后往往随证治之，灵活处方，精准用药，遵循正气虚者，补之、固之、温之；邪实盛者，攻之、清之、散之。虚实夹杂者，攻补兼施而辨明主次；虚中夹实者，以扶正为主；因实致虚者，以攻邪为主。弱精子症作为男科常见病，临床上病情变化多种多样，且大多症状不甚明显，因此在不结合一定检验结果时辨证较为困难，谭教授擅长利用现代检测手段作为中医四诊的补充，结合临床指标与患者整体情况，细细甄别，临证用药时，无论阴虚阳虚，大多需使用一些强精、益阳之药，因为精子活力较低属于"阳"无力之范畴，多可通过补阳强精治法逐步恢复活力，然不可妄用过多阳药而忽略病机，若忽略病机，多易弄巧成拙，难以获得较好的疗效。虽常见证型有五种，然而在临床上行精液分析者多为年轻患者，多数患者未见明显不适，在此，则不可拘泥于辨证，而是结合患者病史及精液分析结果，辨其舌脉以处方用药，甚则从虚、寒、瘀多方面用药，或可收到良好的效果。

2. 典型医案

患者，男，27 岁，2018 年 4 月 3 日来诊。现病史：结婚 1 年余，夫妻同居，女方未能受孕，外院检查精液提示精子活率低，性生活质量不满意，偶有早泄，余无特殊不适。既往乙肝小三阳病史。舌淡红，苔薄白，脉沉缓。查精液常规提示：精液样本量 2.2 mL，液化时间 30 分钟，a 级精子为 4.05%，b 级精子为 9.76%，精子活动率为 15.48%，精子密度、形态均正常。中医诊断：肾阳亏虚、脾虚。西医诊断：少、弱精子症。处方：赞育丹加减：山茱萸 15 g，肉苁蓉 10 g，菟丝子 10 g，山药 15 g，沙苑子 10 g，白术 10 g，杜仲 10 g，淫羊藿 10 g，巴戟天 10 g，枸杞子 10 g。党参 15 g，炙黄芪 30 g，当归 10 g，赤芍 10 g，茯苓 10 g。15 剂，水煎，分 2 次温服。

二诊：2018 年 4 月 17 日。性生活质量相对提高，余无明显不适。舌淡红，苔薄白，脉沉。效不更方，前方再服 30 剂。

三诊：2018 年 5 月 15 日。性生活比较满意。舌淡红，苔薄白，脉沉。查精液常规提示精液样本量 2.8 mL，液化时间 30 分钟，a 级精子为 27.75%，b 级精子为 25.05%，精子活动率为 70%，精子密度、形态均正常。

按：谭新华教授治疗弱精子症多以阴阳为纲，谨守病机，并在此基础上从五脏相关的角度进行分析，遵循正气虚者，补之、固之、温之。此案肾阳亏虚之证，治以温肾壮阳，益精补血。方中集杜仲、巴戟天、淫羊藿、肉苁蓉、沙苑子等辛热壮阳之品，以温壮元阳，补益命火；再配当归、枸杞子、山茱萸等填精补血，"阴中求阳"，制阳药之温燥；又有白术一味，益气健脾，先后天并补。诸药配伍，共成温壮肾阳，填精补血之功。精子活力较低属于"阳"无力之范畴，多可通过补阳强精治法逐步恢复活力，然不可妄用过多阳药而忽略病机，若忽略病机，多易弄巧成拙，难以获得较好的疗效。

3. 经验方

（1）赞育丹加减。组成：山茱萸 15 g，肉苁蓉 10 g，菟丝子 10 g，山药 15 g，沙苑子 10 g，白术 10 g，杜仲 10 g，淫羊藿 10 g，巴戟天 10 g，枸杞子 10 g，党参 15 g，炙黄芪 30 g，当归 10 g，赤芍 10 g，茯苓 10 g。主治少弱精症之脾肾两虚证。

（2）龟鹿二仙胶合二至丸加减。组成：炙黄芪 20 g，党参 10 g，白术 10 g，茯苓 10 g，女贞子 15 g，墨旱莲 15 g，枸杞 10 g，菟丝子 10 g，赤芍 10 g，五味子 10 g，鹿角胶 3 g，龟甲胶 3 g，淫羊藿 15 g，桃仁 10 g。主治少弱精症之阴阳两虚、瘀血阻络证。

（3）六味地黄丸加味。组成：熟地黄 15 g，山药 15 g，山茱萸 10 g，泽泻 10 g，茯苓 10 g，牡丹皮 10 g，杜仲 20 g，巴戟天 10 g，淫羊藿 20 g，海狗肾 1 条。主治少弱精症之肾阴不足证。

参考文献：

［1］贺菊乔 . 贺菊乔老中医临床经验荟萃 [M]. 太原：山西科学技术出版社，2015.

［2］秦国政 . 中医男科学 [M]. 北京：科学出版社，2017.

［3］袁卓珺，张强，董保福 . 秦国政教授从瘀论治男性不育症经验 [J]. 云南中医学院学报，2007，30（5）：40-41.

［4］刘子毓，何清湖 . 谭新华教授辨治弱精子症经验 [J]. 湖南中医药大学学报，2020，40（3）：309-312.

（羊　羡　张家齐　何　望）

❋ 第九节 ❋ 无精子症致不育的典型医案与特色疗法

鲍严钟治疗无精子症致不育经验

1. 辨证论治特色

鲍严钟教授认为，男性不育症与肾的关系最为密切，肾虚是根本，补肾育精是首务。治拟补肾填精为主：气血阴阳兼顾，以温补为主。一者，"人始生，先成精，精成而脑髓生"，精是气的最初化生物，因此需补气生精；二者，"荣者水谷之精也……宣布于肺，施泄于肾，灌溉一身"，即精血同源，因此需养血益精；三者，"肾藏精，主生殖""阳化气，阴成形"，故该病肾精亏虚，治宜补肾填精，阴阳并进为基本大法。

2. 典型医案

患者，男，34 岁，公司职员，2010 年 8 月 26 日初诊。现病史：结婚 1 年，未避孕 1 年未育。曾在某医院诊断为"无精子症"，行人绒毛促性腺激素肌注治疗 2 个月，复查精液常规提示无精子。来我科就诊后，生殖激素检查示：FSH 26.31 mIU/mL（参考值 1.27 ～ 19.26 mIU/mL），LH 22.42 mIU/mL（参考值 1.24 ～ 8.26 mIU/mL），黄体酮、雌二醇、睾酮等未见明显异常。专科查体：双侧睾丸大小约 9 mL，结构完整，附睾、输精管、精索均未见异常，未见精索静脉曲张。精液常规示沉渣未见精子。四诊见体型中等偏瘦，神疲乏力，胃纳可，大便稀，夜寐梦多，舌红，苔薄白，脉弦细。辨证：肾虚。治法：益气和血补肾。处方：自拟参芪仙菟汤。制首乌 20 g，生黄芪、炒当归各 30 g，生晒参 4.5 g，五味子、麦冬、补骨脂、蛇床子、仙灵脾、仙茅、胡芦巴、菟丝子、川牛膝各 10 g，蜈蚣 3 条，红花、炮山甲各 6 g，炙甘草 9 g。

此后均以此方加减坚持服药 1 年余。翌年 9 月 25 日，复查精液常规示：镜下见 d 级精子 2 个。

2011 年 11 月 13 日，复查精液常规示：精液量 3.0 mL，密度 2.27 × 10^6/mL，其中 a 级精子为 2.38%，c 级精子为 7.14%，d 级精子为 90.48%。

2011 年 12 月 25 日，复查精液常规示：精液量 3.0 mL，密度 3.51 × 10^6/mL，c 级精子为 21.05%，d 级精子为 78.95%。

2012 年 1 月 20 日，复查精液常规示：精液量 3.3 mL，密度 6.21 × 10^6/mL，a 级精子为 1.98%，b 级精子为 1.98%。

2012 年 2 月 26 日，复查精液常规示：精液量 0.6 mL，镜下仅见 3 个精子。查精浆弹性硬蛋白酶升高，提示隐性感染。患者胃纳正常，大便正常，舌红苔薄白，脉弦细。治拟滋阴降火、活血益气为法。以知柏地黄丸加减：川柏、知母、丹皮、白茯苓、路路通、炒枳壳、川牛膝各 10 g，细生地 20 g，生黄芪、炒当归、忍冬藤、蜀红藤各 30 g，炮山甲 5 g，蜈蚣 2 条，甘草 9 g。

2012 年 3 月 26 日，复查精液常规示：精液量 0.50 mL，密度 11.01 × 10^6/mL，a 级精子为 1.12%，b 级精子为 2.79%，c 级精子为 6.15%。

2012 年 4 月 30 日，复查精液常规示：精液量 2.1 mL，密度 18.73 × 10^6/mL，a 级精子为 6.25%，b 级精子为 5.88%。

其妻于 2012 年 5 月 20 日在我院查血 hCG，提示已怀孕。

按：《内经》认为男子"四八筋骨隆盛，肌肉满壮"，此乃生殖能力壮盛之年。该患者年仅 27 岁，却表现为无精子症，体型偏瘦，神疲乏力，辨证为肾虚证。治拟补肾填精。首诊组方特点为气血阴阳兼顾，以温补为主：一者，"人始生，先成精，精成而脑髓生"，精是气的最初化生物，因此需补气生精；二者，"荣者水谷之精也……宣布于肺，施泄于肾，灌溉一身"，即精血同源，因此需养血益精。三者，"肾藏精，主生殖""阳化气，阴成形"，肾精亏虚治宜补肾填精，阴阳并进为基本大法。该例治疗中补肾填精贯穿整个疗程。治疗过程中，2012年2月26日精子数量骤减，查精浆弹性硬蛋白酶阳性，提示生殖道隐性感染，鲍严钟教授认为是阴虚湿热之证，故治疗上主张祛邪为先，滋补扶正随后，故将方药改为滋阴降火为主，待随后精液好转后再行温补。在邪已去时，再加滋阴养血之物如麦冬、炒当归等，补肾温阳之物如仙茅、仙灵脾等，阴生而阳长。通过中药调整全身气血阴阳，促进睾丸增大，恢复生精功能。

3. 特色疗法

鲍严钟治疗无精症患者从查体、辨证、治法、注意事项都具有特色，主要体现在以下几个方面。

（1）注重专科查体。治疗小睾丸无精子症并无常法，应随证治之，治疗过程中注重四诊检查，除舌脉诊查外，患者均应行阴囊、前列腺检查。凡有阴囊大小异常者，必应用模具仔细核对睾丸大小。指检时关注是否有精索静脉曲张。

（2）辨证施治，峻补无益。辨证论治是中医治疗疾病的核心和特色，辨证论治中的因人、因时、因地制宜与现代不孕不育诊疗学中强调个体化治疗的理念相吻合。各家多将肝郁、血瘀、湿热、气血两虚等辨为主证，但不会放弃补肾。因肾精为先天之本，亦为生殖之精，"肾藏精，主生殖"，故补肾填精需贯穿于男性不育症治疗的始终。

（3）睾丸增大，可见生机。治疗小睾丸无精子症以中药内服为主，辅以中成药。治疗过程中，患者往往主诉睾丸有胀感，此时需采用心理暗示治疗，增强患者信心。睾丸增大至 10～12 mL，可复查精液常规。精液中有精子，即有生育的希望，可自行同房受孕，或可借助于辅助生殖技术。但必须向患者做好解释，并非所有患者治疗后都能受孕。

（4）治疗周期漫长，需坚持治疗。睾丸无精子症治疗周期较长，对于FSH 明显升高者，睾丸组织活检意义不大，而中医药治疗多针对染色体正常患者，对于染色体异常或无意坚持治疗者，建议采用供精人工授精。

4. 经验方

（1）参芪仙菟汤，药物组成：制首乌、生黄芪、生晒参、炒当归、仙茅、仙灵脾、菟丝子、大蜈蚣、红花、川牛膝、甘草等。用于肾虚型无精症患者，以补肾填精、阴阳并进为主要治法。

（2）育精汤，药物组成：制首乌、韭菜子、当归、熟地、菟丝子、覆盆子、仙灵脾、川牛膝等。用于肾虚型男性不育患者。

贺菊乔治疗无精子症致不育经验

1. 辨证论治特色

贺菊乔教授认为无精症不离"肾虚"二字，但不可一味地补肾生精，虚实夹杂是本病难治的关键所在。肾虚血瘀理论源于《黄帝内经》，其中有"肾气盛，天癸至，精气溢泻，阴阳和，故能有子"的记载，发展于张仲景。人体的津血同源，若肾虚阴亏，津液不足，则脉络空虚瘀阻；脉络瘀阻，有碍于肾阴、肾阳的化生，唯有瘀去而新生。肾虚与血瘀二者相互影响，其中肾虚为本，血瘀为标。患者或因禀赋不足、先天肾精亏损，或因外感邪毒、后天发育不良，或因房事太过、恣情纵欲等因素导致肾精耗竭，肾气败伤，故生精无能；精血停滞，阻于精窍，故输精无道。

2. 典型医案

典型医案一：

患者，男，32 岁，2009 年 3 月 31 日初诊。主诉：婚后 2 年未育。现病史：已结婚 2 年，夫妇同居且有正常规律的性生活，未采用避孕措施而不育，女方检查正常。在本院和外院多次行精液常规检查无精子，经睾丸穿刺活检未发现有精子发生，确诊为特发性无精子症。诊见：腰痛腰酸，头晕耳鸣，舌淡红、苔薄白，脉沉细涩。辨证：肾虚血瘀。治法：益肾生精，活血行血。处方：自拟补肾活血汤。熟地黄、制何首乌、枸杞子、旱莲草、桑椹、当归各 15 g，山茱萸、王不留行各 10 g，蒲黄 12 g，菟丝子、女贞子各 20 g，炮穿山甲 5 g。每日 1 剂，水煎，分 2 次服。同时嘱其戒除烟酒，避免久坐。

二诊：服药 28 剂，患者诉无特殊不适，舌淡红、苔薄白，脉沉涩。检查精液常规示 a 级精子为 2.41%，b 级精子为 7.23%，活动率为 12.05%。

三诊：上药续服 30 余剂，精液常规示 a 级精子为 13.04%，b 级精子为 26.40%，活动率为 45.34%。继用前方化裁。处方：熟地黄、菟丝子、金樱子、女贞子、桑椹、制何首乌各 15 g，山茱萸、王不留行、旱莲草、枸杞子各 10 g，蒲黄、五味子各 12 g。每日 1 剂，水煎，分 2 次服。

前后共服药 90 余剂。其妻于 2010 年 8 月足月产下一子。

按：肾藏精主生殖。《素问》有言："肾气盛，天癸至，精气溢泻，阴阳和，故能有子。"无精子症的发病自然不离"肾虚"二字，但不可一味地补肾生精，虚实夹杂是本病难治的关键所在。患者或因禀赋不足、先天肾精亏损，或因外感邪毒、后天发育不良，或因房事太过、恣情纵欲等因素导致肾精耗竭，肾气败伤，故生精无能；精血停滞，阻于精窍，故输精无道。二者均可导致无精而不育。本案肾虚是本，血瘀是标。虚者补之，故要补虚生精；实则泻之，所当泻实通精。补肾活血汤中以熟地黄、山茱萸、制何首乌、菟丝子、枸杞子、女贞子、旱莲草、桑椹滋补肾阴，填精益髓；用王不留行、蒲黄、炮穿山甲、当归活血化瘀，通利精道。全方较好地顾及了肾虚血瘀的病因病机，故取得了良好的临床疗效。

典型医案二：

患者，男，29 岁，已婚，司机，2010 年 6 月 2 日初诊。主诉：婚后 3 年未育。现病史：患者自诉婚后 3 年，一直规律性生活，诉平素会阴及腰部酸胀痛不适，食纳可，夜寐安，大小便正常，未避孕，女方检查正常，未育。舌淡紫，苔薄黄，脉弦细。检查：两次精液常规均未见精子。彩超提示双侧睾丸、附睾、精囊未见明显异常。西医诊断：无精症。中医诊断：无子（肾虚血瘀证）。治法：补肾活血。处方：补肾活血汤加减。山药 10 g，枸杞子 10 g，楮实子 10 g，茯苓 10 g，仙灵脾 10 g，补骨脂 12 g，熟地 12 g，沙苑子 10 g，丹参 10 g，刘寄奴 10 g，牛膝 10 g，王不留行 12 g，路路通 12 g，鸡血藤 12 g，女贞子 10 g。10 剂，水煎服。

二诊：服用上药后，患者自觉诸症未见明显缓解；舌淡紫，苔薄黄，脉弦细。考虑为肾气虚弱，难以推动气血行，予以原方 15 剂加入黄芪 30 g、党参 15 g，推动气血运行。

三诊：前方尽剂，患者自觉会阴部及腰部胀痛好转，余无不适。舌淡紫，苔薄黄，脉弦细。守方再服 20 剂，复查精液常规。

四诊：服用上药后，患者自觉腰部及会阴部胀痛明显好转。精液常规示精子数偶见 2～5 个 / 低倍视野。守方续服 30 剂。复查精液常规。

五诊：患者自诉腰部及会阴部胀痛完全缓解。舌红苔薄黄，脉细。精液常规示精子密度 5×10^6/mL，精子活动率为 40%。患者气血运行通畅，但仍肾精不足，予以补肾生精汤加味，促进精子生长。熟地黄 15 g，山茱萸 10 g，淫羊藿 10 g，五味子 12 g，菟丝子 20 g，女贞子 20 g，墨旱莲 15 g，枸杞子 15 g，制首乌 15 g，15 剂，水煎服。

六诊：患者诉近期性欲增强，无不适。守方续服 20 剂，复查精液常规。

七诊：患者无不适。精液常规示精子密度 2×10^7/mL，精子活动率为 60%。3 个月后随访，患者诉其妻已怀孕。

按：贺菊乔教授认为，人体的津血同源，若肾虚阴亏，津液不足，则脉络空虚瘀阻；脉络瘀阻，有碍于肾阴。肾阳的化生，唯有瘀去而新生。肾虚与血瘀二者互相影响，其中肾虚为本，血瘀为标。秉承中医治疗原则"急则治标，缓则治本"的原则，采用标本兼治的原则，故采用补肾活血法，先疏通其瘀滞脉络，再行补肾生精之法，故得效。

3. 特色疗法

贺菊乔教授治疗无精症患者具有丰富的经验，他认为无精症以肾虚与血瘀为其主要病机，肾为先天之本，主藏精，其所藏之先天之精是生殖发育的根本，精子的生成有赖于肾阴的滋养和肾阳的温煦；同时肾虚与血瘀二者相互影响引起无子。另外秉承中医"急则治标，缓则治本"的原则，先疏通其瘀滞脉络，再行补肾生精之法，故得效。

4. 经验方

自拟补肾活血汤，具体药物为：熟地黄，制何首乌，枸杞子，旱莲草，桑椹，当归，山茱萸，王不留行，蒲黄，菟丝子，女贞子，炮穿山甲等。适用于"肾虚血瘀"的男性不育患者。

徐福松治疗无精子症致不育经验

1. 辨证论治特色

徐福松教授认为临床继发梗阻性无精子症患者大多为饮食不洁，湿热内生，湿热壅盛，瘀阻睾系，闭塞精道，或其人先得痄腮，后少阳之疫毒下流厥阴而成，余毒留恋，精虫难生，或其人肝气不舒，疏泄失常，气机失和，奇经血瘀，精道痹阻，精虫难出。论治当从虚、浊、瘀着手，所选用方药具有滋补亏损阴精气血，清理畅达精室络道，以调节全身脏腑经络气血功能、改善局部精室血液循环和清理生精之所精室湿热浊瘀等病理产物，从而促进精室化生精液。针对主要病机，治疗以补肾生精、疏通精道为原则，以补肾导浊为根本。精液衰少，多从脾肾二脏立论。徐福松教授强调"治病不愈，寻到脾胃而愈者甚多，盖万物从土生，亦从土而归，脾胃一健则四脏皆有生气也。"

2. 典型医案

典型医案一：

患者，男，26岁，2011年9月10日初诊。现病史：结婚4年余不育，夫妻同居，婚后未采取任何避孕措施，女方一直未孕。女方曾在外院妇科检查未发现异常。曾于当地医院检查数次均为无精子，仅上次于外院检查精液，离心后见两个畸形死精子，先后断断续续使用过古汉养生精、还少胶囊、复方玄驹胶囊以及当地中医开的中草药若干剂半年有余。刻诊：平素性生活时间较短，伴有腰部酸痛，两腿酸软，尿末滴沥，头晕乏力，两目发涩，易于感冒，舌质暗红，舌苔薄白腻。彩色超声波检查提示：①双侧附睾尾欠均匀，伴有左侧附睾头囊肿；②左侧精索静脉，平静状态下内径1.7 mm、瓦氏状态下内径最宽径2.7 mm。精液检查为无精子。辨证：肝肾阴精不足，湿热浊瘀蕴遏，气血运动受阻。治法：滋阴精补气血，清湿浊化瘀阻。处方：自拟男性专科一号方。熟地黄10 g，枸杞子10 g，山茱萸10 g，菟丝子10 g，益智仁10 g，王不留行10 g，紫丹参10 g，红花10 g，怀牛膝10 g，制杜仲10 g，巴戟天10 g，淫羊藿10 g，泽泻10 g，川芎6 g，土茯苓10 g，枳壳15 g，20剂，水煎服，每日1剂，不便服汤剂时服用还少胶囊、紫苓胶囊，并予巴洛沙星、阿奇霉素分散片常规用量口服。

二诊：2011年10月10日。尿液分析正常，前列腺肛门指诊其质地偏硬，卵磷脂小体（++），白细胞（++）。精液检查示量2 mL，液化时间30分钟，精子密度7.13×10^6/mL、精子100%不动；临床症状减轻，舌质紫暗，舌苔薄白腻。予以上方加减40剂，不便服汤剂时服用上述中成药，并加服上述西药。

三诊：2011年11月28日。偶感小腹隐痛，舌苔质淡红，舌苔略白，尿液、前列腺液分析正常。仍以上方加减变化续服80剂。

四诊：2012年3月6日。两目干涩，舌质淡红，舌苔薄白；复查精液量2 mL，液化时间30分钟，精子密度11.89×10^6/mL，活率为36.36%，a级精子为1.82%，b级精子为9.09%，c级精子为25.45%，d级精子为63.45%，畸形率为3.6%；建议行左侧精索静脉手术及包皮环切术。

五诊：2012年4月16日。少腹疼痛隐作，包皮疼痛，舌质暗红，舌苔薄白。予以上方药加减30剂，并加服左氧氟沙星片、阿奇霉素分散片，常规用量3周。

六诊：2012年5月18日。临床症状消失，舌质淡红，舌苔薄白，复查精液质量正常，续服以上中药30剂，以之巩固疗效。

按：男子性与生殖能力是机体身心诸多方面综合功能强弱之具体表现，其必备条件是肾气旺盛，天癸所至，各个脏腑经络功能协调，阴阳气血阴精生化施泄如常。正如《素问·上古天真论》所云："肾气盛，天癸至，精气溢泻，阴阳和，故能有子。"男子不育症其致病因素是多种多样而且极其复杂的，五脏六腑之病变皆可牵及于肾而影响性与生殖能力，多见于先天不足、房事过度、情志失调、久病劳倦、饮食失节、外伤外感或药物所致等。男性不育之治疗大法是祛除病邪，消除病因，协调脏腑功能，纠正阴阳盛衰，以最大程度恢复全身经络气血及局部精室之正常功能。徐福松教授认为，无精子症应多从虚、浊、瘀施治，以求其效。本例患者兼及精索静脉曲张和性腺炎症所致，责其平素体质虚弱、湿浊瘀阻日久伤及精室络道而致无精子症。论治当从虚、浊、瘀着手，所选用方药具有滋补亏损阴精气血，清理畅达精室络道；以调节全身脏腑经络气血功能，改善局部精室血液循环和清理生精之所精室湿热浊瘀等病理产物，从而促进精室化生精液。现代药理研究表明，所选用药物对内分泌系统、性腺和附属性腺器官等具有促进与调节作用，并可改善组织器官供血和循环，减少炎症充血、水肿及渗出反应，且能抑制纤维增生而促进性腺器官损害之修复等。

典型医案二：

患者，男，32 岁，2004 年 12 月 22 日初诊。主诉：婚后 10 年未育。病史：婚后 10 年未育，夫妇同居未避孕，性功能正常，排除女方不孕因素。多次检查精液离心沉淀后显微镜下未见精子，且自婚后第 3 年起开始治疗，久治不愈。2000 年 4 月，在江苏某医院生殖中心拟行卵细胞胞质内单精子注射，因睾丸穿刺未找到精子而放弃。无肝肾疾病及其他传染疾病史，无腮腺炎病史。查体：正常男性体征，阴茎发育正常，左侧睾丸 20 mL，右侧睾丸 18 mL，弹性好，双侧精索静脉无曲张，附睾及输精管正常可及。精液常规：精液量 3 mL，pH 7.4，液化正常，精液离心沉淀后显微镜下未见精子。精浆生化：果糖 2.3 g/L，α 葡萄糖苷酶 48 U/mL，酸性磷酸酶 187 U/mL。性激素检查：睾酮 13.86 nmol/L，雌二醇 171.02 pmol/L，黄体生成素 3.89 U/L，卵泡刺激素 9.17 U/L，泌乳素 0.49 nmol/L。精子发生基因：YRRM1、DAZ、DYS240 均为阳性，染色体核型为 46 XY。现症见：患者体形较胖，口干而不欲饮，余无临床不适，舌红苔薄微黄，脉弦。病程较久，迭经治疗不效。治法：按久病必瘀、肥人多痰、痰久必瘀必热的思路，拟清热利湿、化瘀通络为法。处方：红白皂龙汤加减。红花 10 g，白毛夏枯草 10 g，皂角刺 10 g，干地龙 10 g，泽兰 10 g，泽泻 10 g，车前子 10 g，王不留行 20 g，当归 10 g，路路通 10 g，橘络核各 10 g。水煎服，每日 1 剂，早晚饭后 2 小时分 2 次服药。并配以他莫昔芬片，10 mg，每日 2 次，口服。

先服 14 剂，患者无临床不适，遂连服 3 个月，并嘱 2 个月后女方进行卵细胞胞质内单精子注射前的准备工作。

3 个月后，患者精液检查仍未见精子，当即睾丸穿刺取精，取得正常形态且活动正常精子行卵细胞胞质内单精子注射，得优质胚胎 9 枚，移植 2 枚，冷冻 7 枚。15 日后，女方查血 β - hCG 1144 IU/L。2005 年底顺产 1 女婴，Apgar 评分 10 分。

按：徐福松教授认为嗜食辛辣，恣食醇酒肥甘，膏粱厚味；或寒湿郁久化热，湿热侵袭机体，以及射精不畅、积久成浊等皆可致湿热蕴结精室。跌仆损伤，或手术不当，或劳伤筋脉，或情伤抑郁、气血瘀滞，或久病络阻均可致血瘀内生；或君相火炽，伏于精室，蒸灼精室血络；或忍精不泄，离位之精成浊致瘀，皆可致精室血瘀阻塞，排泄不畅，新精难生，使精的生成、排泄出现障碍，精血瘀滞不畅。治以清热利湿、化瘀通络等功效的自拟红白皂龙汤方药治疗，药物组成为红花、白毛夏枯草、皂角刺、干地龙、泽兰、泽泻、车前子，功效清热利湿解毒、活血化瘀通络，诸药合用，亦清亦通，寓通于清，以通为用，用于治疗因湿热素盛，下注日久，瘀阻睾丸经络之无精子症。总之精室是男子奇恒之腑之一，其生理功能是生精、藏精、施精、种子；主司男子性与生殖。精液的化生、生育繁衍之力的形成与天癸的产生、脏腑经络的生理功能密切相关，并赖精气血津液之濡养。

3. 特色疗法

徐福松教授治疗男性不育颇具特色，轻度者应保守治疗，中、重度者建议手术与药物配合治疗，而且单纯中医药或单纯手术治疗之效果远远不及术前、术后加服活血通络、生化气血和滋补阴精等中西医结合疗法为佳。临床上当精液质量受到影响者，当以中西药物并进较为满意，过分迷恋中药或西药都是不妥当的，而且临床上值得注意的是药物用量不宜过大，必须量少而久服以缓图其功。男性不育之治疗大法是祛除病邪，消除病因，协调脏腑功能，纠正阴阳盛衰，以恢复全身经络气血及局部精室之正常功能。

4. 经验方

（1）自拟男性专科一号方，具体药物组成为：熟地黄、枸杞子、山茱萸、菟丝子、益智仁、王不留行、紫丹参、红花、怀牛膝、制杜仲、巴戟天、淫羊藿、泽泻、川芎、土茯苓、枳壳等。其证当属于肝肾阴精不足，湿热浊瘀蕴遏，气血运动受阻。治以滋阴精补气血、清湿浊化瘀阻等。

（2）自拟方红白皂龙汤：红花、白毛夏枯草、皂角刺、干地龙等。以清热利湿、化瘀通络为治法。

参考文献：

［1］王劲松，王心恒，徐福松．从虚浊瘀论治无精子症举隅[C]// 中华中医药学会．中华中医药学会第十四次男科学术大会论文集．珠海：中华中医药学会，2014：3.

［2］金保方，黄宇烽，夏欣一，等．红白皂龙汤治疗男科疾病举隅[J]．中医研究，2007，20（1）：38–41.

［3］管斯琪，俞佳，张副兴，等．鲍严钟治疗小睾丸无精子症经验[J]．浙江中西医结合杂志，2016，26（2）：101–103.

［4］谢作钢．鲍严钟治疗男性不育症临床经验[J]．浙江中西医结合杂志，2012，22（3）：161–162.

［5］朱文雄，贺哲淳，张熙，等．贺菊乔教授治疗无精子症验案举隅[J]．新中医，2014，46（11）：244–245.

［6］贺菊乔．贺菊乔老中医临床男性病案精华[M]．太原：山西科学技术出版社，2015.

（李　博　张　蓉　苏艺峰　林梦姣）

❀ 第十节 ❀ 精液不液化症致不育的典型医案与特色疗法

王琦治疗精液不液化致不育经验

1. 辨证论治特色

正常情况下，精液标本在射精后 15 ～ 20 分钟开始液化，如果超过 60 分钟仍不能液化或液化不完全则称为精液液化异常，又称精液不液化症，是导致男性不育症的常见原因之一。王琦根据多年诊治男性不育症的临床经验，提出了"肾虚夹湿热瘀毒"理论，并将生殖道炎症引起的精液不液化归于"湿热"。王琦强调在诊察精液不液化时要重视精液望诊，分清寒热、虚实，精液色白、量多者，多为寒、为虚；精液色黄、质稠者多属热、属实。因精液不液化多由湿热之邪作祟，故王琦常用程氏萆薢分清饮、三仁汤等清热利湿解毒；且其辨治时不拘泥于一法一方，常常数法并用，多方齐治。对于瘀血阻窍所致的精液不液化，亦喜用少腹逐瘀汤、桃红四物汤活血通窍，并在辨证论治的基础上佐以鸡内金、谷芽、山楂等富含酶类的药物，借此增加治疗效果。

因附属性腺缺损和慢性前列腺炎导致的精液不液化症往往病情复杂，病程较长，大部分患者常常伴有精神紧张、情志抑郁，故王琦建议临床医生在治疗过程中要注重对患者进行心理疏导，缓解心理压力，让患者相信疾病是可以被治愈的。

2. 典型医案

患者，男，34岁。现病史：性生活正常，未避孕，婚后7年不育。妻子妇科检查无异常，具生育能力。患者精液检查，发现精液不液化。男科检查：左睾24号，右睾25号，其他（－）。精液分析：乳白色，量2.5 mL，黏稠度高，抗丝度2小时10 cm，pH 7.5，计数88×10^6/mL，活率为81%，慢速直线运动为40%，无活动力为60%。现症见：患者嗜烟20支/日，现感口苦、口干、小便黄、易出汗、盗汗，大便正常。舌质红，苔黄，脉弦滑。辨证：湿浊阻滞，肾阴亏损。治法：滋阴降火。处方：知母10 g，黄柏10 g，生地黄10 g，丹参10 g，赤芍10 g，车前草10 g，麦冬10 g，天花粉10 g，玄参20 g，枸杞子10 g，熟地黄10 g，14剂。配合自制中成药液化灵胶囊，每次4粒，每日3次。

服用3个月后，复查精液分析正常。半年后告知爱人已怀孕。

按：治疗精液不液化首先要分清寒热虚实，但也有虚实夹杂证，临床治疗对于虚证宜补而兼清利水湿、助气化、祛瘀排浊，同时注意滋肾，以补充精微物质。本病一般经中医辨证治疗后多能治愈，有90%以上精液不液化症得到改善，但因附属性腺缺损的精液不液化症治疗较困难；慢性前列腺炎所致精液不液化症疗程较长，疗效比急性期要差。

徐福松治疗精液不液化致不育经验

1. 辨证论治特色

徐福松认为，精液黏稠不液化者，为痰浊之征象也，并将精液不液化症归于中医学"精液稠厚""精瘀""淋浊""精寒""精热"等范畴。究其病因，多责于阴虚火旺，煎灼精液，或湿热交蒸，注于精宫，致清浊不分，或阳气虚弱，气不化水，或痰瘀胶结，滞于精窍，阻塞气机，导致精液难以液化。因此，徐福松从阴虚火旺、湿热内蕴、肾阳不足、痰瘀阻滞四个方面论治精液不液化，其中，阴虚火旺和湿热内蕴证型在临床上较为多见，肾阳不足和痰瘀阻滞较为少见。

在治疗上，徐福松主张先辨病后辨证，辨病与辨证相结合，标本同治，因虚火和湿热均可灼耗阴津，致使精液浓缩成痰，因此治疗时以滋阴清热、清利湿热为本，以祛湿化痰为标。在日常生活中，徐福松提倡要忌食肥甘辛辣食物，戒烟酒；房室勿令竭乏，不可纵欲；预防感冒，禁止热水坐浴，以此预防精液不液化的发生。此外，因精液不液化患者多伴有慢性前列腺炎，故徐福松强调在治疗过程中万万不可忽略前列腺炎症对本病的影响。

2. 典型医案

典型医案一：

患者，男，30岁。现病史：患者自诉婚后两年未育，夫妻同居，性生活正常。曾多次行精液常规检查示精子计数（10～15）×10^6/mL，精子活动率为0～30%，液化时间大于4小时。迭经清热利湿、补肾填精等治疗均不效。现症见：患者精神可，口干，腰酸乏力，性欲较佳，但觉射精时间短，舌红苔薄白，脉细。精液常规示：10×10^6/mL，活动率为10%，活动力不良，形态基本正常，黏稠度（+++），灰白色，量3 mL，液化时间大于4小时。辨证：此乃肾阴亏损，精液生化不足且液化欠佳。治法：酸甘化阴，益肾填精。处方：乌梅10 g，白芍药10 g，诃子10 g，酸枣仁10 g，五味子6 g，生甘草5 g，丝瓜络12 g，海藻12 g，昆布12 g，生地黄12 g，枸杞子10 g，制何首乌12 g。

二诊：上药连服30剂，口干、腰酸较前明显好转，精力较前亦佳。舌淡苔薄，脉细。药既已效，无须更方，但嘱复查精液常规，再行加减，原方加沙苑子10 g。

三诊：上药又进14剂，精力又有好转。昨日复查精液常规示精子计数6×10^6/mL，精子活动率为70%，活动力中等，精子形态基本正常，黏稠度（++），灰白色，量4 mL，液化时间30分钟。嘱以原方巩固。4个月后介绍他人来院就诊时，言其妻已孕。

按：精液属阴津之类，与肾的气化功能有直接的关系。《内经》云："阳化气，阴成形。"精液的正常液化，有赖于阳气的气化，而阳气的气化，又依赖于阴阳的协调，因此一切可以引起机体阴阳平衡失调的原因或疾病因素均可导致精液不液化。本案用乌梅、白芍、诃子、酸枣仁、五味子等酸甘之品，以求酸甘化阴，益肾填精。

典型医案二：

患者，男，40岁。现病史：患者自诉婚后10年未育，女方妇科检查正常。经某医院泌尿外科检查，生殖器正常，精液常规示量5 mL、色乳白、2小时不液化，西医治疗无效，遂来我院求诊。现症见：形体消瘦，眩晕，耳鸣，神疲乏力，畏寒，四肢失温，纳呆腹胀，口淡无味，面色苍白，腰背酸痛，脱发，右侧偏头痛，哮喘，大便溏薄，小溲清长，每周遗精1～2次，舌淡白边青紫，舌静脉曲张，脉沉细滑。辨证：此乃肾阳不足，命门火衰，阳气虚损，无力温养精血，日久瘀痰互阻精室所致。治法：益气温阳，化瘀祛痰。处方：人参6 g，桂枝10 g，细辛4.5 g，蛇床子9 g，红花12 g，皂角刺10 g，桔梗9 g，炒白术12 g，白芍12 g，肉苁蓉10 g，小茴香6 g，路路通15 g，三七3 g。

20剂后肢冷畏寒、腰背酸软、耳鸣、神疲乏力较前好转，纳谷渐旺，二便正常，梦遗偶作，脉细数，舌淡白。复查精液常规示量6 mL，色乳白，13分钟液化，精子计数70×10^6/mL，活动率为75%，畸形率为10%，无脓细胞。再拟补肾温阳，益气养血巩固疗效，上方加露蜂房12 g、山药12 g、当归12 g。半年后随访，身体健康，妻子已怀孕3个月。

按：精液不液化，以内有凝块不化而言。本案为肾阳不足，命门火衰，阳气虚损，无力温养精血，精血运行不畅，日久瘀痰互阻精室所致，中医以瘀血痰浊取象，故于方中加入活血温通之品。今人有"精瘀"之名，其治法与活血化瘀类似。

典型医案三：

患者，男，31岁。现病史：患者诉婚后半年不育。既往有无菌性慢性前列腺炎病史。精液检查示24小时不液化。平素时有腰酸膝软无力，食纳可，大便正常，小便余沥不尽，舌淡，苔白，脉细。辨证：肾虚湿热，清浊混淆，精液难化。治法：治宜补肾导浊为要。处方：丹溪萆薢分清饮加味。萆薢15 g，益智仁10 g，石菖蒲10 g，天台乌药10 g，龟甲25 g，枸杞子10 g，车前子（包煎）15 g，泽泻10 g，桑寄生30 g，茯苓10 g，28剂。同时服用保精片以治疗前列腺炎。复诊：悉病情无明显进退，舌淡苔白，脉细无力。以上方加减再进。处方：萆薢15 g，益智仁10 g，石菖蒲10 g，天台乌药10 g，猪苓15 g，桂枝6 g，车前子10 g（包煎），泽泻10 g，黄芪20 g，甘草5 g，茯苓15 g。

连服28剂后，行精液常规检查，精液已正常液化，精子活动力为80%，精子计数正常。

按：本例患者湿浊内停，清浊相干，故精液不能液化；水湿内停，水道不通故小便不利。故治以清热利湿为主导，辨证辨病相结合，疗效确切。徐福松教授强调强调，精液不液化症与前列腺炎和精囊炎密切相关，故治疗时必须注意。

3. 特色疗法

徐福松指出，在临床上精液不液化之阴虚火旺证型最为多见，故自创经验方乌梅甘草汤，酸甘化阴以增液降火，在治疗生殖道炎症导致的精液不液化时疗效显著。同时徐福松也指出，如果仅仅是单纯的精液不液化，而没有出现精子的数量、质量、形态的改变，可暂不做治疗。原因是经使用大量的酸味药物后，虽能缓解或消除炎症，促进精液的液化，但同时也会损伤精子，或改变了精子已经适应的生殖道炎症内环境，导致原本正常的精子出现异常，产生适得其反的"医源性"失误。

4. 经验方

乌梅甘草汤：乌梅，生甘草，生地黄，白芍，海藻，知母，天花粉，首乌，泽泻，黄精。主治精液不液化之阴虚火旺证。

谭新华治疗精液不液化致不育经验

1. 辨证论治特色

谭新华认为随着人们环境的变化、生活方式的转变和社会压力的增大，精液不液化的发病率越来越高，同时其还指出精液不液化导致的男性不育症一般伴有泌尿生殖道感染。谭新华将精液不液化归属于中医学之精滞、精瘀范畴，并提出精液不液化责之于阴阳失调，阳动而散，可促进万物的气化，阴静而凝，可促进万物的成形，故阳气不足，阴阳失调则气化失常，精液不化。此外，若痰瘀互阻，或肝郁气滞，阻遏气机，亦可导致气化失常，出现精液不液化。其还认为精液为肾之所属，肾阳的温煦推动和肾阴的凉润调控相互协调与精液的液化密切相关。气能行津，若肾气亏虚则津液运行无力，津液内停引起湿邪为聚，湿性趋下聚于精室，日久郁而化热，湿热相搏耗伤津液导致精液不液化；肾之阳气不足，不能温煦精液，精液寒则凝固不化。同时，患者常伴有焦虑、抑郁等情志症状，导致肝脏疏泄失职，肝气郁结，进而肝失条达，气血失调，肝血不能归肾而为精，致精液凝固而不化。因此，谭新华将精液不液化症的基本病机概括为阴阳失衡、气化失司，肾气亏虚、邪气停滞，情志失宜、肝郁精凝。在治疗时察明病机，分型论治，以补泻兼施、祛邪不伤正与阴中求阳、阳中求阴的阴阳调和为基本治疗原则，佐以健脾利湿、活血祛瘀。

2. 典型医案

典型医案一：

患者，男，32 岁，2017 年 5 月 25 日初诊。主诉：结婚 4 年不育，其妻妇科检查均正常。现症见：情志抑郁，胸胁胀痛，喜太息，神疲乏力，不易勃起，性欲较低，舌红，苔薄白，脉沉弱。精液常规检查：量 2 mL，120 分钟不液化，a 级精子为 21%，b 级精子为 29%，精子活率为 55%。辨病：精液不液化。辨证：肝郁气滞。治法：疏肝解郁，理气助化。处方：柴胡 10 g，香附 10 g，郁金 10 g，橘叶 6 g，桑白皮 10 g，菟丝子 10 g，枸杞子 15 g，山楂 10 g，沙苑子 15 g，丹参 10 g，白蒺藜 10 g，僵蚕 20 g，淫羊藿 20 g，黄芪 15 g，当归 10 g，六神曲 10 g，15 剂，水煎服，每日 1 剂，早晚分服。

二诊：自述勃起功能稍有改善，神疲乏力感减轻，腰部酸痛，舌红，苔薄白，脉沉。复查精液常规示量 2 mL，30 分钟完全液化，a 级精子为 27%，b 级精子为 36%，活率为 67%。经疏肝理郁后，患者的肝郁症状明显减轻，本病的根本在于肾虚，故治以补肾壮阳，填精益气。处方：熟地黄 15 g，山茱萸 10 g，山药 20 g，菟丝子 15 g，枸杞子 15 g，沙苑子 15 g，淫羊藿 30 g，独活 10 g，牛膝 10 g，续断 15 g，当归 10 g，巴戟天 20 g，红景天 10 g，金银花 15 g，15 剂。

按：本例患者初诊时情志抑郁，喜太息，表现为明显的肝郁症状，肝主疏泄，主藏血，精液的液化也有赖于气的调控、脾的运化作用，治以疏肝解郁，另加山楂、丹参、六神曲等健脾活血通瘀之品，促进精液液化。复诊时复查精液液化时间正常，本病的根本在于肾虚，治病必求于本，故治以补肾壮阳、益气填精为法巩固疗效。从本案可知，肝郁气滞导致的精液不液化初期宜疏肝解郁为主，后期以补肾填精为要。治疗时应察明病机、补泻兼施、标本兼治、综合调理，方能取得满意的疗效。

典型医案二：

患者，男，27 岁，2017 年 5 月 19 日初诊。现病史：结婚 2 年未育，妻子检查未见异常，自诉夜间脚心发热，大便偏稀，小便正常，睡眠可，饮食一般，舌红，苔薄白，脉数。精液常规：量 2.4 mL，60 分钟不液化，a 级精子为 14%，b 级精子为 24%，活率为 40%。辨病：精液不液化。辨证：阴虚火旺型。治法：滋阴降火，养阴助化。处方：知母 10 g，黄柏 10 g，熟地黄 10 g，女贞子 10 g，山茱萸 10 g，牡丹皮 10 g，泽泻 10 g，神曲 10 g，山楂 10 g，党参 10 g，白术 10 g，陈皮 10 g，枸杞子 15 g，沙苑子 10 g，菟丝子 10 g，甘草 5 g，15 剂，水煎服，每日 1 剂，早晚分服。

二诊：脚心发热症状明显好转，二便正常，饮食睡眠均可，舌红，苔薄白，脉数。复查精液常规示量 2.0 mL，30 分钟完全液化，a 级精子为 22.1%，b 级精子为 24.7%，活率为 57.4%。效不更方，继续服药半个月，巩固疗效，提高精液质量。

按：本例患者诊断为精液不液化，弱精症。证属阴虚火旺兼有肾精不足证，治以补肾填精、清热利湿。方用知柏地黄汤加减，知柏地黄汤滋阴益肾，酌加枸杞子、沙苑子、菟丝子、党参、白术、陈皮益肾填精、健脾助运、神曲、山楂激活酶类活性从而达到提升精液质量，改善液化时间。

3. 特色疗法

谭新华治疗精液不液化症别具一格，主要体现在以下两个方面：一是病证结合，分型论治，在诊治时，辨病与辨证相结合，根据临床症状将精液不液化分为阴虚火旺、肾阳不足、痰瘀阻滞、肝郁气滞四型分别施治；二是深谙药性，用药精妙，谭新华认为精液不液化从中医学角度来讲与痰、瘀、湿、虚密切相关，从西医学角度来讲是因为缺乏促使精液液化的酶类。因此，他在治疗上多使用助脾健运、活血化瘀且能调节酶的活性、促进酶分解的药物如麦芽、鸡内金、神曲、山楂等，并将此类助脾胃运化之品称为"酶类"药物。另外，其还喜用入肝肾经的白蒺藜疏肝兴阳，条达气血。

参考文献：

[1] 王琦. 王琦谈男科病 [M]. 上海：上海科技教育出版社，2004.

[2] 徐福松. 徐福松实用中医男科学 [M]. 北京：中国中医药出版社，2009.

[3] 徐福松. 徐福松男科医案选 [M]. 北京：人民卫生出版社，2011.

[4] 李波男，何清湖，周青，等. 谭新华教授治疗精液不液化临证经验 [J]. 湖南中医药大学学报，2018，38（10）：1143-1145.

（林雅思）

❖ 第十一节 ❖ 免疫性不育的典型医案与特色疗法

徐福松治疗免疫性不育经验

1. 辨证论治特色

徐福松教授擅长治疗男性免疫性不育症，他认为本病病因不外有三，一是体虚：肾藏精，主生殖，男子不育多责之于肾虚。肝肾同居于下焦，肝藏血，血能生精；肾藏精，精能生血。肾阴涵养肝阴，肝阴资助肾阴，二者"水木相生，乙癸同源"，生理上相互促进，病理上相互影响。故本病患者正虚表现多为肝肾阴虚，亦有部分患者表现为肺脾气虚。"正虚"患者，特别是"肾虚"及"脾肾亏虚"患者存在不同程度的免疫功能紊乱，是导致不育的主要因素。二是损伤感染：徐福松教授认为病者肝肾亏虚，可引动下焦湿热，气血不和，精道瘀滞；或肺脾气虚，容易外感或腹泻，邪入于营血，归于精室，阻滞精道，或睾丸及附睾外伤、手术，精索静脉曲张等原因，均可损伤先天屏障，致精血瘀滞，与湿热互结，发为本病。徐福松教授还认为，精子本为隐蔽抗原，与免疫系统相隔绝，在生殖道黏膜和血睾屏障的保护下，精子无法穿过生殖道黏膜或管腔壁进入血液，加上多种生理性保护机制，免疫系统对精子不会产生免疫应答。但如果因某些情况，损伤了上述的生理屏障，就会引发机体局部免疫或全身免疫反应，导致抗精子抗体的产生。三是其他因素：徐福松教授指出，当今社会的环境污染对生育力造成的影响不容忽视。如重金属、化学物质超标、食品添加剂等，都有可能触发自身对精子的免疫反应。

徐福松教授认为本病病机在于患者素体不足，肝肾亏虚，引动下焦湿热，湿热循肝经结于精道，气血不和，日久精血瘀滞；或有局部损伤，伤及先天屏障，与湿热互结，精血瘀滞；或肺脾气虚，易于外感，邪热入于营血，归于精室，阻滞精道。病位首在肝肾，次在肺脾；体虚为本，损伤或感染为标。病机实为正虚邪恋，本虚标实。徐福松教授常常指出，本病的病理基础是免疫功能紊乱，其中以细胞免疫低下为主，体液免疫亢进为次，与中医的本虚标实，即以肝肾肺脾之虚为本、湿热瘀血之实为标的病机，不谋而合。

徐福松教授临证施治不离补虚泻实之大法。补虚则补益阴阳气血，填养精室，增强机体抗病能力，稳定调节免疫功能；泻实则以消除破坏免疫平衡诸多因素，清理生精之所，畅达输精之道，使抗体消失，施精成孕。其常用治法分别为：肝肾阴虚者滋肝肾，生精血；肺脾气虚者补脾肺，调肠胃；湿热下注者清热利湿，解毒泄浊。

2.典型医案

典型医案一：

患者，男，35岁。现病史：自述婚后3年不育，夫妻同居，性生活正常。女方妇检等未见异常。精液检查在正常范围，血清抗精子抗体阳性。刻诊：精神萎靡，头晕目涩，口干欲饮，腰膝酸软，溲黄，舌红苔少，脉细数。辨证：肝肾阴虚，虚火内扰证。治法：滋阴降火。处方：六味地黄汤合大补阴丸加减。生地黄、熟地黄、泽泻、牡丹皮、山茱萸、枸杞子、黄精、山药、知母、茯苓各10 g，生鳖甲、生牡蛎各30 g，瘪桃干、碧玉散各15 g，治疗4个月后，复查精液常规，血清抗精子抗体2次均正常，以此巩固治疗2个月，其妻受孕。

按：男子以精为根，以气为用，精血阴液充足，则脏腑功能旺盛，免于诸邪侵袭。本案患者辨证为肝肾阴虚，虚火内扰证，肝肾之精血亏损，气血失和，精室虚空，复受邪之扰乱，以致影响"肾精"，对性腺轴和免疫系统的调节作用而致抗体产生。徐福松教授认为本证型患者多有房劳过度，性欲亢进或性生殖器损伤或感染史，故治以六味地黄汤合大补阴丸加减滋肝肾，生精血，资虚助育。

典型医案二：

患者，男，33岁。现病史：婚后4年未育，夫妻同居，性生活正常，女方检查正常，精液常规未见异常，血清抗精子抗体阳性，曾予中西药物治疗未效。

刻诊：患者有慢性鼻炎及咽炎，易于感冒，时有鼻塞咽痛，面色不华，舌质淡、苔薄白，脉沉弱。处方：参苓白术散、补中益气汤加减。黄芪、山药、白术、茯苓、党参、薏苡仁各15 g，鸡内金、当归、菟丝子、黄精各10 g，木香、五味子各6 g，砂仁3 g。水煎服，每日1剂。

连服3月余，诸症渐愈，不易外感。复查精液常规正常，血清抗精子抗体转阴。仍以原方巩固治疗3个月，其妻妊娠，顺产1女。

按：本病虽责于肾，以肾虚为本，然先天肾精需赖后天脾胃水谷精微之培补，且"脾气散精，上归于肺"，肺之气阴，源于脾肾，肺的卫气能充养全身，润肤达邪，增强机体免疫，抑制异常免疫，为机体外表之屏障，故卫气强弱，与机体免疫功能之协调息息相关。徐福松教授认为本证型患者多有上呼吸道感染或肠道疾病，平时易于感冒，故治以参苓白术散合补中益气汤加减补脾肺，调肠胃，益气固藩。

3. 特色疗法

徐福松教授在免疫性不育的诊治中形成了完整的理论体系，基于中医"治病必求于本"，认为本病病因之本为体虚，病因之标为损伤或感染；病因之病有虚实之别，其虚因于脏腑功能不足，其实起源于湿热、痰浊、瘀毒等邪内扰；病位首在肝肾，次在脾肺，或以正虚，或以邪恋，或本虚标实。创造性地运用三焦理论，较全面地揭示了疾病发生、发展的规律。在临床诊疗施治中坚持补虚泻实之大法，分型论治，认为男性免疫性不育与肺、脾、肾三脏的关系最密切，临床常见肺脾气虚者易感型和肝肾阴虚湿热型，分别针对上中焦、下焦病变进行论治。后期徐福松教授专门针对病位首在肝肾的理念，采用滋肾养肝、补肺健脾的方法组方，研制了精泰来颗粒剂，具有"补肾益精、清热利湿、活血化瘀"等多重治疗作用，用于治疗男性免疫性不育疗效明显。选用生地黄、泽泻、生蒲黄、益母草、天花粉、赤芍、蒲公英、野菊花8味药组方，为不同证型及无证可辨的无症状患者以方便快捷的药物治疗。临床诊治中如有精血抗体均阳性者，根据"精血同源"理论，常在辨证论治中，加入四物汤及生蒲黄、鸡血藤、仙鹤草、土茯苓、白花蛇舌草等入血分、走精道的中药，以增强扶正祛邪的功效。对于部分患者抗精子抗体虽然由阳性转为阴性，但精子质量反而下降者，则考虑在纠正免疫失调时，与祛邪药物的过多使用有关，治疗中则适当加入补益肝肾类药物，以减少或避免药物对机体功能的损伤。徐教授同时注重"未病先防，既病防变"的预防调摄，在日常生活中让患者少穿紧身裤或牛仔裤、少桑拿浴、少高温热水浸浴等，注意阴囊的散热和睾丸远离高温环境，以保护睾丸的生精功能，避免睾丸、附睾外伤和避免放射性物质的照射。

4. 经验方

（1）六味地黄汤合大补阴丸加减。组成：生地黄、熟地黄、泽泻、牡丹皮、山茱萸、枸杞子、黄精、山药、知母、茯苓各 10 g，生鳖甲、生牡蛎各30 g，瘪桃干、碧玉散各 15 g。主治免疫性不育之肝肾阴虚证。本证型患者多有房劳过度、性欲亢进或性生殖器损伤或感染史。

（2）参苓白术散合补中益气汤加减。组成：黄芪、山药、白术、茯苓、党参、薏苡仁各15g，鸡内金、当归、菟丝子、黄精各10g，木香、五味子各6g，砂仁3g。主治免疫性不育之肺脾气虚证。本证型患者多有上呼吸道感染或肠道疾病，易感冒。

（3）程氏萆薢分清饮合四妙丸加减。组成：萆薢、茯苓各15g，丹参、车前子（包煎）、益智仁、白术、沙苑子、川牛膝、乌药各10g，白花蛇舌草、土茯苓、益母草各30g，石菖蒲、黄柏各6g。主治免疫性不育之湿热下注证。此证型患者多有急、慢性前列腺炎，睾丸及附睾炎病史。

（4）二陈汤合消瘰丸合四物汤加减。组成：半夏、浙贝母、玄参、白芥子、青皮、陈皮、蒲黄（包煎）、丹参、王不留行、当归、川芎、穿山甲、海藻、昆布各10g，牡蛎30g。主治免疫性不育之痰浊瘀阻证。此证型患者多有慢性生殖道炎症或劳伤筋脉。

（5）六味二碧散加减。组成：生地黄10g，泽泻10g，牡丹皮6g，碧桃干10g，碧玉散20g，知母6g，茯苓10g，鳖甲20g，牡蛎30g，枸杞子10g，车前子10g，白芍10g。主治免疫性不育之肝肾阴虚湿热型。多有房劳过度病史，或有慢性生殖道损伤、感染史。

（6）参苓香连汤加减。组成：人参10g，白术10g，茯苓、黄芪各12g，淮山药10g，广木香6g，黄连2g，薏苡仁15g，鸡内金6g，益元散15g，芡实10g，菟丝子10g。主治免疫性不育之肺脾气虚易感型。多有上呼吸道感染及肠道感染史。

参考文献：

［1］徐咏健，王劲松.徐福松教授辨治男子免疫性不育经验[J].新中医，1997（5）：8-9.

［2］刘承勇，徐福松.三焦理论在男性免疫性不育治疗中的应用[J].中华男科学杂志，2018，24（12）：1122-1125.

［3］欧卓荣，唐志安.徐福松教授辨治男性不育症的特色方药及应用[J].福建中医药，2015，46（2）：19-20，25.

［4］黄健.徐福松教授治疗男性免疫性不育的学术思想初探[J].湖北中医杂志，2009，31（10）：28-29.

（郭晨璐　赵　姣　向时竹）

❖ 第十二节 ❖ 畸形精子症致不育的典型医案与特色疗法

徐福松治疗畸形精子症致不育经验

1. 辨证论治特色

精子形态异常是男性不育的常见原因，徐福松认为，引起精子形态异常过多的常见原因是肾精亏虚和湿热下注。中医学提出以肾为中心的生育观，肾气强弱决定男性的生育能力。肾阴肾阳是人体一身阴阳之根本，肾阳是精子生长发育的动力，精子生长、发育、运动需要肾阳温煦作用；肾阴是精子发生、成熟的物质基础，肾阴滋养五脏百骸，精子生长发育亦需要阴精濡养。肾阳虚证多因先天禀赋不足或久病及肾，肾气虚弱，肾阳衰微，温煦失职，阴寒内生，肾阳不能推动精子的正常成熟和活动；肾阴虚证多因素体阴虚、热病后期损伤肾阴，或烟酒无度损耗肾阴，肾阴亏虚则不能滋养精子继而导致精子畸形。徐福松认为畸形精子症病位在睾丸和附睾，其著"内肾外肾学说"，徐福松认为"内肾"相当于西医学中的泌尿系统，"外肾"相当于"下丘脑－垂体－性腺轴"系统和外生殖器官。两者解剖上、生理病理上互相联系，"内肾、外肾"是肾其物质功能作用的基石，而肾阴肾阳是其具体的运用和体现。

湿热下注也是导致精子畸形的一个重要原因。嗜食肥甘厚味、辛辣炙煿之品，而致湿热内生，或外感湿热毒邪侵袭于下焦，皆可导致湿热蕴结于睾丸，熏蒸精窍，继而精道阻滞，精气失充，精子畸形。徐福松认为，畸形精子症患者的精子，以头部畸形偏多，呈现出"呆头呆脑"等怪状外形，怪病多由痰瘀作祟，本病亦可责之于痰瘀。

治疗上，畸形精子症应先辨虚实，再辨阴阳。徐福松教授认为本病多见虚证，畸形精子症患者多伴有腰膝酸软、头晕健忘、阳痿早泄等肾虚症状，因而治疗应以补肾生精为主，而根据阴阳偏衰的不同，分别可采取温阳补肾、滋阴降火的治疗原则。辨证属于实证者，常见会阴部潮湿、少腹会阴部疼痛、排尿不畅、尿道灼热感等症状，治疗上以清利湿热为主，同时针对痰瘀作祟，治疗上还应灵活应用化痰、活血类药物。

精子的生成由先天之精和后天之精共同作用充养，因此除了注重肾中阴阳精气以外，还应注意到后天之精的充足。脾胃为后天之本，化生后天之精，因此治疗上还应注意调养脾胃。

2. 典型医案

典型医案一：

患者，男，30岁，2011年11月24日初诊。现病史：患者自诉婚后4年不育，曾做2次试管婴儿均未成功。在南京某机构检测精液常规，结果提示精子计数24.9×10^6/mL，活动率为58%，活力可，精子畸形率为94%。查体：双侧睾丸20 mL，无精索静脉曲张。现症见：平素可见腰酸膝软，易疲倦，纳谷欠佳，稍食油腻之物即易便溏，小便清冷，舌淡胖，苔薄，脉细。西医诊断：畸形精子症。中医辨证：脾肾不足证。治法：补脾益肾。处方：予以水陆二仙丹加味。金樱子10 g，芡实10 g，猪苓10 g，茯苓10 g，炒薏仁30 g，鸡内金10 g，车前子30 g（包煎），川续断10 g，石菖蒲5 g，乌药10 g，焦三仙10 g，山药20 g，补骨脂10 g，炙黄芪10 g，紫河车3 g。水煎服，14剂，每日1剂，分2次温服。

复诊：2012年3月6日。诉用药后精神明显好转，纳食较前稍好转，二便尚可，舌淡苔薄，脉细。查精液常规，提示精子密度26.8×10^6/mL，成活率为75%，活力可，精子畸形率为84%，较前明显好转。续以前方加仙灵脾10 g，再服14剂，以巩固疗效。

按：精子的正常产生，依赖肾中先天之精的充足和后天水谷精微的充养，肾为先天之本，肾中精气充足是精子生成以及保持正常形态和运动活力的基础。肾中阳气是一身阳气之根，肾阳的温煦是精子生长发育的动力。脾胃为后天之本，气血生化之源，共同化生后天水谷之精以充养先天。方中金樱子、补骨脂、川续断、紫河车补肾填精；芡实、炙黄芪、山药益气健脾；猪苓、茯苓、炒薏苡仁、石菖蒲、车前子健脾化湿；乌药、焦三仙、鸡内金理气健脾。诸药合用，共奏先后天之功。

典型医案二：

患者，男，35岁，2012年3月27日初诊。现病史：结婚4年余，夫妇同居且未避孕，女方始终未能受孕。3月27日于南京某机构检测所行精液常规检查示精子密度26.7×10^6/mL，前向运动精子为35.5%，非前向运动精子为25.1%，快速前向运动精子为13.8%；精子畸形率为99%；精子DNA碎片化指数为9%。查体：双侧睾丸18 mL，无精索静脉曲张。

现症见：平素自觉阴囊潮湿，时感腰酸乏力，纳寐可，二便尚可，舌红，苔薄黄微腻。西医诊断：畸形精子症。中医辨证：湿热下扰精室。治法：清化湿热，补肾导浊。处方：优精汤加减。萆薢 10 g，菟丝子 10 g，石菖蒲 3 g，茯苓 10 g，牡蛎 10 g，川续断 10 g，车前子 15 g（包煎），沙苑子 10 g，怀山药 10 g，白茅根 30 g，制首乌 10 g，生黄芪 10 g，丹皮 10 g，皂角刺 6 g。水煎服，14 剂，每日 1 剂，分 2 次温服。

复诊：患者诉阴囊潮湿较前明显好转，仍偶有腰酸乏力，之后 3 个月以该方为主方加减进行治疗。2012 年 7 月 19 日，患者复诊时诉爱人已怀孕。

按：精子的成形和成熟在睾丸和附睾，湿热下扰，精子成长环境受到影响，从而精子畸形。本案辨证属于湿热下扰精室，方中生黄芪益气扶正；川续断、菟丝子、沙苑子、制首乌补肾生精；山药、茯苓、萆薢、车前子、石菖蒲健脾化湿导浊；白茅根清热解毒；丹皮凉血化瘀；皂角刺解毒活血；生牡蛎滋阴化痰。诸药合用，共奏清化湿热、补肾导浊之功。

典型医案三：

患者，男，34 岁，2012 年 5 月 30 日初诊。现病史：自诉结婚 3 年，求嗣未果。患者平时腰膝酸软，气短懒言，失眠多梦，口干，纳尚可，二便尚调，舌红苔少，脉细数。5 月 30 日精液检查提示精子密度 7×10^6/mL，前向运动精子率为 13.1%，非前向运动精子率为 14.6%，快速前向运动精子率为 2.2%；精子畸形率为 89.1%，精子 DNA 碎片化指数为 18%（正常值应小于 10%）。查体：双侧睾丸 15 mL，左侧精索静脉可见轻度曲张。西医诊断：畸形精子症。中医辨证：肾阴不足证。治法：益肾填精，养阴活血。处方：聚精枸橘汤化裁。生黄芪 10 g，黄精 10 g，生地 10 g，熟地 10 g，南沙参 10 g，北沙参 10 g，天冬 10 g，川牛膝 10 g，怀牛膝 10 g，茯苓 10 g，麦冬 10 g，枸杞子 10 g，功劳叶 10 g，全枸橘 10 g，水蛭 10 g。水煎服，28 剂，水煎服，每日 1 剂，分 2 次温服。

复诊：服药后患者诉腰酸膝软明显好转，睡眠明显改善，口干较前亦减轻。前方效，遂以前方为主方加减后服用 3 个月。

三诊：2012 年 10 月 20 日复查精液，精子密度 1.5×10^6/mL，前向运动精子率为 18.4%，非前向运动精子率为 30%，快速前向运动精子率为 8.1%，精子畸形率为 83.1%；精子 DNA 碎片化指数为 4%。可见各项指标均有改善。

按：《内经》有云"阳化气，阴成形"，肾阴亦称真阴，为精液产生的物质基础，肾阴不足则精子的产生没有足够的物质基础，不能正常生长发育而畸形。本例辨证为肾精不足气阴两虚。方中黄精、生地、熟地、南沙参、北沙参、麦冬、枸杞补益肝肾，养阴填精；黄芪、川牛膝、怀牛膝、水蛭补气活血；功劳叶清虚热；茯苓健脾化湿，防止滋阴药碍胃；枸橘引药下行于精窍，共奏益肾填精、养阴活血之功。

3. 特色疗法

徐福松治疗畸形精子症大法有补肾导浊、活血化瘀、清热利湿、健脾补肾等。由于很多患者就诊时并无典型的临床表现，仅从检查结果显示精子畸形率高，难以从病症表现上进行辨证。针对这种情况，徐教授常从痰瘀治疗，处方可用温胆汤、红白皂龙汤加减治疗。徐教授亦常用子类药物，子类药多归于肾经，且其富含脂类、微量元素，在精子发生、成熟、获能等过程中均可获益。除却药物治疗，徐教授认为患者应避免久坐，戒烟戒酒，避免高温、有毒、放射性环境。

4. 经验方

（1）水陆二仙丹加味。处方：金樱子 10 g，芡实 10 g，猪苓 10 g，茯苓 10 g，炒薏仁 30 g，鸡内金 10 g，山药 20 g，车前子 30 g（包煎），川续断 10 g，石菖蒲 5 g，乌药 10 g，焦三仙各 10 g，补骨脂 10 g，炙黄芪 10 g，紫河车 3 g。

（2）优精汤。处方：萆薢 10 g，菟丝子 10 g，石菖蒲 3 g，茯苓 10 g，牡蛎 10 g，川续断 10 g，怀山药 10 g，车前子 15 g（包煎），沙苑子 10 g，白茅根 30 g，制首乌 10 g，生黄芪 10 g，丹皮 10 g，皂角刺 6 g。

（3）聚精枸橘汤。处方：生黄芪 10 g，黄精 10 g，生地 10 g，熟地 10 g，南沙参 10 g，北沙参 10 g，天冬 10 g，麦冬 10 g，枸杞子 10 g，功劳叶 10 g，川牛膝 10 g，怀牛膝 10 g，茯苓 10 g，全枸橘 10 g，水蛭 10 g。

王久源治疗畸形精子症致不育经验

1. 辨证论治特色

王久源认为男性不育首先可分虚实。虚证主要责之于肾，肾精亏虚是其基本病机，肾精亏虚则精液化生乏源，化生受阻，精液弱少，导致不育，从肾论治，需先辨别阴阳，根据其阴阳虚损，加以调补。实证主要与湿热、瘀血有关，两者相杂，阻扰精室，影响精子的生成发育和获能，因而精液异常，针对其病理因素，可采用"清源、洁流"的治法。中医并没有畸形精子症的专论典籍，结合现代科学的相关研究，王久源认为畸形精子症也可从虚、实两个方面来论治。实证可分外感与内伤，嗜食辛辣、烟酒等不良习惯导致内生湿热，外感则多责之于湿热内侵，不论内伤外感，其病理产物均可阻扰精室，致使精液生成输布不畅，阻滞精血，湿热与瘀血相搏结，导致本病。虚证则可分阴阳论治，房劳过度、内伤劳倦可致阴液亏虚，使精子化生乏源；肾阳虚影响温煦功能，不能温养使得精子生成失去推动力，"寒冰之地，不生草木，重阴之渊，不长鱼龙"。不论虚实，均可导致精室受扰，精子发育异常出现畸形。王久源还指出畸形精子症病机实证多于虚证，且实证常以会阴部胀痛为主要症状，多伴有睾丸炎、精囊炎、前列腺炎等疾病。

2. 典型医案

患者，男，41 岁，2007 年 11 月 20 日初诊。主诉：患者自诉结婚 5 年不育，会阴部胀痛不适，阴囊潮湿，尿频、尿急、尿道灼热感，大便尚可。既往有吸烟史，每天一包，喜欢饮酒，好久坐，平时每天使用电脑 6 ～ 8 小时。舌质红，脉濡数。精液检查：精子密度 $51.87 \times 10^6/mL$，a 级精子为 0，b 级精子为 1.24%，形态正常精子为 15%。西医诊断：畸形精子症。中医诊断：不育。辨证：湿热瘀阻证。治法：清热祛湿活血。处方：苍术 15 g，黄柏 15 g，川牛膝 30 g，生薏仁 30 g，姜黄 15 g，刺蒺藜 15 g，丹皮 10 g，败酱草 30 g，黄精 15 g，丹参 15 g，桃仁 10 g，红花 10 g，赤芍 15 g。

一诊服药 14 剂后，患者自觉会阴胀痛较前明显缓解，仍有尿频、尿急、尿道灼热感，阴囊潮湿较前稍缓解。效不更方，前后服药总计 75 剂，后复查精液常规检查，密度 $30 \times 10^6/mL$，a 级精子为 26%，b 级精子为 24%，形态检查正常精子为 30%。

按：患者由于长期的不良生活习惯导致湿热内生，影响精子生成、发育、储存、输送，而导致精子受到损害而畸形，辨证属于湿热瘀阻，予以清热利湿活血法治疗，从而改善精子生成环境，达到治疗畸形精子的目的。

3. 特色疗法

王久源教授治疗少弱畸形精子症的治疗大法有二：一是清热利湿，方用四妙散加减，常加用白花蛇舌草、红藤、败酱草、土茯苓、黄精、鱼腥草等清热解毒利湿，可用于湿热下注导致的畸形精子症；二是活血化瘀，常用当归、生地、红花、赤芍等活血，川芎、柴胡、枳壳、桔梗等理气，可用于气滞血瘀络阻导致的畸形精子症。

4. 经验方

（1）四妙散加减：苍术、牛膝、黄柏、薏苡仁、鱼腥草、白花蛇舌草、红藤、败酱草、黄精、土茯苓。

（2）血府逐瘀汤加减：当归、生地、桃仁、红花、赤芍、川芎、柴胡、枳壳、桔梗、川牛膝、甘草、丹参、葛根。

贺菊乔治疗畸形精子症致不育经验

1. 辨证论治特色

特发性少弱畸形精子症在男性不育症中最为常见，贺菊乔认为其发病以本虚为主，天癸不足是病机关键，治法以调治"肾－天癸－肾子轴"为要。由于"肾－天癸－肾子轴"的任何环节出现异常，都可能导致男性不育，其中肾的异常有阴阳亏虚，天癸的异常有至与竭，肾子的异常有睾丸的各种病变。作为该轴的中心环节，治疗"肾－天癸－肾子轴"的关键在调天癸。而"肾－天癸－肾子轴"的调控与肝、脾、肾三脏密切相关，疏肝、健脾、补肾便成为调治天癸的重要治法。贺菊乔认为调补天癸不能简单等同于补肾治法，传统补肾喜用血肉有情之品，如鹿茸、鹿胶、海马、海龙、黑蚂蚁、雄蚕蛾、龟胶、龟板、紫河车等药性较峻烈之物，且药量偏重。而调补天癸类中药有其自身的特点：多归肝、脾、肾经；味甘而药性较平和；多为植物药，药用部位一般是果实种子。临床常用的有熟地黄、山茱萸、山药、制首乌、淫羊藿、巴戟天、肉苁蓉、菟丝子、补骨脂、韭菜子、沙苑子、杜仲、锁阳、益智仁、黄芪、黄精、枸杞子、墨旱莲、女贞子、桑椹等。

贺菊乔认为肾子作为肾之外候，具备生精、藏精、排精三大生理功能。在"肾－天癸－肾子轴"中，肾子为天癸的直接作用靶点，在调补天癸生精养精的同时，应注意辅之以固精、通精治法。天癸的至与竭有赖于肾的分泌、脾的长养、肝的疏泄，故补肾、健脾、疏肝分别可以调补、调固、调达天癸。所以，调治"肾－天癸－肾子轴"组方的特点有三：阴阳并补，肝脾肾同求；药量不宜过大；生发、固秘、通利三法齐用。生发之法即补肾以调补天癸，固秘之法临床常用金樱子、莲子、五味子、覆盆子、芡实等药，通利之法临床常用茯苓、车前子、牡丹皮、泽泻、牛膝等物。

2. 典型医案

患者，男，32 岁，工程师，2012 年 11 月 9 日初诊。主诉：婚后 2 年不育。患者自诉结婚 2 年，性生活规律且未行避孕措施，女方行相关检查未见明显异常。现症见：阴茎勃起不坚，偶可见腰酸背痛，无明显畏寒发热，食欲尚可，小便频多，大便可，夜寐安。舌淡胖，苔白，脉沉细。生殖系彩超、抗精子抗体、性激素等检查均无明显异常。前列腺液常规检查：

WBC 0 ～ 3 个 /HP，LP（++）。精液常规：精液量 3.3 mL，液化时间 <30 分钟，a 级精子为 2.24%，b 级精子为 10.15%，精子活动率为 32.81%，精子密度 21.7×10^6 mL，正常形态精子率为 63.54%。西医诊断：特发性弱精子症。中医诊断：不育。辨证：肾虚精弱证。治法：益肾生精，调补天癸。处方：益肾生精汤加减。熟地黄 15 g，山茱萸 10 g，菟丝子 20 g，制首乌 15 g，淫羊藿 15 g，紫河车 9 g，巴戟天 15 g，枸杞子 15 g，桑椹 15 g，女贞子 20 g，墨旱莲 15 g，当归 15 g。

二诊：服上药 14 剂后，患者诉仍偶有腰酸背痛，阴茎勃起较前稍改善，但仍勃起欠佳，小便基本正常，余无特殊不适，舌淡，苔白，脉细弱。效不更方，继续以前方治疗。

三诊：15 天后，患者诉腰酸背痛较前明显缓解，阴茎勃起可正常勃起，余无特殊不适，食欲可，夜寐安，大小便正常，舌淡红，苔白，脉细弱。后续守方再服 2 个月。后随访患者，诉其妻于 2013 年 12 月足月产下一子。

按：在生殖方面，人生命来源与父母之精两精相搏，凝聚为受精卵，需要先天之精的充养，本案中患者辨证属于肾精虚弱，则产生精子的物质基础不足，阴精不足则化生乏源，在《难经》云"积者，阴气也"，《素问》曰"积阴为地"，在人体中的阴气是凉润、敛聚作用并且趋向极细微的物质和一种能量，如精血津液等有形之物的统称，因此治疗上予以补肾填精。

3. 特色疗法

贺菊乔治疗该病以调治"肾 – 天癸 – 肾子轴"为要，伴有性功能减退、腰膝酸软等肾虚症状者，常用益肾生精汤，益肾生精，调补天癸；伴有少气懒言、面色萎黄等脾虚症状者，常用益气生精汤，健脾益气，调养天癸；伴有情志抑郁、心烦少寐等肝郁症状者，常用柴芍衍宗汤，疏肝行气，调达天癸。

4. 经验方

（1）益气生精汤：黄芪 15 g，黄精 15 g，白术 15 g，山药 15 g，党参 15 g，茯苓 10 g，菟丝子 15 g，女贞子 15 g，墨旱莲 10 g，枸杞子 15 g，金樱子 10 g，桑椹 15 g。

（2）益肾生精汤：熟地黄 15 g，山茱萸 10 g，制首乌 15 g，淫羊藿 15 g，巴戟天 15 g，紫河车 9 g，桑椹 15 g，菟丝子 20 g，枸杞子 15 g，女贞子 20 g，墨旱莲 15 g，当归 15 g。

参考文献：

［1］唐志安，景涛，欧桌荣，等.徐福松教授治疗精子形态异常不育的临床经验 [J].南京中医药大学学报，2013，29（6）：588-590.

［2］于月书.王久源教授男科学术思想研究 [D].成都：成都中医药大学，2009.

［3］朱文雄，杨晶，袁轶峰，等.贺菊乔教授辨治特发性少弱畸形精子症经验 [J].南京中医药大学学报，2017，33（2）：177-179.

（路小轩）

第六章　国医名师诊治女性不孕症绝技

❖ 第一节 ❖ 月经不调致不孕的典型医案与特色疗法

朱南孙治疗月经先期致不孕经验

1. 辨证论治特色

朱南孙教授的主要学术特点有乙癸同源，肝肾为纲；注重冲任，责在通盛；衷中参西，力求实效；处方精专，善于变通。调经思路又有补益肝肾调理冲任、理气养血固护脾胃、从合守变燮理阴阳等。她从肝肾同源及冲任隶于肝肾这一生理特征出发，认为肾为脏腑之本，十二经之根，藏精主胞胎，而肝藏血主疏泄，肝肾同居下焦，相火寄于肝肾，前人谓"肝肾乃冲任之本"。朱氏先父小南先生将冲任与脏腑、气血、其他经络的生理、病理关系结合起来，而且详细总结了冲任二脉的常用药物。

朱南孙教授根据《黄帝内经》"所胜平之，虚者补之，实者泻之，不虚不实，以经取之"及"谨察阴阳所在而调之，以平为期……"的论述，总结出"从、合、守、变"四法平衡阴阳治疗原则。"从"，反治也。例如，寒因寒用、热因热用、通因通用、塞因塞用；经少、经愆、乳少、经闭，病似静闭，应以动药通之、导之，然审证属精血不足、元气衰惫，宜以静待动，充养精血，调补元气，"血枯则润以养之"亦即以静法治静证。"合"，兼治也。病有夹杂，动静失匀，虚实寒热兼见，制其动则静益凝，补其虚则实更壅。如治血瘀崩漏不止，以通涩并用法调治，仙鹤草配益母草，通涩并用。"守"，恒也。对病程较长，症情复杂的慢性疾患，辨证既确，坚证守方，用药勿责近功，缓缓图治，以静守待其功。如治血枯之虚型闭经，宜以静治静，证不变，守法守方，以补充经源为先，待经血充盈，出现乳腹作胀等行经之兆时，因势利导，经遂自通。"变"，变通也。即治法视症情转变，用药需根据疾病的不同阶段，灵活应用。如治实证痰湿阻络型闭经，首当化痰疏络，以动解凝，待湿化痰除，地道得通，而经转量每涩少，盖邪既已去，正必受损，气血虚亏，当即转为调补气血，静待动，而济其源，则经自调。朱南孙教授在继承先父学术经验的基础上对冲任虚损的病因病机、选方用药方面加以完善，如久婚未孕，胞脉阻滞，勿忘气虚鼓动无之因，治以补气通络；房事不慎，热瘀交阻，冲任阻塞，又宜弩热化瘀，疏理冲任。审因论治，每每奏效。

朱南孙教授辨证用药多体现这些特点，如在柴胡、淡芩、广郁金、青蒿、夏枯草等疏肝、清肝方中，常配以女贞子、桑椹子、枸杞子、川断、寄生等益肾之品；在滋补肝肾方中少佐青皮、川楝子等疏达肝气之药，并且强调肝肾在月经周期中的作用，经前肝气偏旺偏重于疏肝理气调经；经后肾气耗损着重补源以善其本。为此朱南孙教授常嘱后学："此类药物貌似平常，权衡却在因人因时之宜。"她还将补充冲任和疏理冲任药分类组合，分别施用于月经周期的各个阶段，如不孕症，经间期以巴戟天、肉苁蓉、仙灵脾、枸杞子、菟丝子等以温养冲任，经前期以柴胡、香附、路路通、婆罗子等疏理冲任。

2. 典型医案

典型医案一：

患者，女，27 岁。1992 年 9 月 2 日初诊。现病史：14 岁月经初潮，次年起经行量多，2 年后又恢复正常。1990 年起经转提前，每 3 周 1 行，经量偏多。末次月经（last menstrual period，LMP）8 月 31 日，为先期 9 天而转，量少色暗，乳房微胀，大便溏薄。舌质红，苔薄腻，脉细软。辨证：脾肾不足，冲任统摄乏力。治法：健脾益肾，调理冲任。处方：焦潞党参 12 g，焦白术 9 g，炒怀山药 12 g，补骨脂 9 g，椿根皮 12 g，煨肉果 12 g，桑寄生 12 g，桑螵蛸 12 g，海螵蛸 12 g，芡实 9 g，莲须 9 g，玉米须 20 g，焦楂炭 12 g，7 剂。

二诊：1992 年 9 月 9 日。经行 9 天方净，经量初少后为中量，伴腹痛隐隐，大便溏薄，日 1 ～ 2 次，纳可。脉细软，舌暗偏红，苔薄腻。脾肾气虚，冲任统摄乏力。治宜健脾益肾，统摄冲任。处方：焦潞党参 15 g，焦白术 9 g，炒怀山药 12 g，补骨脂 9 g，椿根皮 12 g，赤石脂 12 g，禹余粮 12 g，牛角腮 12 g，煨金樱子 12 g，玉米须 12 g，芡实 9 g，莲须 9 g，7 剂。

三诊：1992 年 9 月 16 日。药后便溏转实，但时而反复，神疲乏力。舌边尖红，苔薄，脉细软。治宗原法。处方：焦潞党参 12 g，焦白术 9 g，炒怀山药 12 g，补骨脂 12 g，椿根皮 12 g，菟丝子 12 g，煨金樱子 12 g，芡实 9 g，莲须 9 g，玉米须 20 g，海螵蛸 12 g，制狗脊 12 g，14 剂。

1 个月后复诊，经期已准，经量中等，且纳可便调，而予健壮补力膏调治，以资巩固。

按：其经者常候也，每月如期一至，太过不及均为不调。古人均认为"阳太过则先期而至，阴不及则后时而来"。不尽然，亦有责之脾虚者。本案患者禀赋不足，脾气素虚，经常便溏，脾气不足，肾气亦虚。脾主统血，肾主封藏，故脾肾均虚则封藏失职经水不及期而行，治当健脾益肾，统摄冲任，调治 3 次，周期已准，后予健壮补力膏常服，以资巩固。

经典医案二：

何某，女，28 岁，结婚 1 年余，未避孕半年未孕，于 2008 年 3 月 12 日初诊。15 岁初潮，经期 6～7 天，周期素来先后不定，一两个月一行，量中等，时有痛经。2007 年 10 月 19 日医院查 B 超示：双卵巢多囊样表现，未见成熟卵泡，予达英 -35 治疗，患者未服用。未见月经：2008 年 1 月 6 日，量中等，6 天净，BBT 双相（不典型），近日有爬升，脉弦细，舌偏红，苔薄黄腻少津，证属肝旺肾虚，精血衰少，治拟养肝益肾，调理冲任。处方：当归 15 g，白术 9 g，白芍 9 g，生地 9 g，熟地 9 g，枸杞 12 g，女贞子 12 g，菟丝子 12 g，川续断 12 g，杜仲 12 g，狗脊 12 g，桑寄生 12 g，青皮 6 g，柴胡 6 g，水煎服。

4 月 2 日二诊：未见月经：3 月 19 日，量畅，无腹痛，略感乳胀，经后无不适，同房也未出现异常分泌物，脉细软，舌暗，边尖红，苔薄腻少津，仍属肝肾不足，精血衰少，拟补肾益气，养血调经。处方：当归 12 g，生地 9 g，熟地 9 g，白术 9 g，白芍 9 g，枸杞 12 g，女贞子 12 g，菟丝子 12 g，巴戟天 12 g，仙灵脾 12 g，黄精 12 g，石楠叶 9 g，石菖蒲 9 g，水煎服。

4 月 16 日三诊：未见月经：3 月 19 日，周期将近，BBT 上升 4 天，已有乳胀行经预兆，昨日突发吐泻，未服药已愈，略有腹胀，脉弦细，舌暗尖红，苔薄腻少津，治拟健脾和胃，益气养血调经。处方：焦党参 12 g，焦白术 9 g，广木香 6 g，陈皮 6 g，茯苓 12 g，砂仁（后下）3 g，制香附 12 g，川棟子 12 g，当归 20 g，熟地 12 g，川芎 6 g，水煎服。

4 月 30 日四诊：未见月经：3 月 19 日，BBT 上升 8 天未降，查尿 HCG（＋），无不适，脉细数，舌暗偏红，苔薄腻少津，拟益气养血安胎。处方：太子参 6 g，白术 9 g，白芍 12 g，陈皮 6 g，川续断 12 g，杜仲 12 g，桑寄生 12 g，菟丝子 12 g，苎麻根 20 g，南瓜蒂 12 g，水煎服。

按：本患者在外求诊半年有余，外院诊断为多囊卵巢综合征，并予西药治疗，患者考虑到西药有诸多副作用，遂转求中医药治疗。朱师首诊便以养肝益肾调经的原则对其进行治疗，在四物汤的基础上加入大量补肾药物，并佐以青皮、柴胡以疏肝气，体现了朱师"治肝必及肾、益肾须疏肝"的治疗理念。待氤氲期，则在原方的基础上加入巴戟天、仙灵脾、石楠叶、石菖蒲等温肾阳、促排卵的药物。三诊时患者有吐泻的症状出现，恐其脾胃虚弱，不胜药力，故予参苓白术散合四物汤加行气疏肝之制香附、川楝子，一则顾护脾胃，二则经期将近，予中药微微推动气血，以期其经水能得以按期顺畅排出，不想药后当月即受孕，堪称如桴应鼓。

3. 特色疗法

朱南孙教授认为经水越早，古人每归之于热，如朱丹溪谓"经水不及期而来者血热也"。因为血热则迫血妄行，经水也就超早而来。尚可以证明这机制的，如妇人生热病，身热持续不解，经水也会超早 3～4 日而来，在临床上颇多见，说明热能动血而催经水早期。医者需辨别经水早期实热、虚热。突然超前而经水有浓厚秽臭气味，并伴有带下者，多属前者；经常超前而经水色淡，无秽臭气味，体虚而有内热，多属后者。再同其他兼证、脉象、舌苔参照一同辨别。治疗的原则，虚热着重在虚，归、地、芍、玄参等固在常用之例，此外可再加地骨皮、蒿、薇等清虚热药。如量多者则补气药参、芪亦宜酌量加入，阿胶、地榆、赤石脂能制止经量、临经时亦可加 1～2 味。实热者，宜于生地、白芍、丹皮、丹参等药中，加入川柏、黄连安心清热即可，如兼有带下的，经净后必须继续治带，往往带下痊愈，经水情况无须服药也能恢复正常。

4. 经验方

补肾调经汤。组成：熟地黄、菟丝子各 25 g，续断 15 g，党参 25 g，炙甘草 10 g，白术 15 g，制首乌 30 g，枸杞子 15 g，金樱子 20 g，桑寄生、黄精各 25 g，鹿角霜 15 g，益智仁 10 g。补肾调经。用于月经不调。

班秀文治疗月经后期致不孕经验

1. 辨证论治特色

班秀文治疗月经不调导致不孕进行辨证论治必探求病机，追本溯源，其认为月经不调应注重调补肝肾，从肾治经，培其不足，不伐其有余；从肝论治，尤重疏肝柔肝；从奇经论治，注重奇经与肝肾的密切关系；注重调理气血，健脾充源；善用活用经方，常用逍遥散、四物汤、当归芍药散；用药甘润平和精专，顾护脾胃，喜用花类药；注重壮医药物的推广使用。总之，对于月经不调的治疗，班秀文着眼于气血，归根于脏腑，尤以肝、脾、肾为要。因此，其病机是以脾肾虚损为本，湿热、血瘀为标，标本相兼为患，终致生殖之精虚损造成不育。重视脾肾功能的调理，应是治疗本病的关键，所以治疗时以健脾益肾为主，佐以清热利湿、活血化瘀。

在用药上，班秀文用药和缓，气血为要；用药精专，顾护脾胃；调经止痛，理气疏肝。药类配伍：①配伍补虚药以补气药、补血药为主。常用的补气药有党参、淮山、白术、黄芪、大枣、太子参、扁豆等；常用的补血药有当归、白芍、熟地、首乌、阿胶等。②配伍活血化瘀药以活血调经药和活血止痛药为主。常用的活血调经药有益母草、鸡血藤、丹参、牛膝、茺蔚子、泽兰、桃仁、王不留行、凌霄花、红花等；常用的活血止痛药有川芎、延胡索、郁金、没药、姜黄、五灵脂等。③配伍解表药班秀文最常用的有发散风寒的荆芥、桂枝、防风、苏叶，以及发散风热的柴胡、薄荷、桑叶等。④配伍利水渗湿药，常用的有利水消肿的茯苓、泽泻、薏苡仁等，利尿通淋的通草、车前子等，其中班秀文使用茯苓与通草最为频繁。⑤配伍理气药常用的有香附、枳实、陈皮、川楝子、甘松、佛手花、台乌等。⑥配伍清热药常用的有清热泻火的夏枯草、栀子、谷精草，清热燥湿的黄柏、黄芩，清热解毒的连翘、忍冬藤、马鞭草、马勃，清热凉血的牡丹皮、生地、赤芍、地骨皮等。

2. 典型医案

典型医案一：

患者，女，26岁。现病史：结婚4年不孕，长期经行错后，量少，色淡，经中及经后少腹、小腹胀痛，腰脊坠胀。平时带下色白质稠。胃纳可，二便调。脉沉细迟，苔白润，舌上有齿痕。辨证：湿浊郁滞，阻遏生机。治法：健脾燥湿，养血调经。处方：当归9g，白芍9g，川芎6g，茯苓15g，白术9g，泽泻9g，胆南星9g，法半夏9g，陈皮5g，益母草9g，淫羊藿9g，甘草3g。每日水煎服1剂，连服6剂。

二诊：上述症状明显减轻。再以前方加减治疗1周诸证皆除。3个月后电话随访告知其妻已孕。

按：本案经行错后，带下量多色白，此属湿浊为患，愈久则阻滞运化，故采之健脾燥湿之法，方选用《金匮要略》当归芍药散加味治之，又云患者久病体虚，用药需补益肝、肾、脾脏，从本论治，补中寓通，加入法半夏、淫羊藿等。

典型医案二：

患者，女，31岁，1987年7月10日初诊。主诉：结婚5年，双方共同生活，迄今不孕。现病史：1982年结婚至今5年，双方共同生活，迄今不孕。经行错后，量少色淡，有时夹紫块，经期少腹、小腹憋痛，腰脊胀痛，平时带下量多，色白质稠，阴痒，胸闷，时泛恶欲呕，纳呆，大便溏薄，小便一般，脉沉细弦。苔白腻，舌质淡嫩，体质肥胖，面色苍白。末次月经为6月1—3日。妇科行通水术提示双侧输卵管不通。西医诊断：原发性不孕症。中医辨证：阳虚宫寒，痰湿内阻，胞宫不通。处方：当归芍药散加减。鸡血藤15g，当归12g，川芎9g，赤芍15g，白术15g，苍术15g，土茯苓15g，益母草18g，艾叶9g，槟榔9g，桂枝9g。每日清水煎服1剂，连服10剂。

二诊：1987年7月22日。上方服后，阴道不痒，带下正常，但经行仍错后，量少，色稍红，脉沉细，舌淡苔白。处方：仍守上方，去槟榔、土茯苓，加黄芪20g、路路通15g、急性子15g。每日1剂，连服10剂。

三诊：1987年8月1日。经行周期基本正常，色红，量较上月多，但经期少腹、小腹及腰脊仍胀痛，脉沉细弦，苔白，舌淡红。处方：以附子汤加味。制附子10g（先煎），茯苓10g，白术10g，党参15g，赤芍10g，王不留行15g，刘寄奴10g，穿破石15g，香附子6g。每日清水煎服1剂，连服10剂。

四诊：1987年8月12日。药后，无不适。脉沉细，舌淡苔白。处方：守上方，去王不留行、刘寄奴，加皂角刺10g，猫爪草10g。每日清水煎服1剂，连服10剂。

五诊：1987年9月1日。经行周期正常，色量一般，但经净后，腰脊稍感胀痛，脉细缓，苔薄白，舌质淡红。以温养肝肾善后。处方：当归10g，川芎 10 g，赤芍、白芍各 10 g，鸡血藤 20 g，菟丝子 15 g，蛇床子 6 g，茺蔚子 10 g，狗脊 10 g，杜仲 10 g，路路通 10 g。每日清水煎服 1 剂，守本方加减，连服 30 多剂而受孕，已于 1988 年生下一男孩。

按：经曰：血气者，喜温而恶寒，寒则涩而不行，温则消而去之。本案长期经行错后，量少色淡，经期少、小腹胀痛，面色苍白，舌淡而嫩，脉沉细，均为脾肾阳虚，寒凝气滞血瘀之象。一诊班老用当归芍药散去泽泻加鸡血藤、益母草养血行血，苍术辅白术燥湿健脾，艾叶、桂枝温通胞脉，槟榔行气消胀，诸药合用，养血调气，健脾燥湿，温通经脉，使冲任调和，经水如期。三诊重在温肾健脾以除痰湿之源，佐以行气通络，气道通畅则瘀血能除。五诊月经量、色正常后，转用温养肝肾法，少佐疏浚胞脉之路路通，补中寓行，使胞宫温暖，痰湿尽除，胞脉通畅。共服药 70 多剂以遂患者成人母之愿。

典型医案三：

患者，女，26 岁，1974 年 2 月 26 日初诊。主诉：结婚 4 年不孕。现病史：结婚 4 年余未孕。长期经行错后，量少，色淡，经中及经后小腹绞痛，腰脊坠胀。平时带下色白质稠。胃纳可以，大小便正常。脉沉细迟，苔白润，舌上有齿痕。妇科检查示子宫稍小，后倾。西医诊断：原发性不孕症。中医辨证：湿浊郁滞，阻遏气机。治法：健脾燥湿，养血调经。处方：当归 9 g，白芍 9 g，川芎 6 g，茯苓 15 g，白术 15 g，泽泻 9 g，制胆星 9 g，法半夏 9 g，陈皮 15 g，益母草 18 g，淫羊藿 9 g，甘草 3 g。每日水煎服 1 剂，连服 12 天。药后带下正常。

二诊：1974 年 3 月 17 日。经行，周期已对，但量仍少，色暗红，余无特殊感觉。脉细缓，苔薄白。拟转用补益肝肾，调养冲任之法。处方：菟丝子 15 g，枸杞子 10 g，覆盆子 10 g，车前子 10 g，五味子 5 g，女贞子 9 g，淫羊藿 9 g，当归身 9 g，黄精 15 g，山药 15 g，柴胡 5 g。水煎服，每日 1 剂。上方连服 10 剂。

三诊：1974 年 4 月 17 日。经行，量较多，色红，无不适，脉缓和，舌苔正常。现值经中，拟养血为先。处方：当归身 15 g，川芎 5 g，白芍 5 g，熟地黄 15 g，党参 5 g，黄芪 15 g，益母草 12 g，炙甘草 5 g。每日水煎服 1 剂，连服 3 剂。

四诊：1974 年 5 月 30 日。逾期 10 多天月经未潮，倦怠，厌食，脉细滑，为受孕之兆，暂勿服药，食养尽之。后果然顺产一婴孩。

按：湿瘀下焦，阻遏气机，以致胞脉不利，故带下量多而多年不孕，治之当以健脾化湿，调养冲任为主。首诊方中以茯苓、白术、泽泻、甘草健脾化湿，当归、川芎、白芍、益母草补血活血，理气化瘀。由于湿性黏腻，瘀则凝结，均能阻遏气血的流畅，导致湿瘀互结为患，故化湿与活血同用。化湿选用甘淡渗利之品，活血则补血化瘀并用，既能祛湿化瘀，又不损伤正气。又由于肝主生发，肾主生殖，二诊之后，选方用药侧重于滋补肝肾，调养冲任，使阴血充足，经脉畅通，自能妊娠。

3. 特色疗法

班秀文认为对于月经病的判断，不仅要看局部，也要注意整体，除了对月经的期、色、质、量的变化要有细致的了解外，还要考虑患者的全身脉证的情况，尤其是体质的强弱、肥瘦、黑白，更不应有所忽略。体质强者多呈阳证实证；体质弱者多呈阴证寒证。肥白之体，证多寒化、湿化；瘦黑之人，证多热化、火化。在治疗中尤为强调治病要求本，求本要调经，调经要顺气，顺气要疏肝；健脾和胃，以利经血之生化；滋补肾气，以固经血之根基等。

4. 经验方

疏肝活血桃红汤。组成：当归9g，川芎6g，生地黄12g，赤芍9g，桃仁6g，红花2g，益母草9g，柴胡5g，香附9g。疏肝理气，活血化瘀。主治经行错后，乳房及少腹胀痛，月经不调。

柴嵩岩治疗月经先后不定期致不孕经验

1. 辨证论治特色

柴嵩岩勤于实践，精于总结，形成了"柴嵩岩中医妇科学术思想及技术经验知识体系"。这套体系以"柴嵩岩女性月经生理"理论、"肾之四最"学说、"二阳致病"学说、"妇人三论"学说为理论核心，以顺应周期规律、顾护阴血津液、用药轻柔以克刚、调整气化功能、补肺启肾为临证思辨特点，以舌诊、脉诊经验为特色认证技巧。这一知识体系，完整而自成逻辑，分别在女性月经生理理论、中医病因病机理论、中医辨证思辨方法、舌诊脉诊认证技巧诸方面，充实、完善了现代中医妇科学理论。

柴嵩岩的最主要学术理论为"肾之四最"学说，即"肾生最先、肾足最迟、肾衰最早、肾最需护"，是柴嵩岩教授对女性不同年龄阶段的不同生理、病理特点的高度概括，与临床密切结合，对妇科临床疾病的诊治起着指导作用。"肾之四最"是在"肾之三最"（"肾生最先、肾足最迟、肾衰最早"）的基础上发展而来的。其中的"肾"，柴嵩岩解释为促使性征发育的肾气。如《灵枢·决气》"两精相搏，合而成形"，即肾精存在于胚胎形成之前，故言"肾生最先"。出生后得后天水谷精微滋养而充实，《素问·上古天真论》云"女子七岁，肾气盛，齿更发长；二七而天癸至，任脉通，太冲脉盛，月事以时下，故有子""三七""四七"时"肾气足"，即文中所言"三七，肾气平均，故真牙生而长极；四七，筋骨坚，发长极，身体盛壮"。虽然"肾生最先"，但促使性征发育的肾气要到"二七"才能在"天癸"的作用下"太冲脉盛，月事以时下"，故言"肾足最迟""五七，阳明脉衰，面始焦，发始堕；六七，三阳脉衰于上，面皆焦，发始白"。相对其他脏腑功能的正常运行，肾气"五七"即始衰，"七七"经水竭，故言"肾衰最早"。柴嵩岩通过深入理解经典理论，结合多年临床实践，形成了自己对"三最"的系统认识，借其"形"（文字），赋予其"神"（理论）和"体"（临床），并有所发展，用于概括女性一生不同年龄阶段的生理特点，以及该年龄段易患疾病的病因病机特点，并以此为依据进行临床组方。

"二阳致病"学说是柴嵩岩对妇科疾病阳明病机做出的重要补充。思想发展源自《素问·阴阳别论》云"二阳之病发心脾，有不得隐曲，女子不月"的论述。柴嵩岩以古籍研读结合临床感悟，提炼出阳明热毒侵入冲脉血海，燔烁阴血，导致月经失调的妇科疾病阳明病机。在治疗上，柴嵩岩改良了以瓜蒌治疗妊娠孕吐的方法，结合蒲辅周老师以石斛治疗阴虚闭经的经验，将血海胞宫冲任二脉的妇科疾病与阳明病机相联系，发展出清解阳明的妇科调经治法，为中医治疗高泌乳素血症等疑难疾病提供了临床思路。近年来，随着医学实践的发展，"二阳致病"学说在认识"下丘脑－垂体－性腺神经内分泌轴"疾病规律方面显现出新的应用前景。

"妇科三论"是柴嵩岩认识女性生殖系统生理功能和解释病理变化的方法论。"妇科三论"来源于对朴素日常生活的观察感悟，内容涉及与女性生殖系统生理功能关系密切的三大要素，即血海、胞宫、胎元，分别概括为"水库论""土地论""种子论"。"妇科三论"以形象的思维阐释了女性生殖系统的生理功能，有助于在妇科疾病复杂的病理中理清治疗思路，说明在妇科疾病中存在血海不足、胞宫（内膜）紊乱、卵子失活等病理层次，并论述了针对性的临床治疗方法，成为柴嵩岩临床治疗女性不孕症的主要辨证思想。

2. 典型医案

典型医案一：

患者，女，22岁，2007年3月31日初诊。主诉：间断不规则阴道出血6个月。现病史：患者月经初潮14岁，既往月经欠规律，8～10天/40～60天，量中，无痛经。半年前因紧张出现不规则阴道出血，3月10日开始少量阴道出血，至今未净，余无明显不适。舌嫩红，少苔，脉细滑数。辨证：阴虚内热。治法：滋阴养血，清热固冲。处方：生牡蛎20g，寒水石6g，旱莲草12g，白芍10g，黄芩炭10g，乌梅5g，大小蓟20g，茜草炭10g，女贞子15g，生地10g，香附6g，金银花12g。20剂，水煎服，每日1剂。

二诊：2007年4月28日。服药后阴道出血已净，纳眠可，二便调。舌淡，苔薄白，脉细滑。处方：生牡蛎15g，枸杞子10g，当归10g，旱莲草12g，太子参10g，莲须5g，侧柏炭12g，生黄芪10g，仙鹤草10g，大小蓟15g，金银花12g，益母草10g，川芎3g。20剂，水煎服，每日1剂（先服1周，月经第5天继服）。

三诊：2007年5月19日。患者末次月经为2007年5月11日，经量中等，经色略暗，小血块，无痛经。饮食、睡眠正常，大小便正常。舌淡，脉沉滑。处方：太子参15g，山药15g，覆盆子15g，旱莲草15g，百合12g，柴胡5g，郁金6g，地骨皮10g，莲子心3g，白术12g，白芍10g，益母草10g。20剂，水煎服，每日1剂。

按：患者青年女性，自月经初潮开始即月经后错，血海不能按时满溢，加之考试压力大，熬夜多，暗耗阴血，加重损伤，肝气不舒，郁久生热，热邪一则迫血妄行，而发崩漏，二则加重阴血之耗伤，使得阴血益虚。首诊时患者阴道出血已20余日未净，舌嫩红，少苔，脉细滑数，为阴虚内热之征，治疗当"急则治其标"，以滋阴养血，清固冲，以达"塞流"之效。二诊时患者阴道出血已净，但无排卵表现，舌质由红转淡，说明热象已解，苔薄白，说明胃气开始恢复，阴虚症状缓解。此时阴道出血已止，为"澄源、复旧"阶段。所谓"有形之血不能速生"，故此时酌情加黄芪、太子参益气，当归、枸杞子、川芎养血，但不忘患者近半年崩漏病情，目前尚无排卵，不可活血太过，以防再次出血，故方中佐以固冲止血，补而不滞，滋而不腻，清而不寒，行气而不降气，行血而不破血。三诊时患者恢复正常排卵和月经，脉见沉滑，说明阴血得复。此时以健脾补肾、养血疏肝为主，巩固治疗。

典型医案二：

患者，女，26 岁，2009 年 6 月 7 日初诊。现病史：患者 15 岁初潮，月经周期为 3～4 天 /30 天，血量中等，血色红。于 16 岁时离家外出，情绪不舒，并过度劳役，发现月经周期后错，2～3 个月一次，近两年来每隔 3～8 个月做一次人工周期。自觉 3 年多来经常胸闷急躁，心烦不安，神志恍惚，全身出汗，体力差，2 年来食欲亢进症状明显，有强烈的饥饿感，每顿进食 8 两至 1 斤半，食后即哭，不语，情绪极度压抑，睡眠不实，每过食即 1～2 天不进食，待症状稍缓和，又犯食亢。如此反复致不能正常工作。舌质红苔黄白，脉象沉细滑。辨证：心脾阴亏，胃热伤津，热溢血分，血枯。治法：清心开窍，滋脾胃，缓脏躁，除烦益阴，安神定志。处方：浮小麦 15 g，生甘草 10 g，沙参 30 g，远志 6 g，生牡蛎 30 g，川连 5 g，竹叶 10 g，天冬、麦冬各 10 g，百合 12 g，莲子心 3 g，合欢皮 10 g，杏仁 10 g。14 剂，每日 1 剂，早晚服。

前方加减半月后症状减轻，饮食睡眠基本恢复正常，1 个月后月经正常来潮，情绪舒畅，体力好，能照常工作。

按：该患者长期情绪不舒，又兼劳动量大，乃致阴亏阳亢心脾不足，导致胃中积热消谷善饥，消灼津液。又阳明为多气多血之经，冲任隶于阳明，今津伤阴亏无力充实血海，乃致血枯闭经。此外，每于过食之后，喜悲易哭，情绪抑郁，也是燥热伤阴，肝血不足之象，又受肺气所克之症，即脏躁之悲哭，悲动于中，心不得宁，症见睡眠不实，精神恍惚。由于血虚气热沸溢为汗，故症见多汗等。治用养心益阴、清热除烦之法，药用浮小麦、甘草、远志、生牡蛎、百合养心缓脏躁，安神定志，交通心肾；莲子心、川连、竹叶清心火除虚烦，解血分之邪热；杏仁、合欢皮、沙参、二冬滋阴除热，解郁疏利，开窍。

3. 特色疗法

柴嵩岩认为凡治女人之症（与女性生理相关之疾病），皆需了解并掌握女性肾气盛衰的规律，时时注重维护肾气，补益肾气，维持气血阴阳平衡，以维持月经生理与生殖机能正常。由此，相对于心、肝、脾、肺等其他脏腑功能，"肾最需护"。"柴嵩岩女性月经生理理论"，是以冲脉、阴血、肾气、脏腑功能相互关系为逻辑链条，以"肾之四最"理论为基本支撑的学术观点，是柴嵩岩辨证治疗妇科疾病的重要理论依据。基于此，柴嵩岩提出凡女人之症，皆不能离开女人之阴血问题，并提出："五脏六腑，皆可令女人月经病。"

五脏六腑功能正常，精血充盛，其有余之血注入血海（冲脉），冲脉有济而"月事以时下"。五脏六腑功能失常，精血不充，无有余之血下注血海，"冲脉无所济则无所溢"则致闭经。养护阴血的理论反映了柴嵩岩临证妇科病以阴血为本的证治思想，即阐释女性"阴常不足"之生理特点，辨证重视阴血不足之病理，论治注重滋养阴血之思路。

柴嵩岩临证遵循中医学古训，尊重人与自然的关系，强调因人、因地、因时不同及个性化因素辨证。她擅长治女性闭经病，治则以顺应周期、调养阴血为特点，注重调整气机与恢复气化功能。临证组方灵活、选药广泛、性味平和、药少力专，在现代中医妇科界别具一格。

4. 经验方

（1）柴嵩岩在临床上的常用补血药有熟地、当归、首乌、白芍、阿胶、龙眼等。柴嵩岩认为此品甘温质润，入肾，善滋补肾阴，填精益髓，其补阴、益精、生血之效较强。临床中常以当归与熟地配伍，因熟地滋阴益精而养血，其性静，当归补血而性动，生新血而走下，二者合用，动静相得，用于阴血不足者。

（2）常用的养阴药有北沙参、百合、麦冬、石斛、玉竹、黄精、枸杞子、墨旱莲、女贞子等。柴嵩岩认为女贞子补肾阴之力量较强，用于肝肾阴血耗伤的患者，不温不燥。与旱莲草合用，合为"二至丸"，滋补肝肾，填充血海。与黄芩合用清肝热，用治经前期紧张综合征或更年期综合征的患者。

（3）常用的补肾药有菟丝子、覆盆子、肉桂、杜仲、淫羊藿、蛇床子等。肉桂与熟地配伍柴嵩岩经常使用：熟地味甘，微温，补血养阴，填精益髓，在熟地滋阴养血的基础上，佐少量肉桂，以鼓动血海，活跃肾气，二药合用，取阴中有阳、阳中有阴、补而不滞之意。

夏桂成治疗经期延长致不孕经验

1. 辨证论治特色

经期延长一般是指月经周期基本正常，行经期超过7天，甚则淋漓达半月始净，连续发生于2个月经周期以上者。夏桂成认为经期延长需根据"7、5、3"数律确定。所谓超过7天为经期延长者，仅适用于女性月经周期演变"7"数律者。而女性月经周期演变，具有三种类型，即"7、5、3"数律。7数律，即经行7天干净，月月如此，很有规律。因此，经行超过7天，淋漓不净谓之经期延长。而5数律，行5天干净，经行超过5天，淋漓不净；

3 数律，经行 3 天干净，经行超过 3 天，淋漓不净者；均可称为经期延长。中医认为，经期延长的主要病机是肾虚血瘀，一般归纳为血瘀、血热、气虚三型。夏桂成另外增加了阴虚、痰湿两个证型，认为本病的主证型在于瘀热，且以血瘀更为主要。瘀热病变仅仅是标证，本质与肾虚肝郁、阴阳消长转化失常有关。肾虚则水不涵木，肝失疏泄，导致肝郁，此乃母病及子。肝郁极易化火，所以产生血热；肝郁又易致瘀，所以产生血瘀。而肾虚者，阴阳均有所不足，故既可致血瘀，又可致郁火性血热。至于气虚、阴虚、痰湿病变者，常为主证型中的兼夹证型，或为患者体质因素所致，反映了经期延长在出血期所特有的复杂性。由于肾阳不足，火暖土，运化不健，可出现脾虚气弱之证；肾阳不足，气化失司，水浊不运，也可出现痰湿内蕴之证。而肾阴不足，虚阳亢盛，似乎是阳之有余，其实为假阳肆虐，与心肝郁火有关，实质乃阴之不足，因而出现虚实寒热错杂证候。

血瘀证常夹肝郁化火的血热证，因此尚需合丹栀逍遥散意，可酌加钩藤、丹皮、炒山栀各 10 g，炒柴胡 6 g。血瘀是阴阳消长转化失常，特别是阳虚气滞，不能祛除胞宫内瘀浊所致，血得热则行，得寒则凝，欲祛其瘀，必当温阳，阳盛则瘀浊自化。故在化瘀方药中需佐补肾温阳药，如肉桂 3 g（后下）或艾叶 5 g 等。脾弱气虚者，应结合归脾汤治疗；出现痰湿者可结合越鞠二陈汤治疗。控制出血后，再予补肾调经法治疗，以恢复正常的月经周期节律。

2. 典型医案

典型医案一：

患者，女，28 岁，会计，2003 年 2 月初诊。现病史：患崩漏 2 年余，量少色淡如咖啡色，偶或紫黑如酱油，腹胀腰酸，头昏面萎，神疲纳差，小溲黄少，大便时干时溏，舌淡苔腻，脉弦细。B 超、宫腔镜等检查未发现器质性病变。月经史：15 岁，15 ～ 18 天 /20 ～ 90 天。生育史：0 — 0 — 0 — 0，结婚 2 年余不孕。辨证：先从血瘀论治。治法：清热化瘀、固经止血。处方：四草汤合加味失笑散。鹿衔草 30 g，马鞭草、茜草、益母草各 10 g，五灵脂（炒）、蒲黄（炒）、大蓟、小蓟、茯苓、川断、碧玉散、赤白芍各 10 g。

7 剂而血止，转从补肾调周论治，同时适当加入调理脾胃之品。经后期补肾养阴为主，归芍地黄汤中加入白术、砂仁、广木香、薏苡仁、焦山楂等品；经间期重在补肾助阳调气血以促排卵，用补肾促排卵汤，药用紫丹参、赤芍、白芍、山药、山萸肉、丹皮、茯苓、川断、菟丝子、紫石英、五灵脂各 10 g，广木香 9 g，红花、荆芥各 6 g；经前期重在温补肾阳，兼以疏肝，用毓麟珠合越鞠丸加减，药用熟地、赤芍、白芍、山药、丹皮、茯苓、川断、紫石英、五灵脂、制香附、制苍术各 10 g，广木香 6 g，砂仁 5 g；行经期重在疏肝调经，用越鞠丸合五味调经散加减，药用益母草 15 g，制香附、制苍术、五灵脂、泽兰叶、紫丹参、赤芍、丹皮、茯苓、川断、生山楂各 10 g，荆芥 6 g。如此调治半年后受孕，于 2004 年 6 月顺娩一男婴。

按：夏师认为久漏多瘀，先从血瘀论治，应清热化瘀、固经止血，脾胃为水谷之海，脾主运化，胃主受纳，脾胃以升降为序、以运化为能，脾胃功能正常，则气血生化有源，阴血下归血海而为月经。此患者阴虚血热血瘀，是以应用四草汤等清热化瘀、固经止血。7 剂之后加入白术、砂仁、薏苡仁等调理脾胃之品，使脾得运化。运用调周之法，经后期补肾养阴、经间期促排卵，经前期补肾疏肝，行经期疏肝调经，调整半年后得以受孕。

典型医案二：

患者，女，26 岁。主诉：未避孕未孕 3 年。现病史：平素月经规律，30～37 日一行，7 日净，量中等，色暗红，有血块，痛经，伴经前乳胀。平素自测基础体温高温期时相短，时有腰酸、心烦，带下量少，色白，纳寐可，大便软，小便调。曾查 B 超示子宫偏小。性激素：促黄体生成素 5.93 U/L，促卵泡生成激素 7.1 U/L，雌二醇 69.00 pg/mL，睾酮 0.23 pg/mL，黄体酮 6.25 pg/mL。子宫输卵管造影：双侧通畅。男方精液常规：未见异常。现症见：经周第 10 天，带下量中等，腰酸，纳寐可，二便调，舌淡红，苔白腻，脉细弦。辨证：肾阳虚为主，肾阴亦亏，兼心肝郁火血瘀。治法：滋肾调肝健脾。处方：滋肾生肝饮合香砂六君子汤加减。炒柴胡 6 g，牡丹皮 10 g，丹参 10 g，赤芍、白芍各 10 g，山茱萸 10 g，菟丝子 10 g，怀山药 10 g，续断 10 g，茯苓 10 g，广木香 9 g，陈皮 6 g，六一散 10 g（包煎），5 剂，每日 1 剂，水煎煮，早晚分服。

二诊：带下量稍多，略腰酸，服药后无特殊不适。经间期治以健脾滋阴，调气和血。处方：健脾促排卵汤加减。党参 10 g，赤芍、白芍各 10 g，牡丹皮 10 g，苍术、白术各 10 g，怀山药 10 g，菟丝子 10 g，续断 10 g，紫石英 10 g（先煎），木香 10 g，五灵脂 10 g，茯苓 10 g，佩兰 10 g，7 剂，每日 1 剂，水煎煮，早晚分服。

三诊：基础体温开始上升，腰酸较前缓解，纳寐可，二便调。治以补肾助阳疏肝。处方：毓麟珠合越鞠丸加减。赤芍、白芍各 10 g，牡丹皮 10 g，丹参10 g，怀山药10 g，紫石英10 g（先煎），六一散10 g（包煎），佩兰10 g，苍术10 g，香附10 g，五灵脂10 g，续断10 g，茯苓10 g，10剂，每日1剂，水煎煮，早晚分服。

四诊：月经逾期未潮，查尿妊娠试验阳性，此后足月分娩一子。

按：患者月经尚规律，然色暗夹血块，伴痛经，且时有腰酸及心烦，带下量少，提示肝肾不足，以阳气虚为主，兼肝郁之火及血瘀，虽月经基本正常，但基础体温高温期短，说明阴阳均有不足。根据调周法理论，故遵循阴阳消长治之。

3. 特色疗法

夏桂成教授提出"调整月经周期节律法"及"心－肾－子宫轴"等理论，确立了以调治心肾为主的妇科临床治疗观。①调周法：将月经周期分为7个时期阶段。②行经期：活血痛经、祛瘀生新，方用五味调经汤。③经后初期：滋阴养血、以阴扶阴，常用方有滋阴奠基汤、归芍地黄汤。④经后中期：滋阴养血、佐以助阳，常用方有健脾滋阴汤、滋肾生肝饮。⑤经后末期：滋阴助阳、阴阳并调，常用方有加减补天五子种玉汤、健固汤、加减滋肾生肝饮。⑥经间排卵期：补肾活血、重在促新，常用方有补肾促排卵汤。⑦经前前半期：补肾助阳、扶助阳长，常用方有毓麟珠、健脾温肾汤。⑧经前后半期：助阳理气、补理兼施，常用方有毓麟珠合越鞠丸、健脾温肾汤。

按照月经周期节律与时辰阴阳钟服药时间，"阴时服阴药，阳时服阳药"，顺应一天中阴阳的转化，告知患者经期方应在白天、上午或中午、晚饭前服用，能起到事半功倍的疗效。

4. 经验方

（1）加味失笑散。组成：炒当归、赤芍、白芍、五灵脂、山楂各10 g，蒲黄6 g（包煎），茜草、益母草各15 g，花蕊石（先煎）、续断各12 g。可酌加墨旱莲12 g或干地黄10 g。主治经期延长之血瘀证。

（2）逐瘀脱膜汤。组成：当归、赤芍、五灵脂、丹皮各10 g，肉桂3～5 g（后下），钩藤、益母草、续断各15 g，三棱、莪术、炒枳壳、广木香各9 g。主治经期延长之瘀结明显伴腹痛。

（3）补肾固冲汤合失笑散。组成：阿胶10 g，艾叶炭6 g，淮山药10 g，川续断、炒五灵脂10 g，炒蒲黄10 g，鹿角霜9 g，杜仲10 g，补骨脂10 g，炙龟板15 g，人参10 g。主治经期延长之肾虚血瘀证。

（4）加味四妙丸合加味失笑散。组成：炒黄柏6 g，薏苡仁12 g，牛膝

10 g，炒蒲黄 6 g，炒五灵脂、茜草各 10 g，马齿苋、椿根皮各 12 g，陈皮 10 g。主治经期延长之湿热血瘀证。

参考文献：

[1] 张亚楠，胡国华，王隆卉，等.海派朱氏妇科调经经验浅析 [J].中医文献杂志，2018，36（6）：56-59.

[2] 朱南孙.朱南孙妇科临床秘验 [M].北京：中国医药科技出版社，1994.

[3] 董莉，许传荃.朱氏妇科朱南孙临证经验集 [M].北京：科学出版社，2018.

[4] 马丽.国医大师班秀文辨治月经不调学术思想与证治规律研究 [D].长沙：湖南中医药大学，2018.

[5] 李永亮，戴铭，张亚萍.班秀文教授治疗妇科疾病学术思想探析 [J].中华中医药杂志，2011，26（4）：730-732.

[6] 班秀文.班秀文 [M].北京：中国医药科技出版社，2010.

[7] 王哲，孙振高.不孕不育症名家医案导读 [M].北京：人民军医出版社，2008.

[8] 王伏声，丁毅.柴嵩岩：二阳致病、妇科三论、肾之四最 [N].中国中医药报，2018-03-09（4）.

[9] 滕秀香.柴嵩岩月经生理理论及应用 [N].中国中医药报，2014-03-06（4）.

[10] 佟庆，黄玉华.国医大师柴嵩岩妇科临证经验及验案选 [M].北京：中国中医药出版社，2018.

[11] 王伏生.柴嵩岩中医妇科学术思想荟萃 [M].北京：中国中医药出版社，2019.

[12] 王瑞雪，董小鹏，尹巧芝.刘敏如教授调经学术思想特色探析 [J].河北中医，2009，31（3）：331.

[13] 卢苏.夏桂成治疗经期延长经验 [J].湖北中医杂志，2001，23（12）：12-13.

[14] 范欢欢，夏桂成，谈勇，等.国医大师夏桂成调理经期用方探析 [J].中华中医药杂志，2017，32（9）：4015-4017.

[15] 徐波，殷燕云，谈勇.国医大师夏桂成调周法治疗排卵障碍性不孕症经验撷要 [J].中华中医药杂志，2017，32（7）：2983-2985.

[16] 郭倩，谈勇.夏桂成心肾观在妇科临床的应用 [J].中医杂志，2019，60（17）：1456-1458.

（林　洁　余阳祺　唐玮宏）

❖ 第二节 ❖ 排卵障碍性异常子宫出血致不孕的典型医案 与特色疗法

柴嵩岩治疗排卵障碍性异常子宫出血致不孕经验

1. 辨证论治特色

在中医理论中排卵障碍性异常子宫出血属于崩漏的范畴，国医大师柴嵩岩认为中医治疗排卵障碍性异常子宫出血导致的不孕具有显著优势，通过辨证论治，明确病因病机，对症下药，尽可能满足患者的生育需求。排卵障碍性异常子宫出血的病因涉及多个方面，包括饮食不当、情志内伤、房劳过度、先天不足、多次妊娠等，但柴嵩岩认为其主要还是由于饮食和情志因素。饮食有偏嗜，久食则可致病，如久食甘温之品则可致燥热内生，热迫血行，灼伤津液。七情可导致气机不畅，气滞则血瘀，从而导致崩漏的发生。柴嵩岩对于排卵障碍性异常子宫出血的病机概括为"热、虚、瘀"三个方面，结合舌脉进行辨证论治。热可分为实热和虚热，素体阳盛，则肝火易动，加之喜食辛辣、羊肉、油炸等，致热邪伏于冲任，扰动血海，迫血妄行，发为崩漏；素体阴虚，虚火内炽，扰动血海，阴虚不能内守，冲任失约，故经血非时妄下不止。虚主要涉及肾脾二脏，肾阳不足，不能温煦脾阳，脾虚生化无源，不能濡养肾脏。先天禀赋不足或七七之年肾气渐虚，天癸将竭，冲任不固。饮食劳倦伤脾，脾气亏虚统摄失司，而致崩漏。瘀为情志不畅或术后，余血未尽，感受寒邪或热邪，致瘀阻冲任，旧血不去，新血难安，发为崩漏。柴嵩岩对于排卵障碍性异常子宫出血的辨证要点总结为：①热多于寒，尤以血热为主要致病因素。②虚多于实，妇人以血为先天，"阴常不足"，阴血不能内守。③虚实夹杂较为常见，如脾肾两虚合并血瘀证。④舌脉象的重要性，根据个体差异，一人一案，精准施治。通过辨证，明确病因后，对于治疗方案的选择，柴嵩岩主要以补肾清热止血为主，兼以饮食和情志的调节。

柴嵩岩治疗排卵障碍性异常子宫出血导致的不孕其用药敛而不塞，清而不寒，补而不腻，并且分为出血期和非出血期治疗。不同的证型，方药选择有所不同，出血期的治疗主要以止血为主。①实热证，选用凉血止血之品，如生地黄、黄芩、侧柏炭等，佐以收敛止血，如仙鹤草、茜草、牡蛎等，若大便干结加以瓜蒌润肠通便，气虚者配以黄芪健脾益气。②虚热证，选用固涩止血之品，佐以清热，如牡蛎、白芍、阿胶珠、墨旱莲、仙鹤草等，汗多者加以浮小麦敛汗养阴。③脾肾两虚证，选用固冲止血之品，如覆盆子、仙鹤草、枸杞、杜仲炭等，纳差者，佐以鸡内金健胃消食，水肿者加以茯苓、白术健脾除湿。④血瘀证，选用活血化瘀之品，如益母草、茜草炭、仙鹤草、香附等，头痛者加以川芎行气活血止痛，血虚身痛加以当归、三七养血化瘀止痛。非出血期的治疗主要以调经为主。①实热证，选用清热疏肝之品，如柴胡、香附、黄芩等，腰酸者加以女贞子等。②虚热证，选用补肾固冲滋阴之品，佐以清热，如菟丝子、覆盆子、百合、地骨皮等，气虚者，加以北沙参补气滋阴。③脾肾两虚证，选用健脾补肾之品，枸杞、山药、陈皮、香附、太子参等，贫血者，加以阿胶养血补血，肝郁者，加以柴胡疏肝解郁。柴嵩岩对于排卵障碍性异常子宫出血的治疗，以止血为先，然后调整月经周期，使月经恢复规律，从而每月都能有效排卵，以便于助孕。

2. 典型医案

患者，女，34岁，已婚，2016年9月3日初诊。病史：孕3产1流产2，未避孕两年未孕。患者15岁初潮，7天/23天，量中，无痛经。2014年6月生化妊娠后月经愆期，7天/40～50天。2015年10月因阴道不规则出血于当地医院诊刮，病理示"内膜单纯性增生，伴局灶复杂性增生趋势"，2016年1月病理会诊为"子宫内膜单纯性增生"，以氯米芬促排3个周期，未见排卵。月经2016年4月19—26日。2016年6月15日出现不规则少量出血。2016年7月2日血量多，似月经量。2016年7月11日服炔雌醇环丙孕酮片，2016年7月13日血止。2016年7月31日停炔雌醇环丙孕酮片。2016年8月5日撤退性出血。2016年8月15日血止。体征：双下肢水肿，纳可，寐差多梦，大便干、每日1次，舌淡暗，舌体胖、边有齿痕，脉细滑。既往史：结婚10年，2006年8月剖腹产一男孩、体健。2010年9月人工流产1次，2014年6月生化妊娠1次。2016年7月11日查激素见黄体生成素13.06 IU/L，卵泡生成素33.65 IU/L，雌二醇20.28 pg/mL，睾酮0.17 ng/mL，泌乳素161.9 μIU/mL，抗缪勒管激素0.01 ng/mL。2016年8月24日子宫B超示6.3 cm×6.7 cm×5.3 cm，内膜厚0.7 cm，回声欠均，肌层回声不均。左卵巢未显示明显异常，右卵巢大小2.7 cm×1.6 cm，子宫腺肌症不排除。西医诊断：异常子宫出血，卵巢储备功能下降，不孕。中医诊断：崩漏，不孕。

辨证：脾肾两虚证，兼有瘀血。治法：补肾健脾，固冲止血。处方：菟丝子15 g，覆盆子10 g，白术10 g，太子参12 g，益母草10 g，阿胶珠12 g，白芍10 g，椿皮5 g，莲须5 g，牡蛎20 g（先煎），茜草炭10 g，大蓟、小蓟各15 g，侧柏炭12 g，三七粉3 g（冲），20剂。

二诊：2016年10月22日。末次月经2016年9月11日，行经7天，量、色、质均可，基础体温上升25天。舌淡，脉弦滑。2016年10月10日，查血人绒毛膜促性腺激素1180 nmol/L。2016年10月13日血人绒毛膜促性腺激素4639 nmol/L，黄体酮25.35 ng/mL。续以覆盆子15 g，白术20 g，菟丝子15 g，侧柏炭15 g，茯苓10 g，荷叶10 g，芦根12 g，苎麻根10 g，陈皮5 g，青蒿6 g，莲须6 g。继服14剂。

按：本案为无排卵性异常子宫出血，与子宫内膜增生有关。本案患者多次妊娠而损伤脾肾。柴老认为，肾为冲任之本，肾气足则冲任充盈，月事可下。健脾宜补而不腻，在补血方中佐以健脾，脾主运化，既能治本，又利药物吸收，还能防止补药滋腻太过。方中以菟丝子、覆盆子为君药，补肾养阴，两药同用可补肾阴肾阳，且覆盆子可固肾护冲，温而不燥。白术、太子参、阿胶珠为臣，健脾益气养血。白术归脾经，药性走下，既可健脾，又能消肿。肺朝百脉，主一身之气，经时佐以补肺之太子参，可通过肺宣发肃降而调节五脏六腑之气血以补养冲任血海胞宫。佐药为牡蛎、侧柏炭、大蓟、小蓟、椿皮、茜草炭、莲须、白芍，固冲止血、清热柔肝。牡蛎具收敛固涩功效，归肾经，可清热止血、养阴固肾气。侧柏炭止血但不涩血，为敛而不涩之品，且颜色为黑，可入肾，有补肾功效。大蓟、小蓟、茜草炭有凉血止血功效。椿皮归肝经，女子以肝为先天，故用椿皮止血收敛。《本经逢原》认为莲须有补肾养阴、定魂安魄之效，本案用其清热止血、清心安神清而不寒。白芍柔肝可防肝木克脾土，从而达到健脾作用。三七粉、益母草为反佐药，活血祛瘀，以防止血药太过收敛，止血而不涩血。

3. 特色疗法

柴嵩岩认为排卵障碍性异常子宫出血的主要病机是冲任气血失调，胞宫不能摄血，使血溢脉外。冲脉为血海，任脉为阴脉之海，冲任二脉起于胞宫，胞宫主司生殖。若冲任损伤，经血不固，胞宫失调，使血溢脉外，致不规则出血，而胞宫不固，则不能启动氤氲之气，导致不孕。柴嵩岩治疗排卵障碍性异常子宫出血导致不孕具有个人特色，主要表现在重视饮食和情志对人体的影响，从整体论治，根据不同患者的不同病症，精准施治，通过纯中医治疗解决患者的根本问题。在治疗时，对于月经周期完全紊乱者，柴嵩岩以中药调整月经周期，并且常以最后月经量多时的 5～6 天作为预计月经日期，在周期 25 天内固冲止血，26 天后在辨证基础上，加养血活血通经之品，如益母草、茜草、丹参、当归、牛膝等，以避免血止后又月经后延甚至闭经，而致子宫内膜过厚而再度大出血不止。

4. 经验方

（1）清热止血方。组成：生牡蛎 30 g，黄芩 10～15 g，金银花 15 g，生地黄 6～10 g，柴胡 3～6 g，白芍 10 g，荷叶 10～15 g，大小蓟 30 g，侧柏炭 15～20 g。主治排卵障碍性异常子宫出血之实热证。

（2）滋阴清热固冲方。组成：北沙参 10～15 g，地骨皮 10 g，青蒿 6～10 g，墨旱莲 10～15 g，女贞子 15 g，生牡蛎 15～20 g，白芍 10 g，阿胶 9 g，荷叶 10 g，桔梗 3～10 g，莲须 5 g。主治排卵障碍性异常子宫出血之阴虚证。

（3）益肾健脾止血方。组成：太子参 15 g，菟丝子 15 g，山茱萸 10 g，覆盆子 10 g，白术 10 g，桔梗 10 g，煅牡蛎 20～30 g，地骨皮 10 g，荷叶 10 g，仙鹤草 15～20 g。主治排卵障碍性异常子宫出血之脾肾两虚证。

（4）祛瘀止血方。组成：茜草炭 10～15 g，益母草 10 g，柴胡 3～6 g，三七粉 3 g，炒蒲黄 10 g，炒白芍 10 g，地骨皮 10 g，藕节 15～30 g，荷叶 10～15 g，莲须 5 g。主治排卵障碍性异常子宫出血之血瘀证。

许润三排卵障碍性异常子宫出血致不孕经验

1. 辨证论治特色

国医大师许润三认为排卵障碍性异常子宫出血的基本病机为肾虚、肝肾调节功能失调，以致冲任二脉不能制约经血。其临床以子宫不规则出血为主要表现，故出血期当急则治其标，以止血为要，血止后当缓则治其本，以调补肝肾、调整卵巢功能、恢复排卵为主要目的。对于此病的治疗分为两个步骤。

（1）出血之时，急则塞流以止血。①气虚型：经血非时暴下不止，量多如注，或经血淋漓不尽，点滴而下，血色淡，质清稀，伴神疲乏力、面色不荣、头晕、腰酸等症，舌淡、苔薄白或少苔、脉细。许润三教授认为下血之时，不论夹热、夹瘀，总以冲任不固、气不摄血为主要病机，出血期间，急则治其标，应当重在补气摄血、固冲止血，兼顾其热或瘀。方用加味当归补血汤：生黄芪 50 g，当归 25 g，三七粉 3 g，桑叶 30 g，山萸肉 15 g，生白术 30 g，枳壳 15 g。②血热型：血热的典型症状为血色鲜红，面赤口干、尿黄便干、舌红等，但实际上在妇科临床，上述症状较为少见，因出血量大或经血淋漓日久，就诊时常表现为头晕乏力、面白、舌淡等贫血之象，若辨证不详细，易将阴虚血热证患者误辨为气虚证。故出血期的辨证应以脉象为主，尤其是脉力和脉形，而症状和舌象仅作为参考。一般脉细数有力或细滑者，属血热证；脉数而无力或沉细者属气虚证。血热者以犀角地黄汤加减：水牛角粉 50 g，生地 30 g，白芍 30 g，丹皮 10 g，茜草 10 g，乌贼骨 30 g，藕节炭 30 g。③血瘀型：若小量出血久治不愈者，或内膜较厚接近行经者，应考虑血瘀证。许润三教授认为血瘀型主要与瘀阻冲任、旧血不去、新血不得归经有关。治以活血化瘀、止血调经，方用加参生化汤加减，以达祛瘀生新之效：党参 30 g，当归 30 g，川芎 20 g，桃仁 10 g，生甘草 10 g，炮姜 10 g，生白术 30 g，枳壳 15 g，益母草 20 g，三七粉 3 g。

（2）血止之后，缓则澄源以固本。许润三教授认为此病虽然病因复杂、病机多变，但最终表现均为冲任不固，"经水出诸肾"，总以肾为根本，本病止血仅是第一步，必须进一步调整月经周期，使卵巢功能恢复正常，才能预防崩漏再次发生。故血止之后，许教授强调补肾养血、调理冲任，以达固本澄源、预防复发之效。方用自拟调冲方加减：柴胡 10 g，当归 10 g，白芍 10 g，山萸肉 10 g，紫河车 10 g，鹿茸片 3 g，菟丝子 30 g，川断 30 g，西红花 2 g，香附 10 g，益母草 20 g。对于排卵障碍性异常子宫出血的治疗，许润三教授提出两点注意事项：①在止血期间不应该滥用收敛止血的药物，如血余炭、地榆炭、生地炭、藕节炭等。许润三教授认为，虽然在此阶段，止血尤为重要，但是止血的要妙在于精准辨证，所以在辨证论治的基础上，加入 1～2 味炭类药物即可，不应用量过多。尤其是对于辨证为血瘀证的患者，应该加入桃仁、红花、丹参等活血药物，以促进子宫出血，使内膜部分脱落，从而祛瘀生新。②许润三教授认为炭类药物对于胃黏膜有着保护作用，对于消化道出血的作用更佳。另外，排卵障碍性异常子宫出血的病因较为复杂，在止血之后应该澄源固本，调理善后，建立规律的月经周期，更好恢复卵巢功能，促进排卵，以助育龄期女性受孕。

2. **典型医案**

患者，女，38 岁，2015 年 12 月初诊。主诉：阴道不规则出血 50 余天，孕 2 产 0，未避孕 2 年未受孕。现病史：10 月底开始阴道出血，开始量少，色红，一周后出血量增多，与既往月经量相似，色暗，有血块，无腹痛，数天后血量稍有减少，但一直淋漓不断，自服云南白药等止血药，出血仍未止。近期因劳累，阴道出血量又增多，色鲜红，无腹痛，自觉头晕，心慌乏力，食欲睡眠可，大小便正常。舌质暗淡，苔薄白，脉滑数。辨证：肾阴亏虚，阴虚生内热，热迫血妄行，致使经血不能如期而止。加之近日劳累，更损冲任气血，致使气血不足，不能上荣，则见头晕、心慌、乏力。冲任不固，血不归经。出血日久，阴虚内热，故脉滑。综观脉症，病位在冲任胞脉，病性为虚实夹杂，证属肾阴虚内热。治法：滋阴清热，调经止血。处方：犀角地黄汤加减。水牛角粉 30 g（包煎），白芍 10 g，丹皮 6 g，生地黄10 g，墨旱莲 15 g，茜草 10 g，菟丝子 30 g，海螵蛸 30 g，女贞子 15 g，龙葵10 g，山药 10 g。

二诊：服药 7 剂后阴道出血止，舌质淡，苔薄白，脉细，自觉口干，大便干。考虑患者有孕求，然肾阴渐虚，遂改用滋阴补肾调经中药调理善后。处方：知柏地黄汤加减。知母 10 g，黄柏 10 g，生地黄 20 g，山药 10 g，山茱萸 10 g，茯苓 20 g，白术 15 g，泽泻 10 g，白芍 10 g，菟丝子 30 g，当归10 g，川芎 10 g。

患者经中药治疗一月余后于正常来潮，恢复规律周期，半年后随诊，已受孕。

按：患者因异常子宫出血 50 余天就诊，经量少，色暗，有血块，无腹痛，属肾虚不能固摄精血，使其淋漓不尽。劳累后，经量增大，头晕乏力，因患者肾气不固，精血妄行，经量增多，精血流失，体虚不能荣养脑络，故而头晕乏力。因肾阴虚而生内热，水火不济，致经色鲜红，心慌，脉滑数。予以犀角地黄汤，滋阴清热，调经止血。方中水牛角粉清血中之热、凉血止血，墨旱莲、女贞子共奏滋补肝肾、凉血止血之效。丹皮、生地黄滋阴清热，菟丝子补肝肾，滋肾阴。海螵蛸味涩主收敛止血，白芍敛阴补血，茜草凉血祛瘀止血，防诸药收敛太过，致瘀血形成。全方诸药配伍，塞流澄源以止血。二诊时考虑患者有孕求，故以滋补肝肾为主，予以知柏地黄汤，滋肾阴清内热，补肾助孕。

3. 特色疗法

正所谓"师古不泥古，衷中亦参西"，国医大师许润三对于排卵障碍性异常子宫出血的治疗在遵从"塞流、澄源、复旧"三法的基础上，经过多年临床仔细观察，反复揣摩，根据不同脉症、不同年龄辨证用药，每获良效。同时，许润三教授对现代医学的诊断手段也给予科学的评价，并将之应用于临床，联合指导用药。对于在出血期间的崩漏患者，若 B 超提示子宫内膜薄，则以止血中药为主；若子宫内膜较厚，则参照西医学诊断性刮宫的治法，首先给予活血祛瘀中药，使子宫内膜脱落，再用补气养血止血之品；出血量多，血色素低者，则扶正祛瘀同用。对于诊刮病理为单纯增生者，复旧阶段则以补肾调冲、恢复卵巢排卵功能为主；对于分泌欠佳者，则根据辨证给予补肾疏肝、健脾益气等治疗，月经后半期加用补肾温阳之品，以促进黄体功能。

4. 经验方

（1）犀角地黄汤加减。组成：水牛角粉 30 g（包煎），白芍 10 g，丹皮 6 g，生地黄 10 g，墨旱莲 15 g，茜草 10 g，菟丝子 30 g，海螵蛸 30 g，女贞子 15 g，龙葵 10 g，山药 10 g。主治排卵障碍性异常子宫出血之血热证。

（2）知柏地黄汤加减。组成：知母 10 g，黄柏 10 g，生地黄 20 g，山药 10 g，山茱萸 10 g，茯苓 20 g，白术 15 g，泽泻 10 g，白芍 10 g，菟丝子 30 g，当归 10 g，川芎 10 g。主治排卵障碍性异常子宫出血之肾阴虚。

（3）加味当归补血汤加减。组成：生黄芪 60 g，当归 25 g，三七粉 3 g，桑叶 30 g，山萸肉 15 g，水牛角粉 50 g。主治排卵障碍性异常子宫出血之气虚失摄。

（4）固本方。组成：柴胡 10 g，当归 10 g，白芍 10 g，山萸肉 10 g，紫河车 10 g，鹿茸片 3 g，沙苑子 30 g，川断 30 g，西红花 2 g，香附 10 g，益母草 20 g。主治排卵障碍性异常子宫出血之肝肾不足。

张志远排卵障碍性异常子宫出血致不孕经验

1. 辨证论治特色

国医大师张志远认为排卵障碍性异常子宫出血的发生与饮食失宜、情志失调、劳倦过度密切相关，此病的主要病机为以下四点：一是热伤冲任，迫血妄行；二是中气下陷，冲任不固；三是瘀阻冲任，血不循经，瘀血阻滞，血失故道；四是脾肾亏虚，冲任虚寒，妇人崩中。张志远教授对排卵障碍性异常子宫出血的治疗秉承首辨标本缓急的原则，出血量大者急需治标止血，出血量少者应标本兼顾；次辨病因，血热、虚损、瘀血各有病征，四诊合参，根据患者体质及一般状况采取相应治疗措施。血止之后，常用养阴补血之法固其根本，使阴阳平衡，防止阴竭阳浮之患。热伤冲任、迫血妄行所致血崩常表现为大量出血，由于火热煎灼，常有血块，但经血色泽较鲜红，治疗时强调凉血止血；对于实热血崩，常用白头翁汤加减。根据多年临床经验，张志远教授治疗此病不常用炭类药物，防止留瘀，并指出一般固涩止血药物如小蓟、茜草、三七参、艾叶、仙鹤草、蒲黄等药效均不持久，复发率高，所以张志远教授创三味小方治疗，以地榆、贯众、白头翁3味药为核心，清火、固脱、祛瘀生新，药量一般为15～30 g，情况稳定后可减量，易见捷效。而对于阴虚火旺所致血崩，巧用黄连阿胶汤和黄土汤加味以治热。张志远教授认为凡由阴亏火旺所致的鼻衄、吐血、妇女崩漏，皆可适用。方内以阿胶、白芍为君药，尤其突出白芍柔肝降炎、养阴凉血之效；黄芩、黄连次之，鸡子黄一枚即可，对于排卵障碍性异常子宫出血，或产后恶露不绝均有效果，但使用时需掌握鲜红、量多、淋漓不止的症状特征，以及火犯冲脉、血热妄行的病机特点。若火邪过旺，则加大黄芩和黄连的剂量；阴虚较甚，则加入蒲黄、贯众、益母草，张志远教授强调血崩者当补阴益水以退火源。与此同时，黄土汤的功效是温阳健脾、益阴止血，临床亦可用来治疗异常子宫出血，张志远教授通过加味和改变剂量，重点突出了其益阴止血的功效，对于月经久漏不停、淋漓而下者，可用此方以清热凉血，纠正血热导致的迫血妄行。

张志远教授认为出血日久，气随血亡，脾气受损，中气下陷，则不能载血，故治疗时宜补中益气，以胶艾汤为主，从而健脾升陷以治虚。因脾虚无法统血从而引发的子宫异常出血，应用健脾、升阳、举陷，补脾胃以资血源，养肾气以安血室。对于脾虚下陷者，张志远教授常以胶艾汤加人参、黄芪以健脾举阳，温养气血。予当归10 g，川芎10 g，白芍10 g，熟地黄15 g，艾叶3 g，阿胶20 g，人参10 g，黄芪30 g，每日1剂，水煎分3次服，连用10～15天，或于来潮前3天开始服用，连用7剂，均有效果。如若功效不显，则可将黄芪加至50 g，阿胶加至30 g，熟地黄改为生地黄，添入仙鹤草15 g，即可获效。而对于瘀所导致的异常出血，多因行经、流产、分娩余血未尽而产生，体内余血未尽则使瘀血滞留，影响新血运行，使血不归经，从旁穿越而出，以致"血失故道"，治疗当正本清源，留者攻之，寓攻于补。张志远教授治疗血瘀所致的排卵障碍性异常子宫出血，常用佛手散加味，此方有当归、川芎、益母草3味，皆为血分之药，能和血、补血、活血，故可使瘀去新生，引血归经，藏活血于养正之中。张志远教授在临床用药时，常加入丹参、桂枝活血祛瘀，通利血道，可获良效。

2. 典型医案

患者，女，26岁，2016年6月初诊。主诉：月经周期紊乱2年余。未避孕未受孕、孕0。现病史：患者月经周期紊乱，有时一个月两潮，此次月经来潮10余日不止，伴见头晕眼花，倦怠嗜卧，睑结膜苍白，怕冷，食欲差，偶大便溏泄，舌质淡、苔薄白，脉沉细。中医诊断：崩漏，不孕。西医诊断：排卵障碍性异常子宫出血，不孕。处方：生地黄20g，白术10g，黄芩15g，炮附片10g，阿胶20g（烊化），伏龙肝150g，甘草6g。7剂，每日1剂，水煎分早晚两次口服。

二诊：患者诉服药后经血即止，将初诊处方改为隔日1剂，续服20剂，水煎分早晚两次口服。

三诊：患者诉7月月经正常来潮，量可，经期正常。乏力、倦怠、怕冷等症状均明显好转，精力较前充沛，续服15剂以巩固疗效，仍隔日1剂水煎分早晚两次口服。嘱其平时勿服生冷，注意保暖，勿过度劳累。后随诊，已受孕。

按：根据症状表现，本例患者为脾肾阳虚，冲任虚寒，不能摄血，是以下血不止，故立温补脾肾以固摄止血，兼以补养气血之法。以黄土汤为主方治疗，诸药合用，温阳而不伤阴，滋阴而不碍脾，崩漏自止。方中以阿胶、生地黄、伏龙肝为主，白术、黄芩、炮附子、甘草相辅，方中炮附子常用10～15g，恐血为热迫、反复发作。二诊时效不更方，出血虽止然病已久，需继续调理，故将药量减半，改隔日1剂，守方20剂。三诊时月经已基本正常，脾肾阳虚症状明显改善，隔日续服15剂以巩固疗效。

3. 特色疗法

张志远教授在治疗排卵障碍性异常子宫出血时十分重视脾胃，一则脾胃损伤是导致本病的重要原因；二则过用寒凉，损伤脾胃之气，脾不摄血，于病无益。张志远教授认为使用炭类药物治疗此病仅可治标，非治本之法，容易复发，有留瘀之痹，且无调整月经周期之功，因此，治疗时大多遣用生药。此外，张志远教授强调血止之后，务必静心调护，服药巩固，并节制房事。因房劳过度，精气耗伤，虚火内生，会导致药效不显或致病情反复。治标当先止血，治本当益气、补血、活血、滋阴以固本，只有标本兼治，才可缓病情之危急，治疾病之本源。张志远教授临证选方入药，多古方新用，尊古而不泥古，在辨证求本的基础上，探清疾病的虚实寒热，运用补泻温清之法灵活的治疗崩漏，其诊疗思路和用药经验具有重要的指导意义。

4. 经验方

（1）胶艾汤加减。组成：当归10g，川芎10g，白芍10g，熟地黄15g，艾叶3g，阿胶20g，人参10g，黄芪30g。主治排卵障碍性异常子宫出血之脾虚证。

（2）归脾汤和温经汤加减。组成：人参6g，黄芪10g，酸枣仁10g，当归10g，龙眼肉10g，川芎6g，白芍10g，麦冬6g，阿胶10g（烊化），牡丹皮6g，生地黄15g，生姜6片，大枣10枚。主治排卵障碍性异常子宫出血之气血亏虚证。

（3）调经方。组成：党参30g，阿胶20g，生地黄30g，麦冬15g，麻子仁10g，甘草10g，生姜6片，大枣30枚。主治排卵障碍性异常子宫出血之中气下陷。

参考文献：

［1］黄念，佟庆，王阳，等.柴嵩岩治疗崩漏致不孕验案 [J].中国中医药信息杂志，2020，27（4）：104-107.

［2］吴育宁，许金晶，赵葳，等.柴嵩岩辨证治疗崩漏经验 [J].北京中医药，2018，37（4）：295-297.

［3］辛茜庭，赵红.许润三治疗排卵功能障碍性不孕的经验 [J].中日友好医院学报，2011，25（4）：247，255.

［4］郑志博，王清，李影，等.国医大师许润三论治崩漏经验 [J].中日友好医院学报，2020，34（1）：48，50.

［5］刘蕊.许润三名老中医治疗排卵障碍性疾病的数据挖掘结果分析 [D].北京：北京中医药大学，2011.

［6］李崧，刘桂荣.张志远教授辨治妇科杂病经验拾萃 [J].时珍国医国药，2017，28（12）：2994-2995.

［7］王淞，王秀，鞠翡翡，等.张志远治疗崩漏经验 [J].中医杂志，2020，61（9）：766-768.

［8］潘琳琳，王淞，孙海洋，等.国医大师张志远治疗崩漏的临证经验 [J].中华中医药杂志，2020，35（6）：2889-2892.

（林　洁　李　烨）

❁ 第三节 ❁ 子宫内膜异位症致不孕的典型医案与特色疗法

夏桂成治疗子宫内膜异位症致不孕经验

1. 辨证论治特色

通过长期临床经验积累，夏桂成教授认为本病多因患者素体偏于阳虚，或者平时疏于摄生，经期饮冷贪凉，阳气受损，气血失畅，以致血凝，久而结为癥瘕。该病以阳虚瘀结为病理特点，兼有气虚、气滞、痰湿和湿热等证。夏桂成教授分析本病几大主症，并联系患者多见病变部位固定性疼痛、经血中有血块、舌质紫暗或有瘀斑瘀点、脉涩滞等临床表现，提出瘀血内停为本病基本病理，认为"气、血、痰"为本病关键，"瘀久夹痰，渐成癥"为病机演变特征，指出肾气不足是其本，血瘀凝结是其标。结合妇科检查、B超、腹腔镜检查，辨证与辨病结合，阐述内异症性不孕的发病原因在于经产时的瘀血流注于子宫冲任脉络之外，气血失畅，肾虚气弱，以致蕴结而为血瘀。

夏教授认为，对内异症性不孕的治疗当以活血化瘀祛痰治其标，温肾益气治其本，根据不同的证型灵活用药。运用周期疗法治疗，注重在经期及经前期采用因势利导的方法，重温阳化浊，理气止痛，化瘀消癥。受孕是一个复杂的过程，必须具备下列条件：肾中精气充盛，具备发育成熟的精卵，天癸至，癸水充盛，冲任通盛，月经应候，阴阳交媾，两精相搏，子宫摄受，温煦育麟。针对内异症性不孕患者的肾气不足，平时治疗重在燮理阴阳，调周助孕。夏教授认为，因经期血瘀病理产物致气血转化不利，经血内结而不行，影响经后期，阴长阳消的生理运动。故经后期应注重补肾活血生精，治疗采用阴中活血法，即在滋阴方药中加入一定量活血化瘀药物，以促进阴长。但活血化瘀药有损耗阴水的弊端，尽可能筛选那些损耗阴水较轻的药物。由于阴长的活动有赖于阳，到了经后中期，必须加入一定量的助阳药，如续断、菟丝子、覆盆子、肉苁蓉等，到了经后中末期，更要加入紫河车、锁阳、巴戟天等，盖阳生阴长，互相促进之道也。兼有心肝气郁或痰阻者，暂去熟地黄，加入越鞠丸、二陈汤之类，并结合心理疏导；兼见脾胃虚弱者，则侧重健脾，常选用参苓白术散以健脾滋阴。关于促发排卵，夏教授认为，必须通过气血的显著活动即补肾助阳调气血、活血化瘀的方法，以推动卵巢活动，排出卵子。恢复和提高阳长的功能和水平，从而溶解瘀浊，推动血行，消除子宫内膜异位所致痛经。当患者出现大量蛋清样白带时，夏教授即应用自拟补肾排卵汤，从经间排卵期服起，至经前前半期结束。经前期以阳长为主，阳长则基础体温呈高相，内异症性不孕患者经前期基础体温往往高温相偏低，常伴有腰酸、小腹有坠痛感，大便易溏，或伴有胸闷烦躁、乳房胀痛等气机不畅证候。夏桂成教授认为，重阳不足，即阳气不足，与脾肾阳虚有关，又兼有心肝气郁。在治疗上，一方面需养血补肾、助阳益气以维持或提高阳气功能，恢复和提高基础体温的高温相的稳定性和高度；另一方面加入疏肝理气化瘀之品，促进瘀浊吸收。方以张景岳的毓麟珠合七制香附丸最为常用。

2. 典型医案

患者，女，35岁。现病史：婚后6年未避孕而未孕，痛经渐进性加重10年。2年前曾行左侧卵巢巧克力囊肿剥离术。术后服用孕三烯酮3个月，因肝功能不佳而停药，术后半年出现痛经，服用"芬必得"效果不佳。月经尚规律，量中，经行第二、第三天有大块内膜样组织排出，腹痛剧烈。腰酸形寒，经行便溏，舌质暗红、苔薄白，脉象细弦。B超未见明显异常。现症见：正值经前后半期，胸闷烦躁，乳房胀痛，腰膝酸楚，肢软乏力，背部怕冷，大便溏薄，腹胀矢气，脉象细弦，舌质暗红、苔白腻，根据经前期和行经期的症状反应，辨为肾阳偏虚、心肝气郁且有化火之象，并夹有血瘀。辨证：上热下寒。治法：补肾助阳，疏肝和胃。按经前期论治。处方：健固汤合越鞠丸加减。党参15 g，苍术、白术、茯苓、山药、香附、五灵脂、牡丹皮、续断各10 g，紫石英15 g（先煎），木香6 g，钩藤12 g，连服7剂。

二诊：患者月经来潮，量少，色暗红，夹血块，腹痛减轻，此次未服止痛药，从行经期论治，予以温经散寒、化瘀通经，方取验方痛经汤加减。处方：钩藤、益母草各15 g，木香9 g，延胡索12 g，牡丹皮、当归、赤芍、白芍、五灵脂、续断、杜仲、牛膝各10 g，艾叶9 g。连服5剂经净。

三诊：经后期论治，采取滋肾调肝，从阴血论治，佐以益气健脾为主，兼以行气活血法。处方：活血生精汤。当归、赤芍、白芍、山药、山茱萸、续断、牡丹皮、茯苓各10 g，熟地黄、鳖甲各15 g，红花、山楂各12 g。

服药至经前期，再改以益气温肾、疏肝扶脾法。再配合局部药液灌肠与离子导入法。依上法调治10个月后，患者尿妊娠试验阳性，于2008年10月足月顺娩一健康女婴。

按：患者 35 岁，《内经》中写到"女子五七阳明脉衰，面始焦，发始堕"，患者生理机能开始逐渐下降，其中生育能力更是明显下降。此外，患者两年前行卵巢巧克力囊肿剥除术，术后半年再次出现痛经，考虑子宫内膜异位症复发。不孕为子宫内膜异位症的并发症之一，导致患者更难以收受孕。初诊时，夏桂成教授根据经前期和行经期的症状反应，辨为肾阳偏虚、心肝气郁且有化火之象，并夹有血瘀。证属上热下寒。治当补肾助阳，疏肝和胃。按经前期论治，方中以党参为君药重益气健脾，臣用苍术、白术、山药、续断，助补肾健脾、散寒除湿；"久病多虚，久病多瘀"，以香附、五灵脂、木香加以疏肝和胃，行气活血；郁久化火，以紫石英、钩藤清心火，调整患者情绪。患者二诊正值经期，从行经期论治，患者经血量少色暗夹有血块说明瘀阻胞宫，不痛而痛，予以温经散寒、化瘀通经之法，主以益母草、木香、延胡索、当归等活血行气药物以"通因通用"缓解疼痛；杜仲、续断、牛膝等以强腰膝、补肝肾；一补一攻方能祛邪不伤正。患者经后期就诊，采取滋肾调肝、养血益精，从阴血论治，药用熟地黄、山药、山茱萸以补肾益精；佐以茯苓、白芍等益气健脾为主，兼以行气活血法祛除痼疾，药用当归、鳖甲、红花等。夏桂成教授根据患者月经周期以遣方用药取得了良好的临床疗效。

3. 特色疗法

夏桂成教授治疗子宫内膜异位症导致不育颇具特色，主要体现在其周期疗法。夏教授认为经产余血，属于阴类物质，因此阴长同时其瘀血等亦随之而长，正常时阴得阳长始有所化，但是对于异位的子宫内膜不易吸收和消散，导致正常的气血阴阳消长转化难以实现，使本病成为难治的疾患。因此在本病的治疗上，不应局限在只使用活血化瘀药物，应顺应女性月经周期的阴阳消长转化，选择针对在这一过程中所出现的病理要素，采用补肾等序贯调整生殖内分泌机制的方法，才有助于月经周期中阴阳消长转化的正常进行，有利于患者机体免疫力的提高及女性生殖内环境的调理，这种补肾序贯再与活血化瘀的治疗方法相结合体现了中医辨证论治与周期治疗的特色。此外，夏桂成教授认为，配合局部用药也是本病的重要辅助治法，中药口服同时配合药液灌肠与离子导入。用药包括苏木、穿山甲、赤芍、丹参、皂角刺、三棱、莪术，煎液浓缩后予灌肠治疗，灌肠后再用离子导入法使药液作用于患者腰骶部及腹部疼痛处，药液通过皮肤和肠黏膜直接吸收，直达病所，起效快，止痛效果好。以 3 个月为 1 个疗程，一般坚持治疗 3 至 6 个疗程可获佳效。

4. 经验方

（1）内异止痛方。组成：肉桂 5 g，五灵脂 10 g，三棱 10 g，莪术 10 g，白芥子 10 g，续断 10 g，杜仲 10 g，延胡索 15 g，牡丹皮 10 g，益母草 30 g。主治子宫内膜异位症之瘀血内阻证。

（2）活血生精汤。组成：当归 10 g，赤芍 10 g，白芍 12 g，山药 15 g，山茱萸 10 g，熟地黄 12 g，鳖甲 20 g（炙），红花 10 g，山楂 15 g，续断 10 g，牡丹皮 12 g，茯苓 10 g。主治子宫内膜异位症之肾虚血瘀证。

（3）补肾排卵汤。组成：当归 10 g，赤芍 10 g，白芍 15 g，山药 15 g，山茱萸 12 g，怀牛膝 20 g，牡丹皮 10 g，茯苓 10 g，续断 15 g，菟丝子 12 g，紫河车 15 g，鹿角片 10 g，红花 10 g，肉苁蓉 12 g。主治子宫内膜异位症之肾阳不足兼血瘀证。

蔡小荪治疗子宫内膜异位症致不孕经验

1. 辨证论治特色

蔡老师认为形成此病的原因有三：一是经期产后房事不节，败精浊血混为一体；二是人工流产、剖腹产术后，损伤冲任及胞宫；三是邪毒侵袭稽留不去所致寒热湿瘀阻。不论何种病因，最终形成子宫内膜异位症的病理实质"血瘀"。气为血之帅，血瘀日久，必然影响气机，导致气滞。气滞又反过来加重血瘀，气不通，血不行，如此往复循环，气与血相胶结，又与寒、热、湿等多种病理机制相互影响，相互转化，令此病缠绵难愈。因此，蔡老师认为"宿瘀内结"是本病的基本病机。瘀血宿积体内，使得肾－天癸－冲任－胞宫生殖轴功能失调，肾阴肾阳亏虚，卵子无肾阴之滋润、肾阳之温煦无以生发，优势卵泡不能形成，卵泡发生闭锁、黄素化，因而不能受孕；瘀血停留，络道受阻，两精不能相搏，亦不能摄精成孕；瘀血阻滞，肾－天癸－冲任－胞宫生殖轴功能发生失常，扰乱经水正常的盈泻，使得经水暴下不止或淋漓不尽，错失受孕的"候"，也导致了不孕的发生。蔡老师谨守病机，认为"瘀血"是导致子宫内膜异位症患者不孕的重要病理实质。瘀血打破了人体正常的气血运行规律，使得脏腑组织结构或功能发生改变，扰乱肾－天癸－冲任－胞宫生殖轴，影响胞宫正常的生理功能，因而引起不孕。因此，蔡老师以活血化瘀为治疗大法，使瘀血化，癥瘕消，气血通畅，阴阳调和，胞宫的生理功能恢复正常，从而促进受孕。此外，蔡老师认为，瘀血停留日久则引起脏腑的虚损，而肾为先天之本，脏腑阴阳之根，脏腑的虚损首先表现为肾的亏虚。肾阳亏虚，命门火衰，卵子的生成缺乏温煦，生成迟缓，优势卵泡不能形成；肾阴亏虚，精亏血少，血不足以养胎，因而不孕。再者，若患者先天禀赋不足，素体肾虚或房事不节，劳逸太过，皆可损伤肾气，导致肾虚，肾虚日久，又可引起血瘀，二者互为因果，相互影响。因此，蔡老师将补肾大法融于子宫内膜异位症所致不孕的治疗中，顺应妇女生理周期进行调治，在活血化瘀至一定阶段，适时加用补肾调周法进行治疗，使体内肾精、肾气充足，有利于提高受孕率。

2. 典型医案

患者，女，32 岁。主诉：未避孕 2 年未孕。现病史：患者 2005 年育有一女，2008 年、2009 年各自然流产一次，后未避孕 2 年未再孕。妇科彩超示子宫大小为 59 mm×60 mm×51 mm，内膜厚 7 mm，卵巢大小为 37 mm×37 mm×28 mm，内见一无回声区，大小约 32 mm×35 mm，内见密集点状中回声，右卵巢大小为 25 mm×24 mm×16 mm。提示左侧卵巢内混浊液性占位（左侧巧克力囊肿可能），目前子宫、右侧卵巢未见明显异常。性激素六项见卵泡刺激素 10.6 IU/L，LH 3.1 IU/L，PRL 292 mIU/L，雌二醇 97.73 pmol/L，黄体酮 1.1 nmol/L，睾酮 0.34 nmol/L，CA125 48 U/mL。妇科检查见阴道后穹窿有触痛结节。平素月经周期 30 天，经期 3 天，量少，色暗淡，有血块，有痛经，末次月经 5 月 8 日。刻诊：腰酸乏力，头晕失眠，大便易溏。舌淡红、苔薄白，脉沉细。西医诊断：①继发性不孕；②子宫内膜异位症。中医诊断：①不孕症；②癥瘕（肾虚血瘀）。治法：活血化瘀，调经止痛。处方：当归 9 g，丹参 12 g，川牛膝 9 g，醋香附 9 g，川芎 6 g，赤芍 9 g，醋没药 6 g，醋乳香 6 g，延胡索 12 g，生蒲黄 18 g，五灵脂 9 g，血竭 3 g，续断 12 g，狗脊 12 g，7 剂。

二诊：末次月经 6 月 8 日，经行准期，痛经缓解，腰微酸。舌红、苔薄白，脉细。拟活血化瘀消癥，育肾通络，经净后服，嘱测基础体温。处方：茯苓 12 g，桂枝 3 g，赤芍 12 g，牡丹皮 9 g，桃仁 9 g，皂角刺 27 g，土鳖虫 9 g，石见穿 30 g，莪术 9 g，生地黄 12 g，熟地黄 12 g，牛膝 9 g，路通 9 g，麦冬 9 g，淫羊藿 12 g，酒黄精 12 g，续断 12 g，7 剂。

三诊：时值中期，基础体温未升，腰微酸。舌淡红、苔薄白，脉细。拟活血化瘀，育肾培元。处方：茯苓 12 g，桂枝 3 g，赤芍 12 g，牡丹皮 9 g，桃仁 9 g，皂角刺 27 g，土鳖虫 9 g，石见穿 30 g，莪术 9 g，生地黄 9 g，熟地黄 9 g，巴戟天 12 g，麦冬 12 g，仙茅 9 g，淫羊藿 12 g，鹿角霜 12 g，女贞子 9 g，山萸肉 9 g，紫石英 15 g，14 剂。

如此顺应月经周期调理，3 个月后月经量增，色鲜，腰酸头晕未作，复查 B 超：左侧卵巢内无回声区 28 mm×26 mm，囊肿缩小，半年后自测尿促绒毛膜性腺激素阳性，成功受孕。考虑曾有两次自然流产史，立嘱入院保胎，随访至孕 5 个月产前检查无异常。

按：子宫内膜异位症常因各种原因导致卵巢储备功能下降，卵泡发育不良，优势卵泡不能形成而不孕。本案患者已产一女，后又两次自然流产，月经量少色淡，腰酸头晕，考虑肾虚。初诊时，经水将至，患者伴有痛经，故用内异Ⅰ方调经止痛，方中当归、川芎、丹参活血调经，延胡索、没药活血散瘀，理气止痛，生蒲黄、五灵脂活血祛瘀，通利血脉，腰酸不适，故加续断、狗脊补肝肾，强筋骨。二诊时即诉痛经缓解，对治疗产生信心，此时经水已净，参考内分泌报告：FSH > 10 IU/L，卵巢储备功能下降，卵泡发育不良，故蔡老师用内异亚方合并孕Ⅰ方活血化瘀，育肾通络，助卵泡生成和排出。三诊时中期已至，则改用内异Ⅰ方合并孕Ⅱ方活血化瘀，育肾培元，维持黄体功能。治疗 3 个月后，患者月经量增，色鲜，腰酸乏力等肾虚不足表现减轻，囊肿亦缩小。半年后患者成功妊娠。

3. 特色疗法

（1）通因通用，以通促孕。子宫内膜异位症患者常见月经暴下不止或淋漓不尽，或经前出血，或中期出血等类似"通"之病证，此乃瘀血癥瘕扰乱经水，使经水不能按时盈亏，非时而下之故也。蔡老师认为，对于这种情况，不能通过止血药来达到止血的目的，否则瘀血不去、新血难安。活血化瘀可使瘀血去，新血安，血归常动，冲任调和，方可经调而种子。蔡老师自拟内异系列方进行治疗，使瘀血散而新血通，则中期出血、经前出血等症可愈，亦不会错失受孕时机。

（2）辨期辨病，中西合璧。蔡老师根据肾 - 天癸 - 冲任生殖轴的理论，结合大自然阴阳消长的规律，创立了月经周期调治法，将妇女生理分为月经期、经后期、经间期和经前期四期，并根据四期不同特点辨证论治，临床取得较好疗效。行经期间，依据症状表现，痛经明显者用内异Ⅰ方调经止痛，月经过多者用内异Ⅱ方调经止崩。而在非经期，则以活血化瘀为主要目的，以内异Ⅲ方为主进行加减，意在消肿散结，逐瘀破血。此外，蔡老师在诊疗时根据患者的症状、体征，以及B超、血内分泌等检查结果，治疗略有侧重。如伴有输卵管欠通畅而无其他体征的患者，蔡老师治疗以消除粘连、通畅络道为主，通常在经后期加用孕Ⅰ方育肾通络；根据基础体温情况，黄体期则改用孕Ⅱ方维持黄体功能，有利于受孕；当患者无任何症状体征，但伴有血内分泌失调，如高催乳素、低黄体生成素造成卵泡未破裂黄素化综合征时，蔡老师治疗时除活血化瘀外，着重使用补肾调周法纠正失调的内分泌功能，促使卵泡排出，或单用孕Ⅰ、孕Ⅱ方进行周期治疗，或合用内异Ⅲ方治疗，提高受孕率。

4. 经验方

（1）内异Ⅰ方。组成：炒当归10g，川芎6g，丹参12g，牛膝10g，赤芍10g，香附10g，延胡索12g，血竭3g，没药6g，生蒲黄12g（包煎），五灵脂10g（包煎）。主治子宫内膜异位症之经期血瘀。

（2）内异Ⅱ方。组成：炒当归10g，生地黄10g，生蒲黄30g，丹参10g，香附10g，花蕊石20g，熟大黄10g，震灵丹12g，白芍10g，三七2g。主治子宫内膜异位症之血瘀证。

（3）内异Ⅲ方。组成：茯苓12g，桂枝3g，赤芍10g，牡丹皮10g，皂角刺30g，桃仁10g，莪术12g，石见穿20g，穿山甲9g，水蛭6g。主治子宫内膜异位症之瘀血内阻证。

（4）孕Ⅰ方。组成：茯苓10g，生地黄15g，熟地黄13g，牛膝30g，路路通12g，淫羊藿10g，黄精12g等。主治子宫内膜异位症之肾虚血瘀证。

（5）孕Ⅱ方。组成：茯苓10g，生地黄15g，熟地黄15g，巴戟天12g，山萸肉12g等。主治子宫内膜异位症之肾阴阳两虚证。

郭子光治疗子宫内膜异位症导致不孕典型医案与特色疗法

1. 辨证论治特色

郭教授认为子宫内膜异位症所致不育以湿瘀互结，病在肝脾为共性病机。湿瘀互结，阻于输卵管伞端，则不能拾卵；阻于输卵管管腔，则可致输卵管阻塞不通或通而不畅，使精子不能正常进入输卵管壶腹部，两精不能相合，即可导致不孕；湿瘀蕴结于卵巢日久，正常精血不能濡养卵巢，无法促生正常卵子，或卵泡发育不良，也可导致不孕。肝主疏泄，调节血液；脾主健运、脾统血，且脾脉通过冲、任二脉与胞宫相联系。故肝、脾与经血关系密切。若肝血不足，血不养肝，或肝气郁滞，血行不畅，则冲任不和，气血郁滞，积于少腹胞宫，日久影响脾运，湿邪内滞，湿瘀互结，则发为本病。脾若统血失摄，血液不循常道，离经则留为瘀；脾失运化，则生湿浊，湿瘀互结，亦致本病发生。

本病位于卵巢子宫，与月经关系密切。现代医学根据卵巢和子宫内膜的变化，将月经周期分为月经期、卵泡期、排卵期、黄体期。月经期正是卵巢子宫瘀血有出路之时，故当以"通"为要，强化破血逐瘀的力量，因势利导，就近给邪气找出路，利用经期将瘀血从阴道排出。但恐破血耗气，还当佐以适量益气健脾之品。常在基础方中再酌配搜剔经络、破血逐瘀的虫类药，如土鳖虫 5～10 g、虻虫 5～10 g；或擅长破血行气止痛之品，如三棱、莪术、王不留行、刘寄奴各 10～15 g；若经行疼痛剧烈，增加基础方中白芍至 60 g 以增缓急止痛之力，并选加延胡索 15～20 g、五灵脂 6～12 g、制乳香 10～15 g、制没药 10～15 g、龙血竭 3～6 g 等行气止痛之品。益气健脾常选加黄芪 15～20 g、党参 15～30 g、白晒参 6～10 g。但需注意，如果患者本身经行量猛，则本期仍以基础方活血止痛为主，不必加重破血药。卵泡期，胞宫空虚，血脉不充，精血亏损，因此当酌配滋补肝肾、养血填精之法，药如二至丸（女贞子、旱莲草）、熟地、山茱萸、肉苁蓉、枸杞子各 10～30 g，或阿胶、龟胶、鹿胶（或鹿角霜）等血肉有情之品各 6～10 g，助气血得生，内膜得复。中医认为，卵子属生殖之精微物质，其生长发育由肾主生殖所司；而输卵管位居少腹，为肝经循行部位，故卵子正常排出有赖肝气舒畅条达，气能推动运行，络道流畅不塞，方能正常排卵。因此，排卵期除用基础方外，还当配合补肾疏肝，益气通络。尤其对于有生育要求的患者，此期配合此法，兼顾该期生理特性，既提高卵子质量，又能保持输卵管通畅，维持正常排卵功能，对帮助自然受孕大有裨益。此期用药，补肾之品，仿寿胎丸架构，选加菟丝子、桑寄生、杜仲、续断、覆盆子等 10～20 g；疏肝常选柴胡、郁金、青皮等 6～10 g；益气通络，常酌选黄芪 15～30 g、人参 6～15 g、路路通 10～20 g、丝瓜络 10～15 g、台乌药 10～15 g、王不留行 6～15 g、丹参 10～20 g 等。黄体期为排卵后至下个月经来潮时，精血渐充，血室当盈，冲脉当通。此期当酌减破血之力，将水蛭减用为 3～5 g，并配合温阳补肾，养血调冲。温阳补肾常选淫羊藿、沙苑子、桑寄生各 10～20 g；养血调冲常选当归、枸杞子、肉苁蓉、制首乌各 15～30 g。特别需要注意，如患者有生育要求，经过一段时间调治后，复查如果包块缩小或消失，可在排卵期行卵泡监测，如果监测到优势卵泡且正常排卵，则嘱患者试孕，当月黄体期后即不再用药治疗，常规备孕。

郭教授将该病分为6种证型：下焦湿热证、水湿蕴遏证、肾阴虚证、阴虚夹痰证、肝郁化热证及肾精不足证。①下焦湿热证。患者常兼带下异常，或色黄，或质稠，或量多，或味臭，或外阴或阴道瘙痒、甚外阴湿疹等，舌红苔黄腻，或苔根部黄腻，或薄或厚，脉滑偏数。治当配以清利下焦湿热，除基础方及分期治疗外，常合四妙散，重者常选配红藤、蒲公英、败酱草10～20g。②水湿蕴遏证。此证型患者多表现为囊肿较大，或兼带下清稀量多，或兼体形偏胖，舌体胖大，边有齿痕，脉沉滑。治当配合健脾利湿，常合《金匮要略》当归芍药散，利湿健脾、疏肝活血。③肾阴虚证。患者常兼口咽干燥，心烦潮热，舌苔薄少，或少苔，或花剥苔，或中有裂纹，甚或无苔，脉细数。治当伍以滋养肾阴，常合用六味地黄丸。④阴虚夹痰证。患者常伴子宫腺肌症或腺肌瘤，或子宫肌瘤，或经行腹痛时呕吐痰涎，或平素时有咳痰，或兼口腻便黏，舌体偏胖有齿痕，苔薄少、舌体中间有裂纹或苔腻苔体有裂纹，脉细滑或细弦滑。治当配合滋阴化痰，软坚散结。常选配醋制鳖甲20～30g、浙贝母10～20g、玄参15～30g、生地15～30g、生牡蛎15～30g等。⑤肝郁化热证。患者常伴脾气急躁易怒，少腹时有灼痛，小便黄，大便干，舌边尖红，苔黄或薄或厚，脉弦数。治当伍清泄肝火，疏肝解郁。方选丹栀四逆散合用，重者加黄芩10～15g、栀子6～10g、夏枯草15～30g。⑥肾精不足证。患者常因本病影响排卵功能，不能正常受孕，或有怕冷或经行少腹及小腹冷痛明显、平素四肢厥冷等症，舌淡嫩、苔薄白，脉沉细弱或细缓迟。宫寒不暖也是受精卵不能着床生长的重要原因，故此型当强化补肾填精，温补肾阳之品。血肉有情之品如鹿茸（每天1～2g，研末清晨空腹服，日1次）、紫河车6～10g、龟胶10～20g等；温补肾阳之属，常选巴戟天、肉苁蓉、淫羊藿、仙茅15～30g等。

2.典型医案

患者，女，27岁，2012年3月28日初诊。病史：患者自诉于2年多前因经行疼痛剧烈就诊西医妇科，被多家西医医院诊断为左卵巢巧克力囊肿（约3cm），疑似子宫腺肌症（子宫内膜回声欠均匀）。西医建议其手术治疗卵巢巧克力囊肿后服用长效避孕药以治疗腺肌症，但患者考虑尚未生育不愿采取手术及长效避孕治疗方案，而多方寻求中医治疗，效果不显著，仅间或痛经缓解。月经周期27～30天，经行6～7天，月经量偏多，夹较多瘀块，经色暗，经行前2～3天及经行第1～2天小腹及少腹胀痛剧烈，不因热敷而缓解，时呕吐痰涎，疼痛剧烈时影响纳食，需卧床休息，多数时候还需服用较大剂量镇痛类药物以缓解疼痛。现有生育要求，不愿意再服用西药止痛，遂来诊。刻诊：月经将至，近2日觉小腹胀痛明显，末次月经为2012年2月28日至2012年3月5日。平素纳眠可，二便调。舌质淡红，苔薄少，中根有裂纹；脉弦滑偏细。2012年1月16日腹部彩超结论左卵巢囊性占位（巧克力囊肿），大小3.6 cm×3.2 cm。西医诊断：子宫腺肌症？辨证：湿瘀互结肝脾，阴虚夹痰。治法：活血破瘀，健脾除湿，柔肝止痛；滋阴化痰，软坚散结。处方：桂枝20 g，茯苓30 g，白芍50 g，桃仁20 g，丹皮20 g，水蛭粉12 g（研末冲服），五灵脂15 g，制乳没各30 g，延胡索30 g，制鳖甲30 g（先煎40分钟），路路通20 g，莪术30 g，王不留行30 g，柴胡15 g，土鳖虫15 g，丹参30 g，台乌30 g，枳壳30 g，浙贝20 g，黄芪20 g，生麦芽50 g。3剂，2日1剂。药煎3次，第1次先煎制鳖甲40分钟，余药除水蛭粉外先浸泡40分钟后与鳖甲再混煎30分钟后泌出，第2、第3次均水煎30分钟。3次药液混匀后分2天喝，每次200 mL（经行疼痛时可少量频服），将水蛭粉2 g冲入药液共服。每日3次，饭后1小时温服。嘱勿食生冷，少食豆制品、蜂蜜等，注意保暖和休息。

二诊：2012年4月4日。末次月经2012年3月30日，今日尚有少许经血，色暗。服上方痛经缓解，偶有子宫短暂痉挛性疼痛，腹微胀，此次经行未服止痛西药也能耐受，且基本保持正常进食。月经量多，经血夹瘀块多。舌质淡红，苔薄少，中根有裂纹；脉弦滑偏细。处方：制鳖甲40 g（先煎40分钟），桂枝20 g，茯苓30 g，桃仁15 g，丹皮20 g，丹参30 g，生牡蛎30 g，白芍50 g，水蛭10 g（研末冲服），柴胡15 g，鹿角霜20 g，郁金20 g，北黄芪40 g，台乌30 g，阿胶18 g（烊化），山茱萸40 g，女贞子20 g，旱莲草20 g，熟地30 g，生麦芽30 g。3剂，2日1剂。熬法服法同前。

三诊：2012年4月15日。近2日白带色透明，情绪易怒，余无所苦。舌质淡红，少苔，根裂纹；脉弦滑偏细。处方：制鳖甲40 g（先煎40分钟），桂枝20 g，茯苓30 g，桃仁15 g，丹皮20 g，白芍30 g，水蛭6 g（研末冲服），柴胡15 g，郁金20 g，路路通30 g，覆盆子30 g，菟丝子30 g，浙贝30 g，川黄连20 g，百合40 g，生地40 g，山茱萸30 g，肉苁蓉30 g，夏枯草30 g，生麦芽30 g，生牡蛎30 g，黄芪30 g，共3剂，2日1剂。熬法服法同前。

四诊：2012 年 4 月 22 日。偶觉腰胀，时有眠浅易醒，余无明显不适。舌淡红，苔薄白，根有少许裂纹；脉滑。处方：制鳖甲 40 g（先煎 40 分钟），桂枝 30 g，桃仁 20 g，白芍 60 g，丹皮 20 g，丹参 30 g，浙贝 30 g，当归 40 g，黄芪 40 g，水蛭粉 12 g（研末冲服），生牡蛎 30 g，生麦芽 40 g，枸杞子 30 g，生甘草 15 g，桑寄生 30 g，淫羊藿 30 g，合欢皮 30 g，茯神 30 g，肉苁蓉 30 g，龙血竭 10 g。3 剂，2 日 1 剂。熬法服法同前。后续皆按上述病证结合，分期分型治疗方案，宗前方随证加减。

如此往复，治疗到 2012 年 7 月 4 日末诊：5 月、6 月月经正常，无所苦，末次月经为 6 月 29 日至 7 月 3 日，询问可否停药试孕。嘱其 2 ～ 3 天后复查 B 超。2012 年 7 月 11 日来电诉 2012 年 7 月 6 日 B 超示：子宫、附件未见异常，嘱其试孕。患者于 2012 年 10 月怀孕（末次月经来潮时间：2012 年 10 月 3 日），2013 年 7 月 15 日分娩一子，重 7.6 斤，母子康健。

按：患者经西医诊断为"卵巢子宫内膜异位症"，则其疾病病机为"湿瘀互结，病在肝脾"。其尚有疑似子宫腺肌症，且经行腹痛伴呕吐痰涎，苔根有裂纹，脉偏细滑，故辨其证型病机为"阴虚夹痰"，故治疗以桂枝茯苓丸加水蛭为基础方，佐以鳖甲以滋阴化痰、软坚散结，此治贯穿治疗始终。初诊为患者月经前期两天，故治疗上按月经期治疗方案，强化逐瘀止痛之力；因其经行不能进食，无以保证脾之健运，故重用生麦芽健脾消食，有稍兼疏肝之效。二诊为卵泡期，因考虑患者有生育要求，治疗上加用鹿角霜、阿胶等补肾填精。三诊为排卵期，减少了虫类药破血行气之力，强化补肾填精及疏通输卵管的药物，并针对其易怒的兼症，选用了既清肝热又软坚散结的夏枯草配合黄连、百合清解邪热。四诊为黄体期，一方面强化温阳补肾、滋养精血之力；另一方面，结合患者原来经行前即有明显疼痛的特点，此期也重用了白芍及稍佐止痛活血之品，以未雨绸缪。月经前一周出现睡眠略差，故以茯神代茯苓，既健脾利湿又可安神，并酌加既疏肝又安神的合欢皮，使睡眠得安，以助气血更好充养。该患者自初诊既显现良好疗效，后顺利自然受孕生产，足以证明中医辨证准确，则疗效自能彰显之功。

3. 特色疗法

郭教授治疗子宫内膜异位症导致不育颇具特色，主要体现在辨病论治，突出共性，以病为纲，分期分型，强调个性，随证治之。其一为"辨病论治"，根据疾病共性施治。根据疾病的突出主症进行治疗是最为关键的一环，即根据主症，运用中医基础理论分析出该病的共性病机，针对该病确定一个总体的治疗大法，在治疗上总以桂枝茯苓丸加水蛭为基础方剂。其二为"分型论治"，将疾病分为下焦湿热型、水湿蕴遏型、肾阴虚型、阴虚夹痰、肝郁化热型及肾精不足型，对各个证型进行个性施治。如此，双管齐下，依法遣药的辨证论治思维，运用单纯中医药治疗，取得较好疗效。

4. 经验方

（1）桂枝茯苓丸加水蛭。组成：桂枝 10～20 g，茯苓 15～30 g，牡丹皮 10～15 g，白芍 20～30 g，桃仁 10～15 g，水蛭 6～10 g（研末冲服为佳）。主治子宫内膜异位症之瘀血内阻证。

（2）四妙散。组成：苍术 10 g，黄柏 10 g，薏苡仁 15 g，怀牛膝 15 g。主治子宫内膜异位症之下焦湿热证。

（3）当归芍药散。组成：当归 12 g，芍药 10 g，泽泻 12 g，川芎 10 g，茯苓 15 g，白术 10 g。主治子宫内膜异位症之水湿蕴遏证。

（4）六味地黄丸。组成：熟地黄 15 g，山茱萸 12 g，山药 15 g，泽泻 10 g，茯苓 9 g，牡丹皮 10 g。主治子宫内膜异位症之肾阴虚证。

（5）丹栀四逆散。组成：牡丹皮 15 g，炒栀子 12 g，枳实 6 g，柴胡 6 g，芍药 10 g，炙甘草 10 g。主治子宫内膜异位症之肝郁化热证。

李光荣治疗子宫内膜异位症导致不孕典型医案与特色疗法

1. 辨证论治特色

李光荣教授认为，子宫内膜异位灶周期性出血，因血不循常道，不能正常排出体外而蓄积于病灶局部，类似中医"离经之血"，离经之血即为瘀血。瘀血流注经脉脏腑，凝结胞宫、胞脉，积聚日久而形成癥瘕。正如《血证论》所云："离经之血，虽清血鲜血，亦是瘀血。"如《妇科玉尺》云："要之妇人积聚之病，虽属多端，而究其实，皆血之所为。"而临床体检或可触及卵巢肿物，或可触及包块及触痛结节，皆为有物可征；且本病症见痛有定处，故李光荣教授认为子宫内膜异位症应属"癥积"范畴，病在血分，总属血瘀，血瘀是本病的根本环节。李光荣教授基于多年的临床经验认为，妇女因其生理特点，形成了多虚、多瘀、多郁的病理特征，而血瘀是本病最基本的病理机制，治疗时应重视活血化瘀。但形成血瘀的病因不同，寒凝、气滞、气虚均可导致血瘀。李光荣教授对本病辨证多以寒凝血瘀、气滞血瘀、气虚血瘀为主。①寒凝血瘀证：经前下腹冷痛，痛引腰骶，痛甚昏厥，腹痛喜按，得热则舒，经行夹有血块，肛门坠胀，大便稀溏，四末不温，性交疼痛，舌淡暗、边尖有瘀点，苔薄白，脉沉缓或涩。李光荣教授认为，积的主因为寒邪，血遇寒则凝，形成寒凝血瘀；并依据《黄帝内经》"血气者，喜温而恶寒，寒则泣而不能流，温则消而去之"理论，研制出温经散寒、活血散结之"桂附饮"。②气滞血瘀证：经前下腹胀痛，经行痛剧，痛引腰骶，痛甚昏厥，腹痛拒按，经行不畅，夹有血块，块下痛减，肛门坠胀，经前乳房胀痛，胸闷不舒，性交疼痛，舌紫暗、边尖有瘀点，苔薄白，脉弦。因女性易于抑郁，情怀不畅，使得肝郁不舒，气机阻滞，而气为血帅，气行则血行，气滞则血瘀；加之少腹为肝经所过之处，盆腔之异位包块皆属肝经气血瘀滞所致，这不仅造成了"离经之血"滞而为瘀，而且因为这种出血极难排出体外，又严重影响了气机，导致"不通则痛"的痛经表现。李光荣教授据此研制出疏肝理气、活血散结之"丹赤饮"。③气虚血瘀证：月经前后少腹、腰骶部有不适或疼痛，逐渐加剧，或非经期小腹坠痛，性交痛，肛门坠胀或坠痛，经行量多或有血块，神疲乏力，面色淡白少华，便溏，舌质淡暗或舌体瘀斑、瘀点、舌边齿痕，脉沉细涩。因气为血之帅，气虚运血无力，血行不畅，则瘀血内停，瘀血日久渐成癥积。李光荣教授由此研制出益气活血、散结消癥之"消异饮"。

2. 典型医案

患者，女，32岁，2007年12月20日初诊。现病史：患者结婚5年未孕，2007年初行腹腔镜手术剔除左侧卵巢巧克力囊肿，术后使用"达菲林"3针。2007年7月发现左侧卵巢巧克力囊肿复发，直径约5cm。近3个月痛经明显加重，经期少腹、腰骶部坠痛，伴有肛门坠胀，经行量多、有血块，非经期小腹坠胀不适，神疲乏力，面色淡白少华，大便溏薄，舌质淡暗有瘀斑、舌胖、边有齿痕，脉沉细涩。末次月经为2007年11月30日，7天净。妇科检查：子宫后位、正常大小，左侧附件触及囊实性包块，直径约5cm，有压痛。卵巢癌抗原45.67 U/mL。诊断：子宫内膜异位症。中医辨证：气虚血瘀。治法：益气活血、散结消癥。处方：炙黄芪30g，炒白术18g，丹参25g，生蒲黄15g，五灵脂12g，莪术12g，香附12g，皂角刺18g，穿山甲12g，瓦楞子30g，海蛤壳30g，益母草18g，升麻6g。每日1剂，水煎服，14剂。

二诊：2008年1月7日。患者末次月经为2007年12月27日，药后经期腹痛减轻，经量及血块减少，精神转佳，大便调畅，非经期小腹坠胀不适减轻，舌质淡暗有瘀斑，舌胖、边有齿痕，脉沉细滑。处方：炙黄芪30g，炒白术18g，丹参25g，生蒲黄15g，三棱10g，莪术12g，香附12g，皂角刺

18 g，穿山甲 12 g，瓦楞子 30 g，海蛤壳 30 g，鸡内金 30 g，生牡蛎 30 g。继服 21 剂。

三诊：2008 年 1 月 31 日。患者末次月经为 2008 年 1 月 24 日，药后经期腹痛明显减轻，经量正常，少量血块，偶有非经期小腹坠胀不适，精神佳。舌质淡暗有瘀斑，舌胖、边有齿痕，脉沉滑。处方：炙黄芪 30 g，炒白术 18 g，丹参 25 g，生蒲黄 15 g，三棱 10 g，莪术 12 g，皂角刺 18 g，穿山甲 12 g，瓦楞子 30 g，海蛤壳 30 g，鸡内金 30 g，生牡蛎 30 g，夏枯草 15 g，全当归 10 g，赤芍 15 g。继服 30 剂。

四诊：2008 年 3 月 6 日。患者末次月经为 2008 年 2 月 23 日，药后经期腹痛除，经量正常，无血块，非经期无不适症状，精神佳。舌质淡暗有瘀斑，舌胖、边有齿痕，脉沉滑。处方：炙黄芪 30 g，炒白术 18 g，丹参 25 g，生蒲黄 15 g，三棱 10 g，莪术 12 g，皂角刺 18 g，穿山甲 12 g，瓦楞子 30 g，海蛤壳 30 g，鸡内金 30 g，生牡蛎 30 g，夏枯草 15 g，全当归 10 g，赤芍 15 g，海藻 25 g。继服 30 剂。

经治疗 4 个月后，诸症消失。2008 年 4 月 29 日因停经 37 天，查尿妊免试验阳性，证实怀孕。

按：此例患者为子宫内膜异位症导致的原发性不孕，典型临床表现如进行性加重的痛经，加上妇科彩超结果、专科检查即可确诊。患者初诊时刻下症见：小腹坠胀不适，神疲乏力，面色淡白少华，大便溏薄。舌质淡暗有瘀斑为瘀血内阻之象；舌胖、边有齿痕，脉沉细是脾肾之气不足，鼓动无力。首诊以益气活血、化瘀消癥为法。方中以黄芪、白术为君，益气健脾；针对病灶，臣以五灵脂、莪术、皂角刺、穿山甲等活血行气化瘀，祛除瘀血。二诊时患者症状好转，在上方基础上加三棱、鸡内金化瘀散结之效。二诊、三诊、四诊时患者均舌脉诊均为舌胖、边有齿痕，脉沉滑，提示有痰湿之邪蕴积，调整用药时加上了海蛤壳、海藻化痰散结。通过四诊，改变患者气虚血瘀的体质，缓解患者不适的症状，且成功助孕。

3. 特色疗法

妇女基于其生理特点，形成了多虚、多瘀、多郁的病理特征。李光荣教授认为，异位子宫内膜在性激素的周期性作用下所产生的局部病灶的出血与坏死，属于中医的瘀血范畴，血瘀是本病最基本的病理机制。瘀血不仅是各种病变过程中的病理产物，同时也是新的致病因素，因此，阻止、消除瘀血的形成和发展是治疗本病的主要目的。治疗时应重视活血化瘀，并加用宣畅气机、温经散寒、益气之品，则气行血畅，瘀血可除，癥积可消矣。

4. 经验方

（1）桂附饮。组成：炙附片 10 g，桂枝 12 g，乌药 10 g，五灵脂 15 g，三棱 10 g，莪术 10 g 等。主治子宫内膜异位症之寒凝血瘀证。

（2）丹赤饮。组成：柴胡 15 g，丹参 10 g，当归 10 g，赤芍 12 g，三棱 10 g，莪术 10 g 等。主治子宫内膜异位症之气滞血瘀证。

（3）消异饮。组成：黄芪 15 g，丹参 10 g，生蒲黄 12 g，三棱 10 g，莪术 12 g，香附 10 g，皂角刺 10 g 等。主治子宫内膜异位症之气虚血瘀证。

参考文献：

[1] 景彦林. 夏桂成辨治子宫内膜异位症不孕经验 [J]. 中医杂志，2011，22（21）：1822-1823.

[2] 陈彦辛，曹立幸. 子宫内膜异位症不孕的中医药研究现状与展望 [J]. 中国中西医结合杂志，2012，32（11）：1580-1584.

[3] 王芳，付金荣. 蔡小荪治疗子宫内膜异位症不孕经验 [J]. 中医杂志，2014，55（4）：283-285.

[4] 王隆卉，蔡小荪. 蔡小荪治疗子宫内膜异位症经验 [J]. 世界中医药，2007，2（5）：282-283.

[5] 徐路，江泳. 国医大师郭子光"病证结合"辨治卵巢子宫内膜异位症经验 [J]. 时珍国医国药，2014，25（10）：2520-2522.

[6] 郭永红. 李光荣治疗子宫内膜异位症经验 [J]. 中国中医药信息杂志，2009，16（5）：87-88.

（林 洁 龙 茜）

❀第四节❀ 痛经致不孕的典型医案与特色疗法

颜德馨治疗痛经致不孕经验

1. 辨证论治特色

对于本病的病因病机，《医宗金鉴·妇科心法要诀》云："凡经来腹痛，在经后痛，则为气血虚弱；经前痛，则为气血凝滞。若因气滞血者，则多胀满。因血滞气者，则多疼痛。"其发病多为实证，其病因病机多为气滞血瘀，寒湿凝滞，湿热蕴结。痛经发病有虚有实，"妇人以血为基本"（《景岳全书·妇人规》），其气血常处于"有余于气，不足于血"的特殊状态，经期或经期前后，由于血海由满盈而泄至暂虚，气血变化较平时急骤，病因与气血相干，导致冲任气血运行不畅，胞宫气血流通受阻，或冲任、胞宫失于温煦濡养故发为以疼痛为主症的痛经病症，这在发病机制上便与他病之痛证的发生有所不同，既属瘀滞亦常兼不足，所以痛经"夹虚者多，全实者少"。可见，痛经者不仅"不通则痛"，亦有"不荣则痛"。颜老认为本病多因寒凝血瘀所致，所以本病多因寒因瘀而致，常见的因素有寒入胞宫，气血不畅，冲任失调；寒凝血瘀，冲任失养；寒瘀阻络，不通则痛。故治宜温阳活血，临床多用化瘀赞育汤。

颜老认为，厥阴肝经之脉起于足大趾，上行络阴器，过少腹，分布于胁肋，挟胃属肝，上交于巅顶。故凡临证见阴部、少腹、两胁、头部等的病证皆可考虑从肝经论治。今寒邪客于胞宫，经血凝滞，气血不畅，筋脉失养，故见经来少腹疼痛，量少不畅，色紫夹块等症；寒邪客于下焦，厥阴之浊气循经上逆，犯于胃，则见恶心呕吐；肝气郁结，气机阻滞，经络不畅，则见乳房胀痛，面色暗黑，眼圈色暗，舌质紫暗。故治疗宜宗《素问·调经论》："血气者，喜温而恶寒，寒则泣不能流，温则消而去之"，而予温阳散寒，活血祛瘀，养血通脉，滋补冲任。因此颜老临床常用肉桂、川芎温经散寒，养血通脉；干姜、小茴香暖肝散寒，和中降逆；失笑散（生蒲黄、五灵脂）甘温行血，化瘀通经止痛；没药、延胡索疏肝理气，行气止痛，使气行则血行；紫石英温补冲脉，祛寒暖宫。诸药合用，使寒邪去而阳气生，瘀血去而血脉通，共奏温经散寒、活血止痛、暖宫祛瘀之功。

2. 典型医案

患者，女，30岁。病史：素有痛经史，结婚3年不孕，且痛经加剧，经来量少不畅，色紫夹块，伴有乳房胀痛，恶心呕吐，痛甚则汗出肢冷，服止痛药无效，曾做诊刮显示子宫内膜正常，其夫精液检查亦属正常。诊查：患者面色暗黑，眼圈色暗，脉沉迟，舌质紫，苔薄腻。辨证：属寒入胞宫，气血不畅，冲任失调。治法：拟温阳活血法，方用化瘀赞育汤。处方：小茴香3 g，干姜2 g，肉桂5 g，川芎5 g，没药5 g，生蒲黄12 g，五灵脂12 g，延胡索9 g，赤芍9 g，紫石英30 g。每月于经前连服7剂，每日1剂，水煎服。

药后痛经及乳房胀痛均见减轻，4个月后随即怀孕，生育一子。

按：颜老用药有以下几个特点。①活而不峻：寒凝血瘀，经脉不通，不通则痛，故治宜活血祛瘀。但颜老在用活血药时，并没有选用桃仁、红花、水蛭、地龙等活血通络、力猛破血之品。而是选用了作用缓和，活而不峻治疗诸瘀积滞疼痛效果很好的失笑散，辅以活中兼养的川芎、赤芍，使本方活而不峻，活中有养，祛瘀而不伤正。②温而不燥：寒凝胞宫，治当温阳散寒。但颜老并未一味用附子、细辛等大辛大热之品，因此类药物虽能温阳散寒，但却有耗伤阴津之弊。因此颜老在方中选用小茴香、干姜、肉桂以温经散寒，且重用干姜，意在温化寒凝，温中有养，使温阳而不伤阴。③药量精妙：俗话说："中医不传之秘在量上"。颜老此方妙就妙在药量上。颜老用药有三个侧重："重用干姜，取其温经散寒，非重不举；二重用紫石英，取其温补冲任，非重无功；三重用失笑散，取其祛瘀止痛，非重瘀血不去，新血不生。"余药皆用量轻微，以取其顺肝体、助肝用。颜老用药之妙，足资借鉴。

3. 经验方

化瘀赞育汤。组成：小茴香3g，干姜2g，肉桂5g，川芎5g，没药5g，生蒲黄12g，五灵脂12g，延胡索9g，赤芍9g，紫石英30g。主治痛经之下焦虚寒，寒凝胞宫证。

王绵之治疗痛经致不孕经验

1. 辨证论治特色

王绵之教授认为妇人之月经主要与肝、脾、肾三脏关系最为密切。肾为先天之本，主藏精，精化为血，只有肾精充盛才能不断化生阴血，血海充盈，则月经如期来潮；脾为后天之本，为气血化生之源，且主统血，因而脾之健运与否亦同月经来潮有密切关系。然上二者主要是为月经的来潮奠定物质基础，而月经能否正常通畅，则与肝最为密切。

王绵之教授尤其注重审辨阴血情况，即使是妇科杂病，亦首重辨阴血，以治病求本。王老认为，肝藏血，主疏泄，喜条达，恶抑郁，其体为血，其用为气。肝气条达则疏泄有权，血行通畅，月经调畅；若肝气不舒，则血行不畅，"不通则痛"。因而痛经最常见的原因为肝气不舒，而调经止痛，则首当疏肝。肝郁之病可因情志不遂所致，亦可因脾虚生化无源而致血虚，肝血不足则失其条达之性，疏泄失常，而见肝气不舒之证，肝气不舒，气机阻滞，易致血行不畅；血虚及肝肾亏虚导致冲任、胞宫、胞脉失于温煦或濡养而出现"不荣则痛"，久则阳虚寒凝而气血运行不畅。总之，这些病因病机相互影响，又常常互为因果，但以肝郁血虚为基本病因病机。

2. 典型医案

患者，女，21岁，1988年2月1日初诊。病史：患者痛经数载。经前2天即出现心烦易怒，胸胁胀满，乳房胀痛；月经来潮的第1～2天，经行不畅，腹痛难忍，经色暗红有块，痛剧则伴呕吐，腹泻，并伴腰痛，每次均需服用止痛片方能略缓解。曾服用中药汤剂治疗，效不显。诊查：舌质淡红、苔薄白，脉细而弦。诊断：肝郁血虚型痛经。治法：养血疏肝，调经止痛。处方：柴胡3g，炒白芍18g，当归18g，制香附12g，桑寄生18g，怀牛膝10g，川续断6g，杜仲9g，茺蔚子12g，川楝子9g，制半夏12g，生姜5片。7剂，水煎服，每日1剂，服药期间忌食生冷、辛辣之品。

患者服药第6天，月经来潮，经行通畅，未见腹痛，原方再进5剂，嘱患者继续服用至经期结束。自此以后，痛经消失，随访至今未复发。

按：本例是典型的肝郁血虚型痛经病例。王老认为本型痛经多见，治疗上调经止痛尤重疏肝，具体用药上，王老亦独具特色，虽以疏肝为主，但方中疏肝药仅用1～2味，且用量亦小，如柴胡仅用3g，而当归、白芍用量则较大，用到了18g左右，其意在顺肝体阴用阳之性，以重量养血之品养其体，少量疏肝之药以顺其性，则肝血充、肝气条达而月经调畅，痛自愈。

3. 特色疗法

王绵之教授治疗痛经病重视扶正，且非常注重扶正与祛邪药物的用量比例，扶正的药物用量大，祛邪的药物用量小；补益气血的药物用量大，疏肝、祛瘀药用量很小；药物虽看似平淡，但构思精巧，常常能出奇制胜。

班秀文治疗痛经致不孕经验

1. 辨证论治特色

班秀文教授治疗痛经经验丰富，并有独到的见解，用药精专，施方恰当。班秀文教授认为原发性痛经是指月经来潮前后或行经期间出现小腹疼痛，且程度较重，影响工作和生活。治病必求于本，疾病发生的原因错综复杂，而妇科病变主要以肝、脾、肾三脏的功能失调为主，临证需从整体出发，审证求因，有的放矢。

班秀文教授认为痛经多与月经不调、带下病并见，在治疗过程中，必须注意其兼证之轻重缓急，对由寒湿引起痛经、带下并病者，宜通过治带以治痛，如肥胖之体，平时带下量多，色白质稀，以致痰湿郁滞胞宫，经行不畅而少、小腹胀疼，可用疏肝行气、健脾化湿之法而收到止带又调经之效果，常用当归芍药散（当归、川芎、土茯苓、泽泻、赤芍、白术）加减。又如"保产无忧散（当归、炒黑荆芥穗、川芎、艾叶、枳壳、黄芪、菟丝子、厚朴、羌活、贝母、白芍、生姜、甘草）"原为临产催生之剂，班秀文教授从患者妇科检查的初步诊断"宫口狭窄症"中得到启发，仿其撑动之功，以撑动宫口而通血脉，疗效霍然。

班秀文教授善于因地制宜，充分利用壮乡丰富的新鲜草药和动物药资源治疗疾病，例如，以山羊肉、麻雀肉、鲜嫩的益母草、黑豆相互配合进行饮食治疗，鲜嫩益母草能补血活血，黑豆补肾暖宫，可以治疗妇科疾患。

班秀文教授在遣方用药时，认为通行之品不是辛温香燥，便是行血破血，若使用不当，反而损伤气血，影响疗效。他主张以冲和为贵，防其偏性，分清寒热虚实。如血热，则用性味甘凉的鲜荷叶、鲜茅根之类清热凉血；如血瘀，则用甘辛微温之鸡血藤、益母草、苏木等温化消瘀；如气滞，则用辛平芳香清淡之素馨花、佛手花、甘松等疏肝理气；虚寒则用甘温益气之品如北芪、人参、桂圆肉等温化补气。

2. 典型医案

患者，女，28 岁，1991 年 9 月 26 日初诊。病史：患者 6 年前出现经前腰及小腹疼痛剧烈，持续 2 ～ 4 天左右，经行缓解，月经周期正常，经色暗红，有血块，平素无特殊不适。曾住院检查，提示子宫内膜异位症。末次月经为 1991 年 9 月 3 日，舌质暗淡，苔薄白，脉细缓。辨证：属寒凝血瘀。治法：温经养血，散寒祛瘀，方用金匮温经汤加减，方用金匮温经汤加减处方：吴茱萸 3 g，川芎 6 g，肉桂 6 g，白芍 10 g，丹皮 12 g，当归 10 g，党参 12 g，莪术 10 g，益母草 10 g，甘草 5 g。上方水煎服，连服 7 剂。

服上方后经前腰及少腹胀痛减轻，经色红，夹紫块，脉细缓。继以温经养血祛瘀之法以善其后，方用四物汤、当归芍药散、艾附暖宫丸等加减治之。

按：患者，女，28 岁，以痛经为主症，经色暗红，有血块，为寒凝血瘀证，用金匮温经汤加减，方中吴茱萸、肉桂温经散寒，通利血脉，共为君药；当归、川芎活血祛瘀，养血调经，丹皮既助诸药活血散瘀，又能清血分虚热，共为臣药；白芍酸苦微寒，养血敛阴，柔肝止痛，制吴茱萸、肉桂之温燥，党参补脾益肺，莪术行气破血，益母草活血调经，甘草调和诸药。7 剂后患者胀痛缓解，继予四物汤、当归芍药散、艾附暖宫丸等加减治之。

李振华治疗痛经致不孕经验

1. 辨证论治特色

李振华认为痛经之辨，应以气血为纲，然气血之化生输布、循行收摄，皆由乎脏腑经络。脏腑失调，则气血失和。痛经之病，乃由冲任失调，胞宫气血失和所致。病在冲任、胞宫，又与肝、脾、肾三脏紧密相关；痛经之辨，除以气血为纲外，必须以八纲辨证为目。八纲之中，尤以明辨虚实寒热为旨。李振华常从腹痛发于经净之前后、腹痛之剧缓及腹部对揉按之喜恶以辨病性虚实之属，从腹部有无寒热之感及对寒温之喜恶而测病性寒热之别，除此之外，尚需与病因并审，方可洞悉病性虚实寒热之详；痛经之辨，需辨明标本，常以病位、病机为本，以病性、病因为标；标本之中，又以气血为纲，脏腑合参以定病位；以八纲为目，病因并审而明病证。如此标本思辨，则病因明、病位晓、病性识、病机通，方可辨证精准，审证周全。

在痛经的辨证施治上，李老强调以"通调和运为体，温清消补为用"。

（1）通调和运为体：痛经之机，总由气血为病，或由情志不舒，气机郁滞，胞宫血行瘀阻；或由寒湿凝遏胞宫，气血瘀滞；或由气血亏虚，胞脉失养。故痛经之治，总以通调和运气血为旨，使胞宫气血充养有度，循行有常。然气滞血瘀有偏盛之异，气血亏虚有微甚之变，用药之时尤须究心审慎。

病由情志不遂，肝气郁结，气滞血瘀，胞宫血行不畅而见经前或经期少腹疼痛拒按，痛引腰脊，月经量少，或血行不畅，忽有忽无，经色紫暗有块，经前乳房胀痛，伴有心烦、口苦、头晕，舌暗有瘀点，苔薄白，脉沉弦或沉涩者，治宜行气活血、祛瘀止痛，用自拟活血止痛汤治之。药用当归、川芎、桃仁、红花、丹参、元胡、五灵脂通经活血、祛瘀止痛；香附、茵陈、乌药、木香疏理肝气；牛膝引血下行。宜在预期经前 3～5 天，当冲任脉动，气血将行而见少腹及乳房出现胀痛之时，服药 3～5 剂，理气和血，因势利导，如此调治数个行经周期，则经血可调，腹痛可消。

偏于气滞而见少腹胀痛，病位游窜不定者，重用香附、茵陈、乌药、青皮、木香等疏肝理气之品；偏于血瘀而见少腹刺痛，痛位不移者，重用元胡、五灵脂、桃仁、红花、乳香等活血化瘀之品。

病由久病体虚，气血虚弱，或产育过多，冲任损伤，胞脉充养失司而见经后少腹隐痛或空痛，按则痛减，月经量少，色淡质稀，伴有倦怠乏力，面白无华，心悸气短，时自汗出，或腰膝酸软，头晕耳鸣，小便清长，面色晦暗，舌淡、苔白、脉沉细者，治宜健脾补肾、益气养血调经。气血亏虚之轻证以十全大补汤加减治之。肾气亏损之重证，用《傅青主女科》调肝汤加减以滋肾水、补肾气，肾气得充，气血渐运，则痛经可愈。

（2）温清补消为用：痛经之为病，乃由冲任失调，气血失和所致；究其致病之因，又有寒凝、肝郁、气血耗损之别，病性亦有寒热虚实之分，故施治宜以温、清、补、消为法。然取用之时，李老强调，四法宜相机权宜，或分而治之，或温清并举，或消补兼施，不以成法，贵在变通。

病由经期产后冒雨涉水或冷水洗浴，感受寒湿之邪，或过食寒凉生冷，寒客冲任，经血为寒邪凝滞而见经前或经期少腹剧痛并有凉感，得热痛减，月经量少，色暗红而紫，舌淡苔薄白稍腻，脉沉紧者，治宜以温经祛湿、理气活血之法。方用自拟温经止痛汤，药用桂枝、吴萸子、细辛温经散寒；白术、木香、甘草健脾醒脾、理气燥湿；当归、川芎、赤芍配桂枝温通经血。如寒湿之象偏重而见少腹剧痛难忍，手足不温，脉象沉迟，舌质淡暗者，酌加附子、炮姜以增强温经通阳散寒之力。

病由素性抑郁或愤怒伤肝，肝郁气滞，郁久化热，兼有血瘀而见经前少腹疼痛，伴有五心烦热，头晕头痛，口干口苦，心急烦躁，脉弦数者，治宜清热平肝、凉血活血，方用自拟活血止痛汤去桂枝、吴萸子加丹皮、栀子、地骨皮、天麻治之。

病由气血不足，血海不充，胞脉失养，而见经后腹痛者，治宜益气养血，佐以理气活血调经，方用八珍汤加黄芪以补元气，养血调经；乌药理下焦之气；丹参活血止痛。如此补消兼施，则血行得活，瘀血不生，气血得充，胞脉得养，则痛经自愈。

2.经验方

（1）自拟活血止痛汤。组成：当归、川芎、桃仁、红花、丹参、延胡索、灵芝、香附、小茴香、乌药、木香、牛膝。主治痛经之肝气郁结、气滞血瘀证。

（2）自拟温经止痛汤。组成：桂枝、吴茱萸、细辛、白术、木香、甘草、当归、川芎、赤芍、桂枝；寒湿偏重者加附子、炮姜。主治痛经之寒湿凝滞证。

（3）《傅青主女科》调肝汤，主治痛经之脾肾两虚偏肾虚证；八珍汤加乌药、丹参，主治痛经之脾肾两虚偏脾虚证。

参考文献：

［1］李莉，石川，冯里，等.浅析国医大师班秀文教授治疗原发性痛经的用药特色 [J].黑龙江中医药，2011，40（3）：3-4.

［2］班胜，黎敏，杨美春."国医大师"班秀文教授运用温法治疗月经病举隅 [J].辽宁中医杂志，2012，39（6）：1151-1152.

［3］刘文礼，李振华，徐江雁.李振华教授辨治痛经临证经验 [J].内蒙古中医药，2006（4）：24-25.

［4］康志媛，李真.国医大师李振华教授论治妇科病经验 [J].中医学报，2016，31（12）：1904-1907.

（羊 羡 张家齐 何 望）

❋ 第五节 ❋ 闭经致不孕的典型医案与特色疗法

柴松岩治疗闭经致不孕经验

1. 辨证论治特色

柴松岩教授认为阴血充盈、肾气充盛、五脏六腑功能协调是维持女性正常月经生理的必备条件。经、带、胎、产生理过程无一不在消耗阴血，女性处于阴常不足的生理状态中；肾气是月经产生之"动力"，"七七"之年，肾气不足天癸竭，生殖功能逐渐衰退；五脏六腑功能失调，脏腑阴血生成受损，血海无以充盈至按时溢泻，则致月事失常。故柴松岩教授提出阴血不充、肾气不足、五脏六腑功能失调为闭经基本病机。论治闭经当首分虚实，虚证闭经以阴虚及阳虚为主，或兼夹瘀、郁、湿、热等证；实证闭经则以气滞血瘀为主要证型，经血运行受阻而发病。

柴松岩教授临证闭经病，强调抓住调阴血这条主线，可分为血枯闭经与血隔闭经两大类。血隔闭经乃污血凝滞等有余之实邪隔滞胞门为病。久虚必瘀、久瘀必虚，用药除活血化瘀还应注意养阴与温阳的配合，月经前可加水蛭活血破血以利月经来潮。血枯闭经又可分为阴虚血枯与阳虚血枯。阴虚血枯乃因阴血津液损耗，无有余之阴血注入血海为病，治以养阴补血药，常用川芎、丹参等补中有行，使所补阴血真正流行，成为可用之血。阳虚血枯责之脾伤失运，化生不足，则后天供给减少，肾失水谷精气之滋养，血海亦继发不充，月经不能以时而下，治以温脾肾之阳，佐益气养血之品，重在加强气化、恢复脾肾功能。临证用药不可拘泥，应注重个体化差异。①兼夹瘀证：可用丹参、川芎、益母草、茜草等活血化瘀；善太息、易怒等，可少佐香附、柴胡、白梅花、钩藤等疏肝解郁行气之品；四肢不温、畏寒等，可少佐桂枝、细辛等温通之品，以助阳化气以行血。②湿证：柴松岩教授注重肺、脾两脏，应先以祛湿、化浊、清热治法为主，常用桔梗、川贝母等开提肺气，通条水道，祛湿行水；茯苓、白术、冬瓜皮等健脾祛湿化浊；车前子、草薢、泽泻、猪苓等清热利湿。③热证：常用知母、地骨皮、黄柏清虚热；肝郁化火者常用钩藤、郁金、夏枯草等清热平肝；心火亢盛者常用莲子心、炒栀子等清心安神，交通心肾；阳明热结者常用瓜蒌、槐花、白头翁等清阳明胃肠之火。④此外，柴松岩教授辨证治疗闭经用药尤具阶段性特征：闭经治疗的初期阶段，用药广泛、多样，必先以祛邪、调整脏腑功能为法；治疗中后期阶段，用药则趋于集中，以养阴清热、补肾养血、活血祛瘀之品为主，药物多见走下通利之品，如瞿麦、车前子、杜仲等。

2. 典型医案

患者，女，23 岁，2015 年 1 月 20 日初诊。病史：闭经 2 年，平素经期不规律，5 ～ 6 天 /15 ～ 30 天，2013 年突发闭经，在北京某医院诊断为"卵巢储备不足"，曾用激素补充治疗（HRT）及中药维持月经周期。2014 年 2 月查 FSH 30.91 IU/L，LH 108.75 IU/L，E_2 224 pg/mL。2014 年 12 月复查 FSH 145 IU/L，LH 93 IU/L，E_2 12 pg/mL。刻下：潮热，盗汗，纳可，眠安，二便调，白带量色正常，舌淡暗，脉细滑无力。既往史：既往有性生活史，孕 1 产 0，2011 年人工流产 1 次。子宫 B 超示子宫 41 mm×33 mm×37 mm，内膜 5 mm。西医诊断：卵巢储备不足。中医辨证：肾虚气血亏虚，兼湿毒伏邪阻滞胞脉证。治法：补肾养血，活血化湿祛瘀。处方：太子参 10 g，当归 10 g，远志 5 g，续断 15 g，玉竹 10 g，百合 12 g，桃仁 10 g，鱼腥草 10 g，浙贝母 10 g，砂仁 6 g，茯苓 10 g，茵陈 10 g，大腹皮 10 g，郁金 6 g。30 剂，每日 1 剂，水煎 200 mL，早晚温服。另嘱监测 BBT。

二诊：2015 年 3 月 24 日。BBT 单相，带下少，偶有潮热，舌暗，苔白，脉细滑。2015 年 3 月 17 日复查 FSH 124 IU/L，LH 68.60 IU/L，E_2 88.5 pg/mL。子宫 B 超示子宫 24 mm×21 mm×20 mm，内膜线状。左卵巢 1.8 cm×0.8 cm，右卵巢 1.5 cm×0.9 cm。处方：北沙参 15 g，女贞子 15 g，枳壳 10 g，麦芽

12 g，金银花 12 g，佩兰 3 g，青蒿 6 g，砂仁 3 g，远志 5 g，丹参 10 g，月季花 6 g，槐花 6 g，甘草 6 g，玉竹 10 g。继服 40 剂。

三诊：2015 年 5 月 5 日。BBT 单相，舌暗，苔黄干，脉细滑。处方：北沙参 15 g，女贞子 15 g，玉竹 12 g，金银花 10 g，荷叶 10 g，侧柏炭 10 g，石斛 10 g，浙贝母 10 g，茜草 10 g，麦芽 12 g，月季花 6 g，百合 10 g，川芎 5 g。继服 40 剂。

四诊：2015 年 6 月 16 日。BBT 单相、低温，前似有不典型双相，乳房刺痛，带下不多，舌暗，脉沉细。处方：北沙参 15 g，茜草 12 g，茵陈 10 g，白扁豆 10 g，当归 10 g，月季花 6 g，芦根 12 g，黄芩 6 g，大腹皮 10 g，佩兰 3 g，砂仁 5 g，桃仁 10 g，川芎 5 g。继服 30 剂。

五诊：2015 年 7 月 20 日。BBT 单相、低温，带下不多，舌暗，脉细滑。处方：北沙参 15 g，郁金 6 g，熟地黄 10 g，泽兰 10 g，丹参 10 g，茜草 12 g，甘草 5 g，金银花 5 g，绿萼梅 6 g，葛根 3 g，钩藤 10 g，苏木 10 g，女贞子 15 g，川芎 5 g，月季花 6 g。继服 30 剂。

六诊：2015 年 8 月 25 日。BBT 单相，舌暗，苔干，脉细滑。处方：冬瓜皮 15 g，麦芽 12 g，泽兰 10 g，茵陈 10 g，益母草 10 g，月季花 10 g，桔梗 10 g，石斛 12 g，女贞子 15 g，甘草 6 g，浙贝母 10 g，郁金 6 g，川芎 5 g，续断 12 g，枳壳 10 g。继服 30 剂。

七诊：2015 年 10 月 15 日。BBT 单相，舌脉同前。2015 年 10 月 10 日复查 FSH 54.9 IU/L，LH 41 IU/L，E_2 200 pmol/L。子宫 B 超示内膜 0.3 cm，左卵巢可见卵泡。处方：北沙参 15 g，茜草 10 g，郁金 6 g，川芎 5 g，当归 10 g，夏枯草 10 g，桃仁 10 g，荷叶 10 g，月季花 10 g，麦芽 12 g，枳壳 10 g，女贞子 15 g，杜仲 12 g，玉竹 10 g。继服 40 剂。

八诊：2015 年 12 月 1 日。BBT 持续高温相（36.7 ～ 37.0 ℃）30 天，无腰腹痛及阴道流血。查尿绒毛膜促性腺激素阳性。舌绛，苔黄腻，脉沉滑。处方：覆盆子 15 g，莲子心 3 g，荷叶 10 g，枸杞子 15 g，苎麻根 10 g，白扁豆 10 g，茯苓 10 g，莲须 5 g，山药 15 g，青蒿 6 g，侧柏炭 15 g。继服 20 剂善后。

按：本案乃 23 岁患者，属女子三七肾气平均尚未充盛之时，而患者房事早，加之堕胎，导致肾虚，损伤胞宫胞脉而出现经水闭阻之证，同时伴有潮热、汗出。首诊时患者舌淡暗、脉细滑无力，辨证为肾虚气血亏虚，兼湿毒伏邪阻滞胞脉。故方以太子参、当归、续断补气养血，补肾活血，玉竹、百合、远志养阴血，安心神，郁金疏肝下气动血，砂仁醒脾，茯苓、桃仁、浙贝母、大腹皮、茵陈、鱼腥草共奏化湿祛瘀通络之功。二诊时，检查提示子宫小、内膜薄、卵巢小，以及FSH、LH升高程度均印证POF程度很严重。患者服上方后潮热、出汗减轻，且舌暗、苔白、脉细滑，气虚之证有所改变，故改易补肾养阴、理气活血、清解胞宫湿热伏邪。方以女贞子、北沙参、玉竹补肾养阴；砂仁、枳壳、麦芽、丹参、月季花理气活血调经；金银花、青蒿、佩兰、槐花、甘草清热化湿解毒，改善胞宫环境。继之复诊均守方加减，至七诊时，复查女性激素及卵巢均有改善。遂加杜仲增强补肾之力，并佐以川芎、当归、茜草走血分用药，以期助小卵泡成熟排出。八诊时尿绒毛膜促性腺激素阳性，提示早孕，遂以补肾清热安胎药善后。

典型医案二：

患者，女，20岁，未婚，2016年10月8日初诊。闭经半年，平素经期规律，4～5天/30天。2016年2月起节食减肥，2个月内体重减轻5 kg，以后月经错后、月经量少，渐至闭经。就诊前曾间断口服中药治疗，无月经来潮。现BBT单相波动。2016年8月19日查FSH 3.1 mIU/mL，LH 1.7 mIU/mL，E_2 26.5 pg /mL。刻下：带下有，纳可，二便调，舌肥暗红，脉细滑。中医辨证：阴血亏虚，瘀阻胞脉。治法：养阴益肾，活血通经。处方：枸杞子15 g，女贞子15 g，桑叶10 g，芦根10 g，熟地黄10 g，丹参10 g，月季花6 g，金银花12 g，续断15 g，钩藤15 g，百合12 g。40剂，每日1剂，水煎200 mL，早晚温服。

二诊：2016年12月3日。末次月经在2016年11月29日，经前BBT呈不典型双相。舌淡红，脉细滑。处方：阿胶珠12 g，茵陈12 g，砂仁3 g，白扁豆10 g，莲子心3 g，北沙参15 g，荷叶10 g，侧柏炭15 g，丹参10 g，枸杞子15 g，续断15 g，葛根6 g，川芎5 g。继服20剂。

三诊：2017年2月17日。末次月经在2017年2月10日，末前次月经在2017年1月13日，经前BBT呈不典型双相。舌淡红，脉细滑。处方：阿胶珠12 g，当归10 g，熟地黄10 g，桃仁10 g，车前子10 g，茵陈10 g，杜仲10 g，覆盆子15 g，牡丹皮10 g，生甘草6 g，百合10 g，葛根3 g，夏枯草12 g。继服20剂。

四诊：2017年4月1日。末次月经在2017年3月11日，末前次月经在2017年2月10日。2017年2月12日查激素FSH 5.5 mIU/mL，LH 2.3 mIU/mL，E_2 41.0 pg/mL，PRL 6.1 ng/mL，T 46.5 ng/dL。2017年2月8日查B超示

子宫大小 51 mm × 56 mm × 40 mm；子宫内膜厚度 1.0 cm；右侧卵巢：大小 4.3 cm × 3.6 cm，内见 3.4 cm × 2.8 cm 囊性回声，内有絮状回声；左侧卵巢：大小 2.1 cm × 1.3 cm。舌淡，脉细滑。处方：太子参 12 g，当归 10 g，墨旱莲 15 g，续断 15 g，菟丝子 15 g，白术 10 g，山药 15 g，茯苓 10 g，月季花 6 g，菊花 12 g，杜仲 10 g，益母草 12 g，阿胶珠 12 g。继服 20 剂。四诊药尽后停药，半年后电话回访，患者月经恢复每月一行。

按：首诊见舌红，脉细，提示阴血不足。见舌暗，提示有瘀象。辨证为阴血亏虚，瘀阻胞脉，治以养阴补血，活血通经。首诊药用枸杞子、女贞子、熟地黄为君，养阴益肾，少佐续断温补肾阳，助君药补肾阴，求"善补阴者，必于阳中求阴"之效。药用芦根、百合助君药养阴；丹参、月季花活血调经；桑叶、钩藤、金银花疏肝清虚热。药后 2 个月患者月经来潮，提示阴血逐渐恢复。二诊时舌淡红为脾虚之象。二诊方依续前方治法，酌加白扁豆、茵陈、砂仁、荷叶健脾胃祛湿浊清虚热。四诊时舌淡，虚热之证渐轻，脾虚证渐显。延续补养阴血治法同时，以茯苓、山药、白术等健运脾胃。经养阴益肾，活血通经后，使阴血充盈，血海周期性满溢，经血应时而下。

3. 特色疗法

柴松岩教授诊疗闭经颇具特色，临证强调结合基础体温，中西互补，以了解女性月经周期生理、病理变化，指导怀孕。若基础体温持续单相，脉沉细、无滑象，症见月经量少甚至闭止，心慌、失眠，提示血海不足，并有心脾不足之证。此时治疗当以养血补心填精之法为主，常用熟地黄、女贞子、枸杞子、白芍、阿胶、浮小麦、丹参、何首乌等。此阶段若急于温肾助阳、破血行血，则有急功近利之嫌；若基础体温单相，脉呈滑象，则考虑血海尚充，可适时行温肾助阳、活血通络之法，并填充血海、补益肾气，常可达促进排卵之效，常用药物如巴戟天、肉桂、蛇床子、乌药等；若基础体温已上升，一定意义上提示患者可能有排卵，此时治疗应以温肾固冲之法为主，常用墨旱莲、覆盆子、杜仲、菟丝子等；若基础体温已至高温相，随后有下降趋势，排除患者怀孕的情况，则应因势利导，在辨证基础上施以活血通经之法，常用药物如川芎、益母草、当归、香附、苏木等。

4. 经验方

（1）阴血亏虚证治疗主方：北沙参 15 g，丹参 10 g，合欢皮 10 g，石斛 10 g，月季花 6 g，女贞子 15 g，熟地黄 10 g，阿胶珠 12 g，全当归 10 g，香附 10 g。

（2）阳虚血枯证治疗主方：太子参 15 g，当归 10 g，茯苓 10 g，菟丝子 15 g，蛇床子 3 g，郁金 6 g，夏枯草 10 g，香附 10 g，桂圆肉 12 g，百合 10 g，川芎 6 g，杜仲 10 g。

（3）血隔经闭证治疗主方：当归 10 g，茜草 12 g，香附 10 g，百合 10 g，益母草 10 g，桂枝 3 g，萆薢 10 g，莲子心 3 g，桃仁 10 g。

蔡连香治疗闭经致不孕经验

1. 辨证论治特色

蔡连香教授认为月经与脾、肾、肝三脏功能密切有关，脾、肾为先、后天之本，脾肾健旺，则气血充足，肾精充盈。女子以肝为本，肝藏血，主疏泄，疏泄功能正常是"月事以时下"的必要条件。肝肾同源，二脏一泄一藏，一开一合，相互滋生，相互依赖，肝得肾水之滋养，脾倚肝木之疏泄，故脾、肾、肝三脏安和，气血调畅，则血海按时满盈，经事如期。月经周期已建立后又中断 6 个月以上或停闭超过 3 个月经周期者称继发性闭经。

蔡连香教授结合丰富的妇科临床经验将继发性闭经病机分为以下几种。①脾肾不足，肝郁血虚：多由情志不遂、环境改变或大病厌食等造成肝气不疏，脾失健运，冲任不充，无血可下。常见于下丘脑性闭经，垂体分泌的促性腺激素降低，血清卵泡刺激素、黄体生成素均低于正常，雌激素分泌减少。临床上以毓麟珠为基础方，加减变裁为毓麟调经汤，收到满意疗效。蔡连香教授的毓麟调经汤由党参、白术、茯苓、熟地黄、白芍、当归、川芎、菟丝子、盐杜仲、鹿角霜、醋龟甲、紫河车、巴戟天、佛手等组成。方中四物行血补血，祛瘀生新，补而不滞；四君子健脾益气，使气血得以生化，冲任之脉得充而畅。加菟丝子、盐杜仲、巴戟天温养肝肾，阳中求阴。血肉有情之品龟甲、紫河车、鹿角霜等调补冲任，益精养血，酌加疏肝和中之佛手等，全方从脾、肾、肝三脏入手，健脾补肾，填精养血，以达脾肾健旺、精血充盈之目的，则血海满盈，经水顺畅。②肾精亏虚，血海匮乏：先天不足，早婚房劳多产，久病失养，或屡孕屡堕以至肾精亏虚、肝血暗耗，精血匮乏，月经源流衰少。此类患者多见卵巢功能低下，临床表现为月经量少，渐至闭经，面色晦暗，腰膝酸软，性欲低下，阴道分泌物减少；BBT 多为单相，FSH、LH 增高，E_2 低下。治疗以补肾填精为根本大法，同时调气血，强冲任，养肝疏肝。不止单纯补阴，亦辅以"阳"药，以阴根于阳，使阴有所化，并可借助阳药的温运以制约阴药的凝滞，使之滋而不腻，不碍生化之机。兼脾虚者加党参、莲肉，兼有阳虚者加巴戟天、鹿角霜、鹿角片或鹿角胶等，烘热汗出明显者加知母、黄柏、生龙牡，失眠者加酸枣仁、百合。③冲任瘀阻，胞脉壅滞：多孕堕胎、房劳、大病等损伤胞宫脉络，导致离经之血滞留于胞宫形成瘀血，并渐行积聚阻滞冲任，经血不下发病。轻证可用泽兰汤、血府逐瘀汤，瘀重则用下瘀血汤加味。疑子宫性闭经患者，除中药治疗外还需配合诊刮或扩宫术以明确诊断。

2.典型医案

典型医案一：

患者，女，20岁，2014年8月12日初诊。主诉：闭经4个月，否认性生活史。病史：初潮14岁，4～5天/28～30天，量中，色红，无血块，偶有痛经。自诉从2013年年底因感情问题开始减肥，体重3个月内从105斤下降至82斤，身高160 cm，自2014年2月起月经量明显减少，少于以往2/3量。末次月经2014年4月10日，在校医院肌注黄体酮注射液引经，量少，2天净，色淡红。校医院建议行人工周期治疗，患者拒服西药，于中医诊所服汤药数月月经未潮，7月底自行口服黄体酮胶丸200 mg/d，共6天，停药2周余，月经未潮。现闭经4个月。症见：形体消瘦，面色萎黄，言语低微，气短乏力，手足冰冷，带下量少，畏寒，不思饮食，大便3～4天一行，不干，小便调，眠可。诊查：舌淡红，苔薄白，脉沉细。8月8日外院B超示子宫大小3.5 cm×3.5 cm×2.9 cm，内膜0.45 cm，双侧卵巢未见异常。8月9日外院查性激素LH 1.56 U/L，FSH 2.03 U/L，E_2 28.2 pg/mL。西医诊断：下丘脑性闭经。中医辨证：肾虚血亏证。治法：健脾补肾，填精养血，方用毓麟调经汤加减。处方：菟丝子30 g，熟地黄20 g，醋龟甲20 g（先煎），紫河车10 g，鹿角霜15 g（先煎），盐杜仲10 g，肉桂3 g，党参10 g，白术15 g，生黄芪20 g，当归10 g，赤、白芍各15 g，焦三仙30 g，合欢皮20 g。14剂，水煎服，每日2次，早晚分服。向患者交代其有神经性厌食的倾向，嘱其逐渐恢复正常饮食。

二诊：2014年9月2日。月经未潮，自觉手足较前温暖，白带量稍多，情绪尚可，乏力减轻，食欲较前好转，口渴，食量不大，每日三餐，舌脉同前。处方：上方加黄精12 g。14剂，水煎服，每日2次。

三诊：2014年9月16日。体重增长3斤，气色较前红润，偶有乳房胀感，舌红，苔薄白，脉弦细。复查B超示内膜厚0.92 cm。处方：前方加益母草15 g，泽兰10 g，川牛膝12 g，去紫河车、盐杜仲、醋龟甲。10剂，水煎服，每日 2 次。

四诊：2014 年 10 月 6 日。9 月 29 日月经来潮，量不多，5 天净。守初诊方加减治疗 3 个月，月经 35 ～ 40 天一行，4 ～ 5 天净，量不多。

五诊：2015 年 3 月。体重 93 斤，面色红润，自诉数月月经规律。

按：该患者因感情因素减肥，思忧伤脾，脾胃虚弱，气血生化乏源，肾精倚赖脾运化之水谷精微以滋养，故久必导致肾精亏，天癸竭，冲任虚衰，胞宫失养，无血可下，以致闭经。治疗上依循蔡老治疗经验，健脾补肾，填精养血为主，方中重用菟丝子、熟地黄、龟甲，以补肾填精，少用肉桂以求少火生气，鼓舞肾气。焦三仙健脾开胃，行气消食，以补后天。复诊时用黄精补气养阴，健脾益肾。当精血充足，血海满盈之时，再加入活血通经、引药下行之品，使经水畅通。不可"见血告捷"，经后应继续养血益阴，使津血流通，疗效得以巩固。治疗始终，健旺脾肾为主，疏肝活血为辅，依循补—通—调之顺序，使患者逐渐建立月经周期。同时注重心理疏导，使患者正确认识该病的严重性，告知生活调护之具体细节，增强其治疗疾病的信心。

典型医案二：

患者，女，34 岁，2004 年 3 月初诊。病史：闭经 4 年。4 年前人工流产术后，阴道出血极少，此后月经一直未潮，黄体酮试验阴性，人工周期治疗无效。某院曾怀疑宫腔粘连，进行扩宫术无效。患者就诊时大便干燥，少腹隐痛，急躁易怒，舌质紫暗、有瘀斑，脉弦涩。诊查：子宫口呈一字型，子宫有压痛。B 超示子宫内膜线不清。西医诊断：宫腔粘连待排除。中医辨证：冲任瘀滞，血不下行证。治法：破血下瘀，行气通经，方用下瘀血汤加味。处方：桃仁 10 g，地鳖虫 10 g，大黄 6 g（后下），水蛭 10 g，莪术 10 g，牛膝 10 g，穿山甲 10 g，川楝子 10 g，益母草 15 g，当归 10 g，川芎 10 g，甘草 6 g。3 剂，水煎，每日分 2 次服。

3 剂服完，阴道排出一小拇指大小的陈旧性偏硬物，伴见阴道少量出血，2 天后经净。此后月经每月必行，只是经量偏少。

按：该患者人流术后，胞脉空虚，余血未尽，气滞血瘀于冲任，冲任受阻，胞脉停瘀，瘀积日久，渐成癥瘕。瘀血不去，新血不生，故致闭经。《三因极一病证方论》曰："多因经脉失于将理，产褥不善调护，内伤七情，外感六淫，阴阳劳逸，饮食生冷，遂致营卫不输，新陈干忤，随经败浊，淋露凝滞，为癥为瘕。"张仲景开用动物类药治疗瘀血重证之先河，下瘀血汤为代表方之一，治疗产后腹中有干血，经闭不行，瘀久成癥之重证。蔡主任运用该方活血破血、化瘀而药到病除。

3. 特色疗法

蔡连香教授依据中医理论，擅长应用中药腹部外敷配合中药口服以活血化瘀、温经通络，达到增强疗效的目的。自创治疗卵巢早衰外敷基本方：当归、川芎、菟丝子、透骨草、桂枝、红花、木香、艾叶以补肾养血活血，温经通络。借药力及热度增加患者子宫、卵巢的血液供应，促进卵泡的发育。对于希望生育的患者，检测 BBT，若 BBT 上升 5～6 天则停药。

4. 经验方

（1）毓麟调经汤：党参 10 g，白术 15 g，茯苓 10 g，熟地黄 20 g，白芍 15 g，当归 10 g，川芎 10 g，菟丝子 30 g，盐杜仲 10 g，鹿角霜 15 g，醋龟甲 20 g，紫河车 10 g，巴戟天 10 g，佛手 10 g。主治脾肾不足，肝郁血虚之闭经。

（2）保卵安坤汤：炙龟甲 30 g，熟地黄 12 g，菟丝子 20 g，女贞子 12 g，紫河车 12 g，黄精 15 g，山药 15 g，太子参 15 g。主治肾精亏虚，血海匮乏之闭经。

（3）血府逐瘀汤：路路通、当归、皂角刺、赤芍、川牛膝、柴胡、桃仁、威灵仙、菟丝子、覆盆子、枸杞子、黄精、山药、党参、黄芪、白术、生山楂、鸡内金。主治冲任瘀阻，胞脉壅滞之闭经。

夏桂成治疗闭经致不孕经验

1. 辨证论治特色

夏桂成认为子宫的藏泄作用全在心、肾主持，心为君主之官，内藏神明，又主血脉，心气下降，胞脉通畅，子宫开放，行泄的作用；肾为生殖之本，藏精，又为封藏之脏；子宫闭阖，行藏的作用，与肾有关。故心 – 肾 – 子宫轴功能紊乱，是闭经的主要病机。心肾不交是病变核心，心为主导，因为心乃神明之主，主管一切情绪心理，若主不明则出现一系列焦虑、紧张、烦躁等情绪障碍，进一步耗阴伤水，因此，若单纯补肾水以治之则很难奏效。"静能生水"，只有在心静状态下，才能心肾交合，按时入眠，肾阴、癸水才得以滋养充实。夏老创"清、养、镇、舒"四法以静心。①清法，即清降法，现代女性社会压力大，经常睡眠不足，常常处于心火亢盛状态，常用清心莲子汤。②养法，即滋养法，心神有赖心血的滋养而正常运作，心血不足，则心神无所依，常用柏子仁丸、天王补心丹、归脾丸加减。③镇法，即镇降法，此为本虚标实，治标之法，常用青龙齿、紫贝齿、牡蛎、龙骨等镇摄浮动无根之气，同时加入养阴敛藏之品以纳气归源，培补本元。常用二齿安神汤、龙牡救逆汤、朱砂安神丸。④舒法，即静心解郁法，女子以肝为先天，血少气多，性喜抑郁，常用远志菖蒲饮。"心神"安静，方能使肾阴癸水滋长充沛。

在夏老月经周期理论中，经后期阴长阳消，属于消长期，时间较长，是月经周期运动的重要时期，是物质基础时期。因此，闭经主要病在经后期阴阳癸水失调，或合并其他病因病机如血气活动不利及痰、湿、郁、瘀、寒五大干扰因素等导致不能阴长至重，重阴至阳转化失常，不能进入经间排卵期顺利排出卵子，从而导致经闭不行。为便于临床应用，夏老将经后期分为经后初期、经后中期和经后末期 3 期，病变主要有初期延长、中期延长和末期延长 3 种。经后初期延长在临床最多见，即经后阴长停留在低水平，缺少应有的波浪状运动；带下量少或无，甚至阴道有干涩之感，血雌激素水平持续走低，甚至出现 FSH 的升高，相当于中度或重度肝肾不足。经后中期延长，即经后阴长停留在中水平范围内，仅有少量波浪状运动；有少量带下，雌激素水平略有下降，相当于轻度肝肾不足。经后末期延长极少见，即经后阴长停留在近高水平范围内，虽然在经后初、中期有规则的波浪状活动，但达到高水平后缺乏活动，有的呈倒退运动；带下较多，少有锦丝状改变，雌激素水平高峰募集期延长，或不能继续提高，可能与阳虚肝郁有关。治疗上经后初期应养血滋阴，以阴助阴；经后中期应养血滋阴，佐以助阳；经后末期应滋阴助阳，阴阳并重；经间排卵期应活血补肾，重在促新。

2. 典型医案

患者，女，34 岁，2002 年 12 月初诊。主诉：继发性不孕 3 年伴闭经半年，烘热汗出，失眠 1 年余。病史：患者 3 年前人工流产后迄今未孕。近 1 年多来月经紊乱，常 3～6 个月甚至 8～9 个月一潮，时有烘热出汗、失眠多梦、心烦心慌、耳鸣不已、足后跟痛等，纳谷不香，大便稀软，舌质红，苔薄，脉细弦。既往月经 4～5 天 /28 天，量中等，无痛经。曾查性激素为 E_2 24 pg/mL，LH 50.1 IU/mL，FSH 48 IU/mL。西医诊断：卵巢早衰。中医辨证：肾阴偏虚，癸水不足，转化欠利。治法：调周大法滋养心肾，方药予以坎离既济汤加减。处方：生地黄 12 g，牡蛎 15 g（先煎），山药 12 g，山黄肉 9 g，怀牛膝 10 g，五味子 5 g，川断 10 g，菟丝子 10 g，丹皮 10 g，茯苓 10 g，酸枣仁 12 g，钩藤 15 g（后下），莲子心 5 g，党参 10 g，煨木香 9 g，炙鳖甲 9 g（先煎），紫贝齿 15 g。嘱患者测 BBT。

二诊：服药 2 月余，患者白带增多并出现锦丝状带下，遂从经间期论治。治以滋肾助阳，调气和血，方药予以补肾促排卵汤加减。处方：当归10 g，赤、白芍各10 g，杞子10 g，山药10 g，山萸肉9 g，丹皮10 g，茯苓10 g，川断10 g，菟丝子10 g，紫石英10 g，煨木香9 g，五灵脂10 g，钩藤12 g（后下），莲子心5 g。

三诊：患者BBT上升，有高温相。随之按经前期治疗，治以滋肾助阳，清心化瘀，方药予以右归饮合钩藤汤加减。处方：熟地10 g，赤、白芍各10 g，山药10 g，丹皮10 g，丹参10 g，茯苓10 g，川断10 g，钩藤12 g（后下），紫石英10 g，合欢皮10 g，莲子心10 g。

四诊：患者BBT高温相维持10天后月经来潮，行经期理气调经，方药予以越鞠丸合五味调经散加减。处方：制苍术10 g，制香附10 g，丹皮10 g，山楂10 g，丹参10 g，赤芍10 g，泽兰10 g，钩藤12 g（后下），五灵脂10 g，益母草10 g。此后按调周法治疗，患者月经25～45天一潮，BBT高温相维持在9～12天。治疗1年后受孕。现已足月生产女孩。

按：患者月经稀发至闭经伴有烘热出汗等症状，激素检查提示卵巢功能明显下降，属于卵巢早衰的范畴。患者来诊时最大的特点是精神欠佳，心烦夜寐差，此心神不宁，何谈肾的充实。肾主生殖，内寓阴阳，为封藏之本，水火之宅，其年未七七，经水将断，是肾中水火俱虚，癸水衰竭。治疗一则大补肝肾，重在滋养肾水复阴，增养癸水；二则清心滋肾，务求心宁肾实，重在心肾交合，水火既济，肾阴滋长。同时兼以心理疏导，不断增强其信心，终而获取良效。注重心肾合治是本案的一个重要特点，夏桂成教授认为，心肾相交、坎离交济是脏腑之间重要的交流途径，心肾交合，方得阴平阳秘，肾阴才能得以滋长，所谓"欲补肾者先宁心，心宁则肾实"。案中时时顾护心的调治，以钩藤、莲子心之清心，紫贝齿之镇心，合欢皮之舒心，共奏心宁之态，以达肾实之功。

3. 特色疗法

夏桂成经过长时间临床观察和研究分析，发现女性月经周期之经后期阴长运动呈现"7、5、3"奇数律的特点，应用"7、5、3"奇数律诊疗月经病往往可起到因势利导、未病先防的效果。如"7"数律，为少阳数，实属厥阴肝。形成外少阳内厥阴的生殖月经周期节律；对生殖发育欠佳者，女子初潮14岁，但7岁左右即应该开始调治；绝经49岁，但防治卵巢功能提前衰退，需从"五七""六七"之年开始；经后期一般7天，是调治月经病的重点时期；疗程中也要注意7天、70天、7个月的关键节点，以达到防止发作、巩固疗效的目的。

4. 经验方

（1）归肾丸合柏子仁丸。组成：丹参 10 g，熟地 10 g，枸杞子 10 g，杜仲 10 g，菟丝子 10 g，泽兰 10 g，山萸肉 6 g，白芍 15 g，怀牛膝 9 g。主治肾阴虚之闭经。

（2）补阳参茸汤：人参 15 g，鹿茸 6 g，熟地黄 10 g，白芍 10 g，山药 10 g，菟丝子 10 g，仙灵脾 10 g，肉桂 5 g（后下），丹参 15 g，川断 15 g，覆盆子 10 g，茯苓 12 g。主治肾阳虚之闭经。

参考文献：

［1］李伟，柴松岩．柴松岩治疗卵巢早衰不孕验案［J］.中国中医药信息杂志，2017，24（11）：110–111.

［2］滕秀香，李宏田，佟庆，等．柴松岩辨证治疗卵巢早衰中药方剂数据挖掘研究［J］.中华中医药杂志，2015，30（10）：3709–3712.

［3］丁毅，滕秀香．柴松岩治疗女性闭经病的临床经验析［J］.中国临床医生，2011，39（2）：67–70.

［4］佟庆．柴嵩岩不孕不育症治验［M］.北京：中国中医药出版社，2019.

［5］刘丹，姚海洋，滕秀香．国医大师柴松岩闭经验案举隅［J］.中国生育健康杂志，2020，31（1）：60–63.

［6］张翠珍．蔡连香教授治疗卵巢储备功能低下性不孕症的临证经验［J］.世界中医药，2016，11（10）：2062–2065.

［7］胥丽霞，黄欲晓，杨智杰，等．蔡连香教授治疗减肥所致闭经的临床经验［J］.环球中医药，2016，9（3）：334–336.

［8］王少玲．蔡连香诊治继发性闭经经验［J］.中医杂志，2008（5）：400–401.

［9］杨雁鸿，宋焱鑫．蔡连香教授运用活血化瘀法治疗妇科疾病临床经验［J］.中医研究，2006（9）：58–59.

［10］夏桂成．夏桂成实用中医妇科学［M］.北京：中国中医药出版社，2009.

［11］陆晓溢，于红娟．国医大师夏桂成辨治不孕症学术经验［J］.天津中医药，2019，36（4）：328–330.

［12］王静．夏桂成教授诊治月经后期和闭经学术思想及临证经验研究［D］.南京：南京中医药大学，2018.

［13］王静，夏桂成．夏桂成从"心－肾－子宫轴"学说论治早发性卵巢功能不全经验．中医杂志，2018，59（7）：554–557，576.

（林　洁　梁精容）

❖ 第六节 ❖ 多囊卵巢综合征致不孕的典型医案与特色疗法

陈慧侬治疗多囊卵巢综合征致不孕经验

1. 辨证论治特色

陈慧侬教授在治疗多囊卵巢综合征上具有独特的见解，陈教授认为多囊卵巢综合征患者多由于先天禀赋不足，或平素熬夜晚睡等原因，导致肾气不养，肾气亏虚，气虚则血瘀。后天又因饮食不节等造成，脾气虚弱，故痰湿内停。故肾虚和血瘀是多囊卵巢综合征的主要病机。多囊卵巢综合征的主要表现是卵泡的成熟异常和排卵的障碍，中医认为补肾是促排卵的关键。

陈教授在治疗上主要分为三个阶段，第一阶段为月经后至排卵前，此阶段为胞宫储存精气、卵泡成长的阶段，治疗重在补肾之阴。其药方中重用龟胶、何首乌、熟地黄、枸杞子、山茱萸等以发挥滋补肾阴的作用，紫河车滋补肾阳，在此取其温肾助阳、补益命门之意。即所谓阴中求阳，因肾中之阴精需要在肾中阳气的作用下才能逐渐充盈。诸药合用，可促使卵泡发育成优势卵泡。第二阶段为排卵期，此阶段是肾中阴阳化生之时，重在阴转阳，补肾壮阳，加用皂角刺、鸡血藤、丹参等活血药物，促使成熟卵泡的排出。第三阶段为卵子排出后至月经前，以阴阳双补为主。其药方中附子、菟丝子及鹿角胶属温补肾阳、填精补髓之类；熟地黄、枸杞子为滋阴补肾、养肝补脾之物。意在阴阳俱补，益肾填精，即所谓善补阳者，必于阴中求阳，则阳得阴助而生化无穷；善补阴者，必于阳中求阴，则阴得阳升而泉源不竭。加用当归、川芎、桃仁、赤芍、益母草等活血通经以助补肾之功效的充分发挥，使月经周期的阴阳消长转化能顺利进行。正如《黄帝内经·素问》曰："精不足者，补之以味。"陈教授在治疗多囊卵巢综合征时亦善用益阴壮阳活血调经法，重用鹿角胶、龟胶、紫河车、炮穿山甲等厚味血肉有情之物，以温补肾阳、填精补髓、调理冲任气血、滋养胞宫，而达到调整机体阴阳气血平衡，使肾－天癸－冲任－子宫生殖轴正常运行，即下丘脑－垂体－卵巢轴功能恢复正常的效果，从而抑制卵巢分泌睾酮，降低血睾酮浓度，使卵巢卵泡发育正常且能排出。

2. 典型医案

患者，女，34 岁，2001 年 4 月 21 日初诊。主诉：原发性不孕 5 年，月经稀发伴量少 4 年。病史：患者 13 岁月经初潮，始量、色、质、周期正常，4 年前无诱因出现月经后期伴量少，6～7 天 /60～90 天，末次月经 2001 年 2 月 15 日，经量少，色暗淡，少许血块，无腹痛。刻下：患者停经两月余，腰膝软，四肢不温，夜尿多，舌质暗红，苔薄白，脉沉细，尺脉尤甚。已婚 5 年，孕 0 产 0，有生育要求未避孕，BBT 测定呈单相，性激素测定示睾酮 142.6 ng/mL，促卵泡素 2.0 mIU/mL，促黄体素 20.1 mIU/mL，雌二醇 178.9 pg/mL，黄体酮 1.11 ng/mL，泌乳素 48.56 ng/mL。B 超示双卵巢稍大，内可见多个卵泡，但无成熟卵泡。诊断：多囊卵巢综合征，曾在其他医院采用中西医结合治疗 3 年，未效；其丈夫精液检查正常。中医辨证：经辨证属肾虚型。治法：补肾壮阳，活血调经。处方：鹿角胶 10 g，菟丝子 20 g，附子 3 g，当归 10 g，川芎 5 g，桃仁 10 g，白术 10 g，枸杞子 10 g，益母草 15 g，赤芍 12 g，柴胡 10 g，谷芽 20 g。5 剂药后，月经来潮。

二诊：2001 年 4 月 29 日。药后于 4 月 26 日月经来潮，量少，色暗淡，少许血块，无腹痛，颜面少许痤疮，晨起口苦，口干，舌质红，苔薄微黄，脉沉略数。处方：紫河车 10 g，麦冬 12 g，黄芩 10 g，谷芽 20 g，熟地黄 10 g，生地黄 10 g，枸杞子 10 g，山茱萸 10 g，龟胶 10 g，何首乌 10 g。10 剂，水煎服，每日 1 剂。

三诊：2001 年 5 月 10 日。药后无不适，近日白带稍增多，舌质淡，苔薄白，脉沉。B 超示左卵巢有多个卵泡，最大为 1.6 cm×1.9 cm，壁薄。处方：鹿角胶 10 g，菟丝子 10 g，赤芍 10 g，当归 10 g，牛膝 10 g，肉桂 5 g，白术 10 g，茯苓 10 g，鸡血藤 10 g，炮山甲 10 g，丹参 10 g，皂角刺 10 g。3 剂，水煎服，每日 1 剂。

四诊：2001 年 5 月 13 日。基础体温 37.1 ℃，无不适，舌质淡，苔薄白，脉沉。予经前用药方 14 剂，煎服，每日 1 剂。

经以上周期治疗 3 个月后，患者月经基本正常，复查性激素示睾酮 79.08 ng/mL，促卵泡素 10.7 mIU/mL，促黄体素 12.3 mIU/mL，雌二醇 117.26 pg/mL，黄体酮 2.4 ng/mL，泌乳素 1.67 ng/mL。基础体温呈双相。于 2001 年 10 月妊娠，2002 年 8 月顺娩一女婴，小孩发育正常。

按：在临床辨证论治中，陈慧侬教授认为肾虚和血瘀是多囊卵巢综合征的主要病机，治以补肾壮阳活血调经为主。方用鹿角胶 10 g，菟丝子 20 g，附子 3 g，当归 10 g，川芎 5 g，桃仁 10 g，白术 10 g，枸杞子 10 g，益母草 15 g，赤芍 12 g，柴胡 10 g，谷芽 20 g。其意在卵子排出后至月经前，施以阴阳双补。其药方中鹿角胶、菟丝子、附子可温补肾阳，填精补髓；枸杞子为滋阴补肾，加以柴胡疏肝理气，二者相合皆为养肝补脾之物。意在阴阳俱补，阴阳本互根互用，善补阴者，必于阴中求阳，阴阳二者合用，既双补了阴阳，也使得二者互生，补中寓补。同时加用当归、川芎、桃仁、赤芍、益母草以发挥活血调经之用，补中寓通。最后使以谷芽，调和诸药。而针对多囊已孕患者，往往有先兆流产的风险。陈慧侬教授认为，保胎的根本在于补肾。同时，脾为后天之本，气血津液生化之源，若后天脾胃虚弱，气血生化乏源，不能濡养先天，则气血亏虚不能长养胎儿，从而胎元不固易发生流产。故在治疗先兆流产的患者多治以补脾固肾，方用菟丝子、淫羊藿、补骨脂滋补肾阳，加以枸杞子滋补肾阴，亦是运用阴阳互根之理论，党参、白术、砂仁行气又安胎，且归脾经，滋补脾气，辅以白芍，柔肝，以防肝之过极伤脾。少量艾叶炭止血可发挥止血之功。

3. 特色疗法

陈教授治疗多囊卵巢综合征颇具特色，具体体现在治疗方法上，其将卵巢排卵周期进行划分，并根据不同的阶段给予不同的规则用药使排卵过程有序稳定地进行。月经后期为卵泡生长的阶段，以益阴养精为法，促进卵泡的生成、提高卵泡的质量。月经间期，此为排卵的关键阶段，即氤氲之时，故以活血壮阳益阴之法，促进卵泡的排出。月经前，为卵泡排出后阶段，以壮阳活血调经之法，促进受精与受精卵着床。

4. 经验方

（1）月经后，用益阴养精法，药物选用：熟地黄 10 g，生地黄 10 g，枸杞子 10 g，山茱萸 10 g，白芍 10 g，知母 10 g，龟胶 10 g，何首乌 10 g，紫河车 15 g，阿胶 10 g，桑椹子 10 g，麦冬 10 g，当归 10 g，芡实 10 g。治法益阴养精。

（2）月经间期，用活血壮阳益阴法，药物选用：鹿角胶 10 g，菟丝子 10 g，赤芍 10 g，当归 10 g，牛膝 10 g，肉桂 5 g，白术 10 g，茯苓 10 g，鸡血藤 10 g，丹参 10 g，皂角刺 10 g，川楝子 10 g，炮穿山甲 10 g，桃仁 10 g，王不留行 10 g。治法活血壮阳益阴法。

（3）月经前，用壮阳活血调经法，药物选用：鹿角胶 10 g，菟丝子 10 g，附子 10 g，当归 10 g，川芎 10 g，红花 10 g，巴戟天 10 g，赤芍 10 g，桃仁 10 g，熟地黄 10 g，枸杞子 10 g，益母草 10 g，白芍 10 g，牛膝 10 g，狗脊 10 g，紫石英 10 g。治法壮阳活血调经法。

吕绍光治疗多囊卵巢综合征致不孕经验

1. 辨证论治特色

现代医学认为多囊卵巢综合征主要是由于垂体、卵巢之间激素分泌的量和关系异常，引起月经稀发，或闭经，或不规则阴道流血，或多毛、肥胖不孕，双侧卵巢增大并发多囊病变等一系列证候。总体来说，吕绍光教授认为本病多是由于本虚标实。虚是由于调护不当，饮食不节等引起脾肾两虚，实则是由于脾虚生痰，气虚不运，则痰湿夹瘀，故吕教授认为治宜健脾补肾，祛痰除湿化瘀。在临床治疗上，吕教授常根据就诊患者的形体特点，将其简单分为胖、瘦两种体质类型。胖者多属脾肾阳虚、痰瘀互结型；而瘦者多属肝肾阴虚、虚火内扰型。故病因病机可从以下两方面阐述。吕教授认为卵子为生殖之精，其发育有赖于肾阴滋养，排出则赖于肾中阳气的鼓舞。若肾精亏虚，则卵子缺乏物质基础，难以发育成熟；若肾阳虚衰，一则不能鼓舞肾阴的生化和滋长，二则不能推动气血运行，导致气血运行不畅，瘀滞冲、任、胞脉，则排卵无力。肝藏血，主疏泄，司血海之定期蓄溢，参与月经周期、经期及经量的调节。吕教授认为育龄期妇女常因生活情志所伤，肝郁日久，暗耗阴血，致虚火内生，肝火下劫肾水，肾阴愈亏，胞宫失养，则内膜不长，精卵不熟。在治疗上，吕教授多采用中医药序贯疗法。

吕教授根据女性卵泡期→排卵期→黄体期→月经期的卵巢周期性变化规律，将其简化为卵泡发育期→排卵期→黄体期进行中医药人工周期序贯疗法。卵泡发育期，即月经来潮的第 3 ～ 9 天，治宜养血补肾，理气活血。排卵期，即月经周期的第 10 ～ 15 天，治宜养血活血，补肾健脾。黄体期，治宜健脾补肾，固护冲任。通过临床研究发现，本法可以改善内分泌及代谢功能，改善卵巢微循环，促进卵泡发育和排卵，达到下丘脑－垂体－卵巢轴的各水平平衡的作用。

2. 典型医案

患者，女，30 岁，2011 年 4 月 12 日初诊。病史：婚后 3 年未避孕未孕。末次月经 2011 年 5 月 8 日，量中、色暗、有少量血块，经前腹痛，偶有腰酸，乳胀，痤疮，多毛，口不干，大便偏稀、每日 2 次，小便正常，白带无异常，舌质淡、偏胖，苔薄白，脉沉细。身高 154 cm，体重 72 kg。月经史：13 岁初潮，平素愆期，3～5 天 /45～75 天。既往检查：1 年前于外院查彩超示"两侧卵巢中均超过 10 个囊性卵泡，提示多囊卵巢"。2010 年 3 月 11 日在外院确诊为"多囊卵巢综合征"。输卵管碘油造影示"双侧输卵管通畅"，查配偶精液正常。西医诊断：多囊卵巢综合征不孕症。中医辨证：脾肾亏虚，痰湿阻滞胞宫。治法：补气养血，健脾补肾，化湿祛痰。处方：黄芪 30 g，党参 15 g，当归 20 g，川芎 10 g，赤芍 10 g，丹参 15 g，香附 10 g，枸杞子 15 g，菟丝子 15 g，锁阳 15 g，苍术 15 g。12 剂，每日 1 剂，水煎服。另嘱：①控制饮食，加强锻炼，减轻体重；②1 周后彩超监测卵泡；③基础体温监测。

二诊：2011 年 4 月 24 日。彩超提示"内膜 1.0 cm，右侧优势卵泡 1.6 cm×1.4 cm，左侧未见优势卵泡"，基础体温单相。吕教授认为温阳活血有助于排卵，故守方加仙茅 15 g、淫羊藿 15 g、莪术 10 g、三棱 10 g，继服 3 剂，并嘱夫妻同房。

三诊：2011 年 4 月 28 日。基础体温双相、36.8℃、2 天，彩超提示"右侧优势卵泡排卵"，舌淡红，苔薄白，脉稍滑。治以补益脾肾、固冲任助黄体。处方：党参 15 g，黄芪 15 g，白术 10 g，杜仲 15 g，枸杞子 15 g，菟丝子 15 g，桑寄生 15 g，芡实 15 g，山药 30 g，继服 14 剂。

四诊：2011 年 5 月 7 日。末次月经为 2011 年 5 月 5 日，量中、色红、无血块，守法继续调周治疗。共 4 个疗程后，患者基础体温高温相持续 18 天，尿妊娠试验阳性。随访于 2012 年 6 月 18 日顺产一子。

按：吕教授通过辨证论治将多囊卵巢综合征患者分为胖瘦两种体质类型。胖者多属脾肾阳虚、痰瘀互结型；而瘦者多属肝肾阴虚、虚火内扰型。根据辨证论治，对于胖型多囊卵巢综合征的患者，治法多以补气养血、健脾补肾、化湿祛痰为主。通过黄芪、党参、当归、川芎、赤芍、丹参、香附补气行气、养血活血，所谓女子以血为用，而气又能载血，使血液通达胞宫，又兼以枸杞、菟丝子、锁阳，既滋补了肾阴、又温补了肾阳，肾阴阳双补，再辅以健脾化湿的苍术，使痰湿得清。吕教授在论治多囊卵巢综合征时还以女性卵巢周期性变化规律施治，对于处在卵泡发育期的患者，多以调周治疗，方促卵泡汤，用药当归、川芎、丹参 10 g，香附 10 g，赤芍 15，红藤 15 g，行气又活血，使血液贯通冲任二脉而至胞宫，熟地黄、白芍滋阴，锁阳、仙茅、巴戟天补阳，所谓"阳化气、阴成形"，通过阳气的推动卵泡生长发育，而阴液充盈卵泡，促进卵泡生长发育。其次在排卵期时使用促排卵汤，药用多加三棱、莪术等破气之品，此时卵泡排出。

3. 特色疗法

吕教授治疗多囊卵巢综合征具有一定特色，其具体表现在调经、调体、中西医结合治疗、夫妻双方共治、病症结合五个方面。吕教授认为，月经周期正常，排卵相对固定，而月经周期不正常则往往是不排卵或无排卵的表现。PCOS 不孕症患者月经不规律，主要表现为月经稀少、月经先期或崩漏等。治疗本病重在调经，重建月经周期。并强调应明确患者体质，依据体质辨证论治，能取得较好疗效。吕教授辨体论治中的"体"，指的是形体胖瘦，即肥体、瘦体，中医有"肥人多痰""瘦人多火"之说。又如《医学源流论》提出"欲治病者，必先识病之名"。吕教授认为，尽管多囊卵巢综合征病因复杂，但只要抓住其病机特点，辨病与辨证相结合，即可取得满意疗效。中医辨证论治讲究整体观念，辨证体现疾病的阶段性与个体性。吕教授亦十分强调夫妻同治，对每位不孕症初诊患者，要求配偶检查精液分析、男性激素六项、阴囊彩超等，以明确病因。而对于中医治疗不明显的患者，吕教授多采用中西医结合疗法。利用现代医学的技术建立人工周期以达到治疗目的。

4. 经验方

（1）促卵泡汤。处方：当归 10 g，川芎 10 g，熟地黄 15 g，白芍 15 g，丹参 10 g，香附 10 g，锁阳 10 g，枸杞子 15 g，菟丝子 15 g，赤芍 15，红藤 15 g，山药 15 g，茯神 10 g。治法：补肾温阳活血。

（2）促排卵汤。处方：当归 10 g，川芎 10 g，熟地黄 15 g，白芍 15 g，丹参 10 g，香附 10 g，锁阳 10 g，仙茅 10 g，山药 15 g，茯神 10 g，三棱 10 g，莪术 10 g。治法：温阳活血祛瘀。

（3）黄体汤。处方：炒白术 15 g，杜仲 10 g，枸杞子 15 g，菟丝子 15 g，山药 15 g，茯神 10 g，女贞子 10 g，旱莲草 10 g。治法：补益脾肾、固冲任助黄体。

夏桂成治疗多囊卵巢综合征致不孕经验

1. 辨证论治特色

夏桂成教授认为，多囊卵巢综合征最根本的发病基础为肾阴虚，故有癸水不足甚至衰少。肾阴类似水样物质，是月经的物质基础，也是推动月经周期演变的重要物质基础。癸水类似于雌激素，阴分不足则导致津液亏少，精血不足，冲任失于充养，血海（子宫内膜）不能按时满盈，可致多囊卵巢综合征月经后期，或无以化为经血，可致闭经。临床亦可见少量肾阳虚的病例，但总体而言，以肾阴虚为主。肾阴充盛是卵子发育成熟的物质基础。夏教授指出，阴不足则津液亏少、阴不足则精不熟，提示多囊卵巢综合征不孕的核心是"精卵"不熟，血、阴、精不足。肾精亏虚致使多囊卵巢综合征患者长期停留在经后期，难以重阴转阳，故难以有成熟卵子发育排出。《傅青主女科》曰："精满则子宫易于摄精，血足则子宫易于容物。"肾阴（精）不足，癸水不充，则不能滋养精（卵）、荣养子宫内膜，胎孕难成，优势卵泡难以长大成熟。

2. 典型医案

患者，女，36岁，2006年1月22日初诊。主诉：月经稀发，停经2个月，已婚未避孕4年未孕。现病史：患者未避孕4年未孕，身高160 cm，体重73 kg。体外人工授精失败2次。末次月经2005年11月2日，月经量少，色红，有血块，经期伴腰膝酸软、小腹冷痛，既往血脂偏高，面部痤疮散发多年。平素常感疲乏困倦，多梦早醒，饮食正常，大便干结，舌尖红、苔薄白稍腻，脉弦。B超提示双侧卵巢呈多囊样改变，性激素检查提示黄体生成素12.34 mIU/mL，卵泡刺激素5.26 mIU/mL，LH/FSH > 2，基础体温单相。中医诊断：不孕（肝郁肾虚夹痰证）。治法：疏肝温肾，清心化痰；方以毓麟珠合二陈汤化裁。处方：党参15 g，白术15 g，白芍9 g，川芎10 g，当归15 g，熟地黄15 g，肉桂2 g，菟丝子15 g，鹿角片10 g，苍术10 g，香附10 g，北柴胡12 g，黄连6 g，姜半夏9 g，陈皮10 g，茯苓15 g，炙甘草6 g。14剂，每日1剂，水煎分早晚两次口服。嘱适当运动、避孕，并建议男方一同就诊。

二诊：2006年2月12日。月经未至，白带量多，色黄，质稠，有异味，舌尖红、苔薄白，脉弦。处方以初诊方去鹿角片、肉桂、熟地黄，加益母草15 g，泽兰15 g，茯神15 g，苦参15 g，红藤15 g，14剂，煎服法同前。

三诊：2006年3月1日。2月14日月经来潮，量少，伴腰酸痛，行经5天。行经期间未停药。处方以二诊方加生地黄15 g、桑寄生15 g。14剂，煎服法同前。

四诊：2006年3月15日。3月13日月经来潮，量稍增多，伴心烦眠差、腰酸畏寒，脉沉。处方：鹿角片10 g，菟丝子15 g，山萸肉6 g，山药20 g，紫石英10 g，夜交藤15 g，熟地黄9 g，北柴胡9 g，茯神15 g，当归9 g，五灵脂10 g，桂枝6 g，赤芍6 g。14剂，煎服法同前。

男方在女子四诊时一起就诊，查精子活动率（a+b）为31%，平日工作紧张，作息不规律，腰酸乏力，烦躁多梦，大便干燥，舌淡红、苔白腻，脉弦细。辨证属肾虚肝郁型，治以补肾疏肝。以补肾解郁汤合五子衍宗丸加减。处方：熟地黄15 g，栀子6 g，巴戟天9 g，菟丝子15 g，车前子10 g，枸杞子9 g，茯苓15 g，五味子6 g，覆盆子9 g，白芍9 g，瓜蒌15 g，北柴胡6 g，莲子心5 g。14剂，煎服法同前。

男方二诊：2006年4月1日。药后烦躁减轻，大便不畅，仍腰酸疲乏，多梦，舌淡红、苔白略腻，脉弦。处方：上方去熟地黄、五味子、白芍、枸杞子，加枳实9 g，生龙骨15 g（先煎），生牡蛎15 g（先煎），生蒲黄10 g（包煎），五灵脂10 g，生大黄9 g（后下）。14剂，煎服法同前。

男方三诊：2006年4月16日。腰酸、烦躁明显减轻，睡眠好转，舌淡红，苔薄白，脉象平和。予上方加减继服3个月。

如此男女同治半年，嘱双方作息规律，加强锻炼，调畅情志。女方月经如期来潮，面部痤疮消散，体重减为65 kg，经前14天有拉丝状白带。男方腰酸、烦躁已除，睡眠安好，查精子活动率（a+b+c）为83%。

女方来诊：2006年10月6日。早孕44天，查人绒毛膜促性腺激素1358.0 mIU/mL，黄体酮13.94 ng/mL，伴纳呆，晨起恶心，舌淡红、苔薄白腻，脉滑。予泰山磐石散加减安胎和胃，处方：党参12 g，白术6 g，熟地黄9 g，当归6 g，续断9 g，黄芩6 g，焦三仙各10 g，砂仁6 g（后下），紫苏梗9 g，炙甘草6 g。14剂，煎服法同前。服药后胎象平稳，B超可见宫内孕囊，于次年顺产一女婴。

按：根据夏老师"心－肾－子宫轴"学说，补肾精，调冲任，调整月经周期为治疗多囊卵巢综合征致不孕症的第一步，本案患者初诊以毓麟珠温肾阳、滋肾阴、益气养血，以求补肾固本；以二陈汤清心化痰以定心志，使胞络调和、天癸充足，月事以时下。二诊中女子带下色黄为下焦湿热之象，故去前方中的鹿角片、肉桂、熟地黄等温腻之品，加苦参、红藤清利湿热。三诊时患者月事至，诸症减，故以补肾为主。四诊时患者月经如期至，即正常月经周期已建立，改用补肾促排卵汤加减以备孕，方中鹿角片、菟丝子、紫石英、桂枝温通胞络，促进卵泡成熟，柴胡、当归、五灵脂疏肝通络，促进卵子排出。本案整个诊治过程强调心肾同治、肝肾同治。夏老师治疗不孕重视阴阳相合，强调男女同治，本案中男方首诊精子活力低，又存在情绪紧张、生活作息不规律等问题，故给予补肾助阳、清心除烦、理气通腑等针对性治疗，同时加入失笑散解郁疏肝、通利血脉，经过中药调理达到提高精子质量的目的，为女子受孕创造必要条件。促孕成功后，女方黄体酮偏低，因患者平素脾肾两虚，痰湿困重，故予以补肾健脾、养血柔肝、理气化湿之法固胎。此案采用男女同期同步辨证施治的原则，使精卵相合，成功受孕。

3. 特色疗法

补心肾调周法治疗多囊卵巢综合征不孕症以"心－肾－子宫轴"学说为理论依据，结合现代医学性腺轴卵泡发育的不同阶段给予周期性的中药治疗，以恢复肾－天癸－冲任－胞宫的功能，达到恢复规律月经，促进排卵，治疗不孕的效果。夏教授从中医整体观念出发，结合月经周期生理病理特点，将月经周期分为7期，深化调周法。月经后期以补阴为主，分3个阶段，即初、中、末期，经后初期滋阴养血，以阴助阴，方取归芍地黄汤；经后中期宜滋阴养血，佐以助阳，方选滋肾生肝饮；经后末期是排卵的前期，是阴长运动较高时期，阴长水平已接近重阳的准备时期，有较多的带下或夹有少量锦丝状白带，此期宜滋阴养血，补肾助阳、阴阳并重，方取补天种玉丹。经间期补肾助阳，调理气血，方取补肾促排卵汤。经前期补肾助阳、扶助阳长，方用毓麟珠；经前后半期补肾助阳健脾，养血理气疏肝，方取毓麟珠合越鞠丸。行经期以调血为安，方取越鞠丸合五味调经散。多囊卵巢综合征是生活方式疾病，情志因素及不良的生活方式都会使多囊卵巢综合征的患病概率增大，且会引起心阴耗上，心神不宁，故宁心安神应贯穿多囊卵巢综合征不孕症治疗始终。在滋养肾阴的同时，配合滋养心阴，"心宁则肾自实"，心肾同治结合调周则事半功倍。

4. 经验方

（1）五味调经散合越鞠丸。处方：川牛膝、川断、艾叶、五灵脂、益母草、泽兰叶、赤芍、茯苓、丹参、制香附、制苍术。治法：疏肝理气调血。

（2）毓麟珠。处方：五灵脂、鹿角霜、杜仲、菟丝子、川断、茯苓、丹皮、淮山药、白芍、赤芍、丹参。治法：补肾助阳，扶助阳长。

（3）促排卵汤。处方：酒当归10 g，赤芍10 g，白芍10 g，熟地黄10 g，牡丹皮10 g，山药10 g，续断10 g，茯苓10 g，菟丝子10 g，鹿角10 g，山萸肉9 g，五灵脂12 g，红花6 g。治法：补肾助阳，调理气血。

（4）补天种玉丹。处方：怀牛膝、荆芥、五灵脂、鹿角霜、杜仲、菟丝子、川断、茯苓、丹皮、山萸肉、淮山药、白芍、赤芍、丹参。治法：滋阴养血，补肾助阳。

（5）滋肾生肝散。处方：炒白术、炒柴胡、菟丝子、川断、怀牛膝、茯苓、丹皮、熟地、山萸肉、淮山药、白芍、赤芍、丹参。治法：滋阴养血，佐以助阳。

朱南孙治疗多囊卵巢综合征致不孕经验

1. 辨证论治特色

朱教授认为，多囊卵巢综合征从月经稀发和闭经的临床表现上来看，确与肾虚致天癸不足有关，现代超声影像医学发现，该病患者卵巢多发小卵泡呈多囊样表现。朱教授认为卵巢多囊的发病机制主要是女子肾虚不足，孕育乏力，因而卵泡发育迟滞，故只见多发小卵泡，却无法形成优势卵泡，而肾虚亦推动乏力，排卵困难，致卵泡最终闭锁，出现闭经，并往往导致不孕。《医学衷中参西录》云"男女生育，皆赖肾气作强"，强调充足的肾气是女子受孕的必要条件，而优势卵泡是女子受孕的关键，可见，肾气的充盛对卵泡的发育极为重要。朱教授提出"益肾温煦助卵泡发育，补气通络促卵泡排出"的治疗法则，补益肾精，使卵泡得以滋养发育，形成优势卵泡，温补肾气，加强肾气推动运行之力，使优势卵子破壳而出，此为朱教授诊治多囊卵巢综合征的主要思想。朱教授治疗本病，总以调经方补肾为基本大法，并根据患者的不同临床表现进行辨证论治，例如针对血海枯竭之虚型多囊卵巢综合征，在补肾基础上加以补血，待精血充盈，则经隧自通，经血自下；对于血瘀型多囊卵巢综合征，在补肾的基础上加用活血化瘀之法，则胞中瘀血自下；而对于痰湿型多囊卵巢综合征，在补肾的基础上还应化痰除湿通络，通调冲任。

2. 典型医案

典型医案一：

患者，女，43 岁，2015 年 10 月 31 日初诊。主诉：月经稀发 2 年。病史：患者平素月经周期不准，初潮 13 岁，月经周期 1～3 个月，经期 4～6 天，量少，色红，有血块，经行小腹轻微疼痛。生育史：2003 年人工流产一次，2013 年顺产一女。患者自 2013 年 7 月 13 日顺产后至今共来月经 3 次，时间分别为 2014 年 8 月 20 日、2015 年 4 月 15 日、2015 年 8 月 27 日。诊查：患者 2008 年被诊断多囊卵巢综合征（PCOS）。2015 年 10 月 15 日 B 超提示双侧卵巢多囊样表现。患者平素经期小腹轻微坠胀疼痛，现纳可，二便调，寐安。舌暗苔薄，舌边略有齿印，脉沉细缓。中医辨证：肾气不足，冲任气滞。治法：补肾益气，通利冲任。处方：党参、丹参、当归、黄芪各30 g，赤芍、巴戟天、淫羊藿、马鞭草各15 g，菟丝子、覆盆子、制香附、川楝子、王不留行各12 g，川芎6 g。12剂，每日1剂，每日2煎，每煎200 mL口服。

二诊：2015年11月18日。末次月经11月6日，4天，量少，色红，有血块，经行小腹轻微疼痛。服药后无不适，纳可，二便调，寐安。舌淡苔薄少津，边有齿印，脉细软，证属肾气不足，冲任失调，治拟补肾养血调经。处方：党参、丹参、黄芪、当归各30 g，鸡血藤20 g，赤芍、牡丹皮、巴戟天、淫羊藿各15 g，续断、杜仲、桑枝、桑寄生各12 g，12剂。

三诊：2015年12月3日。纳可，二便调，寐安，现正值经前，尚无行经预兆，舌偏红苔薄，脉细软，仍属肝肾不足，冲任失调，治拟补肾益气，养血调经。处方：党参、丹参、当归、黄芪各30 g，熟地黄、益母草各15 g，鸡血藤20 g，红花、菟丝子、覆盆子、续断、川牛膝各12 g，泽兰9 g，12剂。

四诊：2015年12月19日。末次月经12月5日，5天，量中，色红，有血块，经行小腹轻微疼痛。经后无不适，舌淡苔薄，脉细，治宗原法。处方：党参、丹参、当归、黄芪各30 g，熟地黄、益母草各15 g，续断、桑枝、桑寄生、狗脊、杜仲、红花各12 g，桂枝9 g，鸡血藤20 g，12剂。

五诊：2016年1月16日。末次月经1月4日，5天，量中，色红，血块较少，经行小腹轻微疼痛。纳可，二便调，寐安。舌淡苔薄，脉沉细，治宗原法。处方：党参、丹参、当归、黄芪各30 g，熟地黄、益母草各15 g，续断、桑枝、桑寄生、狗脊、杜仲、红花各12 g，桂枝9 g，鸡血藤20 g，12剂。

六诊：2016年2月19日。末次月经2月7日，5天，量中，色红，有血块，经行小腹轻微疼痛，纳可，二便调，寐安。舌淡苔薄，脉沉细，治宗原法。处方：党参、丹参、当归、黄芪各30 g，熟地黄、益母草各15 g，续断、桑枝、桑寄生、狗脊、杜仲、红花各12 g，桂枝9 g，鸡血藤20 g，12剂。患者月经按时来潮，周期尚准。

典型医案二：

患者，女，27岁，2011年10月19日初诊。主诉：婚后2年，未避孕10个月未孕。月经史：5～7天/30天。末次月经2011年10月2日。经行腹痛。生育史：0—0—0—0。诊查：2011年9月16日外地输卵管造影示宫腔粘连，双侧输卵管壶腹部阻塞。男方精液常规示精子活动率（a+b）<30%。2011 年 6 月 6 日 B 超示左附件包块，大小 4.5 cm×3.5 cm，实性。脉细弦，舌淡红，苔薄黄腻。中医诊断：不孕。辨证：瘀阻冲任气滞。治法：活血化瘀，通利冲任。处方：丹参 30 g，当归 15 g，赤芍 15 g，牡丹皮 15 g，柴胡 6 g，玄胡 6 g，制香附 12 g，川楝子 12 g，王不留行 15 g，乌药 9 g，川芎 6 g。12 剂，水煎服，每日 2 煎，每煎 200 mL 口服。

二诊：2011 年 11 月 9 日。末次月经 2011 年 11 月 2 日。经行量畅，无腹痛，适逢月中，少腹抽掣，脉沉细弦，舌淡暗，苔薄，边有齿印。证属邪侵冲任，肾气耗损，络道受损。治拟清热利湿，疏理冲任。处方：丹参 30 g，牡丹皮 15 g，赤芍 15 g，蒲公英 30 g，红花 30 g，石见穿 15 g，川楝皮 9 g，茯苓皮 9 g，王不留行 15 g，川楝子 12 g，皂角刺 15 g，刘寄奴 15 g。12 剂，水煎服，每日 2 煎，每煎 200 mL 口服。

三诊：2011 年 12 月 7 日。末次月经 2011 年 11 月 28 日。经后无不适，偶有右肢侧抽掣，脉细弦数，舌暗苔薄腻，治宗前义。处方：丹参 30 g，牡丹皮 15 g，赤芍 15 g，蒲公英 30 g，红花 30 g，刘寄奴 15 g，石见穿 15 g，生附子 15 g，川楝子 12 g，皂角刺 15 g，三棱 15 g，莪术 15 g。12 剂，水煎服，每日 2 煎，每煎 200 mL 口服。

四诊：2011 年 12 月 28 日。末次月经 2011 年 11 月 28 日。周期将近，无不适，脉细弦，舌暗苔黄腻。证属湿热瘀阻冲任，气机不利。治拟清热利湿，疏理冲任。处方：丹参 30 g，牡丹皮 15 g，赤芍 15 g，蒲公英 20 g，红藤 20 g，石见穿 15 g，王不留行 15 g，川楝子 12 g，柴胡 6 g，元胡 6 g，路路通 12 g。12 剂，水煎服，每日 2 煎，每煎 200 mL 口服。

五诊：2012 年 1 月 11 日。末次月经 2011 年 12 月 31 日。腹痛较前已减，BBT 爬升双相，脉细，舌淡暗，苔薄黄腻。经后仍宜清热利湿，疏理冲任。处方：当归 20 g，丹参 30 g，生地黄 9 g，熟地黄 9 g，女贞子 12 g，菟丝子 12 g，枸杞子 12 g，巴戟天 15 g，仙灵脾 15 g，石楠叶 9 g，石菖蒲 12 g，路路通 15 g，王不留行 12 g。12 剂，水煎服，每日 2 煎，每煎 200 mL 口服。

六诊：2012 年 2 月 8 日。末次月经 2011 年 12 月 31 日。自测尿 hCG（+），现胃脘不适，头晕，夜寐欠安。脉细滑数，尺显，乃有孕之象。治拟清肝益肾，养血安胎。处方：生地黄 12 g，淡芩 6 g，白芍 12 g，女贞子 12 g，旱莲草 15 g，苎麻根 15 g，杜仲 12 g，桑寄生 12 g，川断 12 g，太子参 15 g，陈皮6g，谷芽9g，麦芽9g。12剂，水煎服，每日2煎，每煎200 mL口服。

按：以上两个病案治则皆离不开补气，朱教授认为气的化生，依赖于脾胃对水谷精微的运化吸收，不断生化气血，为机体增补能量。过思气结或脾为湿困，均会导致脾胃功能的低下，运化失司，则气的化生不足，五脏六腑之气也随之不足，各脏器组织的机能低下，卵巢内卵泡的气化、推动之力亦匮乏而不足，卵泡闭锁于卵巢内，日久则成为多囊卵巢。所以朱老强调，在卵泡发育过程中，既要培益先天之肾，温养卵泡发育成熟，还要培补后天之脾，健脾益气，气运充沛推动卵泡的排出。同时，为促进成熟卵泡顺利排出，在益气之时，还应佐以活血通络，增强卵泡对卵巢膜的突破而排出。但仅为稍佐而已，不可因活血通络而耗损正气。

3. 特色疗法

朱教授提出，本症的卵巢内缺乏优势卵泡，是由于肾虚不足，蕴育乏力，因而卵泡发育迟滞；而卵泡排出困难，又与气虚推动不足有关，气虚卵泡难以突破卵巢而被闭锁，所以在治疗中，提出"益肾温煦助卵泡发育，补气通络促卵泡排出"的治疗法则。

（1）益肾温煦助卵泡发育。朱教授认为，月经的生理过程，是以脏腑功能正常、气血调和为基础，更以肾气充盛、天癸泌至、任脉通畅、冲脉盈盛、胞宫成熟为先决条件。肾气作为天癸之源，冲任之本，主导月经的应汛。故经水失调当以肾论治。多囊卵巢综合征最直接的病因是卵巢不能产生成熟的优势卵泡，小卵泡不能发育成熟无法排出而被闭锁，这与肾气不足有着密切关系。作为治疗多囊卵巢综合征的法则中的第一环节，从源头上补足肾气、资助天癸，促使卵泡能不断受到滋养、鼓动、温煦、勃发，而最终能发育成熟。动之疾制以静，静之疾通以动，而卵巢不能正常蕴育卵泡，经闭不行，是一个功能低下受抑的过度静态，故应用益肾温阳之法来激发、鼓动，促其生长壮大，此为以动促静，使之静中涌动，动静相宜，由静转动，伺机而能排出。

（2）补气通络以促排卵。人体的生理功能体现在气化过程及气机的运动之中。气化是体内阴阳气血相互转化、相互平衡、相互制约的功能体现，是物质与能量、气与形相互转化的动能概括，是一切代谢变化的内在机制。机体各脏腑、组织器官的生理功能作用，均是气化的表现与结果。而气化的能量来自于气的充足，气有推动和激发机体组织的生理活动的作用。卵巢的排卵功能，同样需要气的动力来推动、鼓动，以促使成熟的卵泡顺利排出卵巢，并产生黄体，进而促使子宫内膜正常增长，为经水来潮或受精卵着床打好基础。气的化生，依赖于脾胃对水谷精微的运化吸收来不断化生气血，为机体增补能量。过思气结或脾为湿困，均会导致脾胃功能的低下、运化失司，则气的化生不足，五脏六腑之气也随之不足，各脏器组织的功能低下，卵巢内卵泡的气化、推动之力亦匮乏，卵泡闭锁于卵巢内，日久则成为多囊卵巢。所以朱教授强调，在卵泡发育过程中，既要培益先天之肾，温养卵泡发育成熟，还要培补后天之脾，健脾益气，使气运充沛推动卵泡的排出。这一个过程蕴含的两个要素，在治疗中二者缺一不可。益气通络之法是继益肾温煦之后，以动运静，促其排卵、助机体来完成卵泡成熟排出的一个生理过程。

4. 经验方

调经方。处方：党参 20 g，丹参 20 g，当归 20 g，黄芪 20 g，熟地黄 12 g，巴戟天 12 g，淫羊藿 12 g，菟丝子 12 g，覆盆子 12 g。治法：气血并补，补气益肾兼行血。

参考文献：

［1］钱丽旗，李素那，于洋，等. 夏桂成治疗多囊卵巢综合征致不孕症经验 [J]. 中医杂志，2020，61（20）：1775-1778.

［2］张秋仔. 吕绍光治疗多囊卵巢综合征不孕症经验 [J]. 中国中医药信息杂志，2020，27（9）：128-130.

［3］秦琴琴，逯克娜. 陈慧侬教授从脾肾肝亏虚论治多囊卵巢综合征并妊娠早期先兆流产 [J]. 广西中医药，2019，42（6）：41-43.

［4］陈烨炜. 夏桂成诊治多囊卵巢综合征合并不孕经验 [J]. 实用妇科内分泌电子杂志，2019，6（33）：81，93.

［5］彭娟娟，吴同玉，吕绍光. 吕绍光治疗多囊卵巢综合征不孕症经验 [J]. 中医药通报，2018，17（3）：17-18，21.

［6］张盼盼，董莉，朱南孙. 朱南孙调经方论治多囊卵巢综合征经验介绍 [J]. 新中医，2017，49（5）：154-155.

［7］杨悦娅. 朱南孙治疗多囊卵巢综合征的思路与方法 [J]. 上海中医药杂志，2006，40（1）：43-44.

［8］罗纳新，韦丽君，黎敏. 陈慧侬教授治疗高睾酮血症的经验总结——附 49 例临床观察 [J]. 广西中医药，2004，27（4）：27-28.

（林 洁 冯 睿）

❖ 第七节 ❖ 未破裂卵泡黄素化综合征致不孕的典型医案与特色疗法

夏桂成治疗未破裂卵泡黄素化综合征致不孕经验

1. 辨证论治特色

未破裂卵泡黄素化综合征（luteinized unruptured follicle syndrome，LUFS）是一种卵泡持续存在，在 LH 峰值后 48 小时仍然不能排出卵子的现象。临床观察发现，LUFS 可能与子宫内膜异位症和垂体功能异常有关，是不孕的重要原因之一。其发病机制可能与中枢性或卵巢局部激素分泌紊乱有关，也可能和卵巢包膜增厚的局部机械性因素有关。临床发现，原因不明性不孕、多囊卵巢综合征、子宫内膜异位症患者易发生 LUFS。夏教授认为本病与肾气亏损、血瘀气滞、冲任胞脉失和相关。其"月经周期节律调节法"及"心 - 肾 - 子宫轴"的学术思想，根据女性生殖内分泌特点，结合阴阳消长转化的圆运动规律，将月经周期分为七期，即行经期、经后初期、经后中期、经后末期、经间期、经前前半期及经前后半期，强调以心肾合治的理论来治疗各种妇科疾病。其认为心属火而藏神，肾属水而藏精，心主血脉，肾主生殖，心肾相交，水火相济，阴阳平衡，则胞宫功能正常。胞宫是心肾相交的场所，肾为女性生殖胞宫轴的枢纽。生殖之精是肾精的重要组成部分，卵子属于生殖之精，其发育成熟与太极阴阳圆运动生物钟节律有关。肾精充盛，推动卵子发育成熟，而成熟卵子能否排出依赖于肾气的激发和推动。未破裂卵泡黄素化综合征的关键病机是肾之阴阳消长转化异常。经后期阴长失调，肾阴癸水缺乏，不能重阴，故难以达到必阳，阴虚及阳，卵泡发育迟缓或成熟卵泡无法排出。再加上如今熬夜、失眠已成为生活常态，长期心阴暗耗，心阴虚不能引心火下济肾水，肾水亏于下，致"心不交肾"。

夏教授认为其总的病机为肾阴虚、心火旺。临床中在"补肾调周法"基础上突出心的作用。治疗上提出心肾合治，在行经期调经活血、经后期滋阴养血、经间期补肾促排卵、经前期补肾助阳的基础上，加用交通心肾的经验方或药物。喜用交通心肾佳品——远志，既有开心气而宁心安神之功，又有通肾气而强志不忘之效。在临床中也常同用麦冬、酸枣仁、柏子仁，因其均归心经，能养心阴而宁心安神、清心热，使心火下降、肾水上升，从而达到心肾相交。对于心火上炎、心肾不交之怔忡不寐者，多选用大苦大寒之品，如黄连，其清心火之力强，用量要轻，需配伍肉桂以缓和苦寒之力。夏教授根据经间排卵期的特点，常以补肾促排卵汤为基础方促排卵，他认为通过使用小剂量的荆芥或川芎，一方面有助上升运动，促排卵；另一方面可以促进卵巢、输卵管的活动。夏教授在指导不孕症的用药过程中，常根据患者证候，善用药性的升降沉浮、归经配伍变化来燮理阴阳。多选用补益药、安神药、利水渗湿药、活血化瘀药、收涩药、清热药等，注重补肾与宁心结合，兼顾调理肝脾。

2. 典型医案

患者，女，30岁，2017年8月10日初诊。主诉：月经后期10余年，结婚2年未避孕未孕。病史：12岁初潮，3～5天/50～60天，末次月经2017年8月4日，量可，色红，无血块。当地医院查性激素示雌二醇63.4 ng/L，促卵泡生成素5.34 mIU/L，促黄体生成素9.34 mIU/L，孕激素0.71 ng/mL，睾酮95.64 ng/dL，硫酸脱氢表雄酮233 μg/mL，性激素结合球蛋白70.5 nmol/L，泌乳素18.3 ng/mL。监测B超提示连续4次出现LUFS，子宫附件未见明显异常。近半年基础体温呈双向。刻下：月经已净，白带量少，腰酸时作，夜间多梦多汗，纳可，二便调，舌质淡红，苔薄，脉细。西医诊断：原发性不孕症，LUFS。中医诊断：不孕病（肾阴虚证）。治法：方从经后初期，予归芍地黄汤加减。处方：炒当归10g，白芍10g，赤芍10g，山药10g，山茱萸10g，生地10g，牡丹皮9g，茯苓10g，槲寄生10g，牛膝10g，熟地10g，莲子心5g，麦冬10g，五味子10g。服用10剂。

二诊：服药10天后有少量白带，基础体温低相，纳寐可，大便偏稀。方从经后中期，予滋肾生肝饮加减。处方：丹参10g，赤芍10g，白芍10g，山药10g，山茱萸10g，牡丹皮10g，茯苓10g，续断10g，菟丝子10g，郁金10g，苍术10g，党参10g，炒白术10g。服用7剂。

三诊：服药1周，患者基础体温虽有波动仍未明显上升，腰酸，白带中夹有少量血丝，方从经后末期，予补天五子种玉丹加减。处方：五灵脂10g，丹参10g，赤芍10g，白芍10g，山药10g，山茱萸10g，茯苓10g，续断10g，菟丝子10g，杜仲10g，牛膝10g，木香9g，鹿角霜10g。服用7剂。

四诊：患者有拉丝白带，乳房时有胀痛，腰酸偶作，纳寐可，二便调。

基础体温上升。

后按夏教授补肾调周法治疗半年,患者基础体温呈双相,月经周期正常。2018 年 3 月 12 日来诊,排卵后 16 天,经周第 35 天,查血 hGG 797 mIU/mL。目前保胎治疗中。

按:夏老根据患者月经周期分期论治,患者就诊时已处经后初期,故方选归芍地黄汤滋肾益阴,经后中期在滋补肝肾基础上稍加助阳之品,如续断、菟丝子等,末期则加鹿角霜温肾助阳。同时根据患者各个时期兼见症状予以加减,如见夜间多梦多汗等阴虚火旺者,可加莲子心、麦冬、五味子以益气生津,宁心安神。总之,在补肾调周的基础上随证加减,促进气血阴阳顺利转化,推动阴阳动态平衡,使患者顺利妊娠。

3. 特色疗法

夏教授治疗不孕颇具特色,根据行经期、经后初期、经后中期、经后末期、经间期、经前前半期及经前后半期女性阴阳消长的不同,以"心–肾–子宫轴"为思想基础,首先,结合西医检查结果排除主要病因,在此前提下抓住各证型特点,分清主次,而后选方用药。对于未破裂卵泡黄素化综合征导致不孕的患者,重在补肾促排卵,以补肾促排卵汤为代表方剂,常用于治疗肾虚血瘀型 LUFS 患者。临床中也经常结合针刺疗法治疗,并取得了显著成效。其次,偏阴虚者,夏教授治疗主张滋阴养血,常选归芍地黄汤加减,于经净后水煎服;肾阴阳两虚偏阳虚者,方选补天五子种玉丹加减以滋阴助阳、血中养精;肾阴虚者,临床易兼夹他证,常见的有心肝郁火证,宜滋阴养血,清肝解郁宁心,取滋肾生肝饮加减,常用牡丹皮、柴胡、绿萼梅,取其主疏肝之功;或有兼气滞血瘀证者,夏教授主张用柴胡疏肝散合归芍地黄汤加减来理气疏肝、活血化瘀;亦有痰湿脂浊证者,方选归芍地黄汤合越鞠二陈汤以行滋阴养血、燥湿化痰之功,常用苍术、香附以行气化浊。

4. 经验方

(1)归芍地黄汤。组成:当归 12 g,白芍 12 g,生地 24 g,丹皮 9 g,茯苓 9 g,山药 12 g,山茱萸 12 g,泽泻 9 g。主治未破裂卵泡黄素化综合征之阴虚证。

(2)补天五子种玉丹。组成:熟地黄 12 g,山药 10 g,山黄肉 6 g,丹皮 10 g,茯苓 10 g,泽泻 10 g,怀牛膝 10 g,川断 10 g,枸杞子 10 g,女贞子 10 g,覆盆子 10 g,紫河车 10 g,菟丝子 12 g,五味子 5 g。主治未破裂卵泡黄素化综合征之肾阴阳两虚偏阳虚证。

（3）滋肾生肝饮。组成：山药30g，山茱萸肉30g，熟地黄20g，泽泻20g，茯苓20g，牡丹皮20g，五味子15g，柴胡9g，白术9g，当归9g，甘草9g。主治未破裂卵泡黄素化综合征之肾阴虚兼夹心肝郁火证。

（4）补肾促排卵汤。组成：炒当归10g，赤芍10g，山药10g，熟地黄10g，丹皮10g，茯苓10g，续断10g，菟丝子10g，鹿角片10g，山茱萸6g，五灵脂12g，红花6g。主治未破裂卵泡黄素化综合征之肾虚血瘀证。

班秀文治疗未破裂卵泡黄素化综合征致不孕经验

1. 辨证论治特色

班秀文教授治疗不孕症擅长辨证施治，度因用药。班老认为妇女一生以血为主，经、带、孕、产、乳等生理活动与血的盛衰、盈亏、寒热、通闭息息相关。血虚则冲任不盛，出现月经量少、闭经、不孕、胎萎不长；血寒则气血不通，冲任凝滞，可致腹痛、闭经、不孕、癥瘕。故班老强调治疗不孕症首先要考虑妇女以血为本、阴血易亏而难成、血分易虚易瘀的特点。提出"养血调经治带，种子之要"的学术思想。同时，注重肾、肝、脾三脏，在三脏中，又以肾的功能为主要。肾藏精而主生殖，为阴阳气血之根源，肾气的强弱，直接与月经的通行藏泄及孕育有着密切的关系。故治疗不孕症，以肾为主，从肾治孕，从肾治经，从肾治带，脾肾并重、肝肾并调是其治疗宗旨。同时还倡导辨证与辨病结合，病同证异时，把握病机，灵活化裁。如治疗未破裂卵泡黄素化综合征所导致的不孕时，班老认为应以温肾扶阳、补血暖宫为主。因卵子在肾精充盛孕育之下才可发育成熟，其正常排出则有赖于肾阳的鼓动。以温肾扶阳、补血暖宫之法治之，则气血旺盛，阳生而阴能长，受孕生育有期。还认为排卵不佳多与肝不生发、肾不作强有关。治疗上针对不同证情，或温肝肾之阳，或滋肝肾之阴，或益肾填精养血，使肝肾阴阳平秘，精充血足，以助排卵。班老治疗这一疾病的代表方为温肾育卵汤，由温补肾阳、健脾养血的中药组成。方中鹿角霜温肾助阳，为君药；仙茅有补肾助阳、益精血功效；菟丝子具有补肾益精的功效；巴戟天补肾助阳、强筋壮骨；紫石英具有镇心、安神、暖子宫功效；共为臣药。当归身补血活血，蛇床子温肾壮阳，艾叶温经散寒，小茴香理气散寒，有助阳道，川椒芳香健胃、温中散寒，共为佐药，炙甘草调和诸药。班老多年的临床实践表明，温肾育卵汤促排卵和助孕疗效比较显著，可促进卵泡生长发育及子宫内膜生长和增厚。中药具有整体调节作用，可提高疗效，有药价低廉、无明显毒副作用等优点，同时避免了促排卵西药拮抗雌激素的作用，因此中医药在治疗排卵障碍性不孕症方面具有很大的优越性，值得在临床推广应用。

2. 典型医案

患者，女，26 岁。主诉：月经量少伴经间期出血 2 年，未避孕 2 年未孕。病史：患者 13 岁初潮，月经周期 35 天，经期 7 天，月经量、色、质正常，平素带下极少，性情急躁。2 年前开始月经量减少，色暗红，夹少量血块，无痛经。经间期前后阴道少量出血，持续 4～5 天。妇科检查未见明显异常，子宫输卵管造影示双侧输卵管通畅，男方精液正常，外院监测排卵时有 LUFS 发生。刻诊：月经后第 3 天，带下量少，腰酸乏力，心烦急躁，夜寐多梦，小便频多，舌红、苔薄，脉细弦。中医诊断：不孕（肾阴偏虚、心肝火旺）。治法：滋肾益阴。处方：炒当归 10 g，山药 15 g，山萸肉 9 g，生地黄 10 g，炙龟甲 15 g（先煎），女贞子 15 g，墨旱莲 12 g，菟丝子 12 g，丹参 10 g，白芍 12 g，钩藤 10 g（后下），茯苓 10 g，酸枣仁 10 g，合欢皮 10 g，红花 6 g，炙甘草 5 g。7 剂，每日 1 剂，水煎分早晚 2 次口服。

二诊：阴道少量出血，色红，小便频多，舌红少苔，脉细弦。患者肾阴虚，虚热内扰冲任，气血阴阳转化不利而出血，以益肾、固摄冲任、止血立法。处方：党参 12 g，椿根皮 12 g，花蕊石 20 g，黄芪 15 g，炙黄芪 15 g，生地黄 12 g，熟地黄 12 g，续断 20 g，山药 15 g，炙龟甲 15 g（先煎），墨旱莲 12 g，地榆炭 12 g，仙鹤草 12 g，甘草 5 g。7 剂，每日 1 剂，水煎分早晚 2 次口服。

5 剂药后阴道出血止，患者诉见少量锦丝状带下，遂转从经间期论治。如此按月经周期节律法调治 2 个周期后自测尿妊娠试验阳性，转从补肾宁心、健脾安胎治疗。

按：《女科经纶·嗣育门》云："心主神，有所思则心驰于外，致君火伤而不能降；肾主智，有所劳则智乱于中，俾肾亏而不能升……能生育者无有也。"因"女子系胞于肾及心胞络"，若心火偏旺于上，无法下滋肾水，肾水不实，使得心肾失交，坎离失济，故无能有子也。且该患者肾虚偏阴，于氤氲之期前，阳气内动之时，阴阳气血转化不协调，损及冲任，血海不固而反复出血，亦是不孕原因之一。患者来诊时正当月经后期，治拟滋肾益阴之法，予归芍地黄汤加减滋肾益阴，少佐钩藤清心肝之火，酸枣仁宁心安神，合欢皮舒心解郁。复诊时阴道少量出血，以益肾固摄冲任为先。血止后适逢锦丝状带下增多之时，以补肾促排卵，促进气血阴阳顺利转化，如此调治 2

个周期后顺利妊娠。

3. 特色疗法

班老在治疗不孕过程中擅用花药调经治带以种子，颇具特色。花品轻清，芬芳宜人，许多花类药多有辟秽、解毒、活血、疏肝之效。班老认为花者华也，其集精灵之气而生，质轻气香，升发阳气，醒脾悦肝，解郁除烦佳。不孕之人常感烦躁易怒，焦虑。班老则常应用玫瑰花、素馨花、红花、月季花等疏肝解郁行滞。对于体质娇嫩、不堪药性之偏颇的妇女，班老擅长用玫瑰花、素馨花、合欢花、凌霄花、鸡冠花、菊花等。临证配伍得当，可达事半功倍之效。同时，班老还擅长应用紫河车、鳖甲、鹿角片等动物类药物取其调补奇经以助孕。

4. 经验方

（1）温肾育卵汤。组成：当归身9g，鹿角霜20g，仙茅9g，菟丝子20g，巴戟天15g，紫石英30g，熟地15g，党参15g，白术15g，蛇床子3g，艾叶5g，小茴香2g，川椒2g，炙甘草10g。主治未破裂卵泡黄素化综合征之肾阳亏虚证。

（2）六味地黄汤。组成：熟地30g，山药12g，山茱萸12g，牡丹皮9g，泽泻9g，茯苓9g。主治未破裂卵泡黄素化综合征之肝肾亏虚证。

（3）不孕症验方。组成：当归12g，川芎10g，白芍20g，白术12g，红花10g，生地15g，党参12g，茯苓10g，丹参15g。主治未破裂卵泡黄素化综合征之阴虚血瘀证。

（4）养精种玉汤。组成：菟丝子20g，枸杞子10g，覆盆子10g，当归10g，赤芍10g，熟地黄15g，党参15g，白术10g，路路通10g，仙茅10g，红花1g。主治未破裂卵泡黄素化综合征之肾亏血虚证。

朱南孙治疗未破裂卵泡黄素化综合征致不孕经验

1. 辨证论治特色

朱南孙教授认为，人之脏腑功能正常，气血旺盛，阴阳平和为受孕的基础，而女子不孕，肾虚者居多。肾精是受孕的重要物质基础，肝血充足是血海充盛、月事如期而下的必要条件，故肝肾精血为调经种子之本。就未破裂卵泡黄素化综合征所导致的不孕而言，朱教授认为肾藏精，主生殖，肾阴亏乏则不能滋养卵子生长，肾阳不足则血行不畅则不能鼓动卵子排出。故临证以补肾填精为大法。然而久病多瘀，肾虚日久，必致瘀血夹杂，故朱教授认为不能一味妄投补益之品，应根据肝郁、脾虚、湿热等临床辨证，施以疏肝调冲、健脾益气、清利湿热等之法。LUFS 不孕症患者多以肾虚为本，气血不足、血行不畅贯穿始终，治疗上朱教授总结出了温肾活血、调经助孕之法，这就为 LUFS 不孕症患者提供了有效的治疗思路与手段。其在治疗 LUFS 不孕过程中讲究"养卵促卵以助孕"。朱教授提出欲求嗣，必先调经，调经者，重在调周，调周者，必兼养卵促卵。女子月经犹如海之潮汐，月之盈亏，有其特有的周期规律。朱氏妇科以月经周期阴阳气血的变化为基础，分期辨治。①行经期，以通为主，此时胞宫"泄而不藏"，以活血调经之品促进经血通畅，慎用寒凉药以防滞其经水。②经后期，经水已泄，胞宫阴血亏虚逐渐至盛，以辨证论治为根本，兼以滋阴养血，补益冲任。以四物汤、二至丸作为基础方，佐以黄精、何首乌等补肾养肝填精之品。此期重在促进卵泡发育，故常酌情加鹿角片、蛇床子、石楠叶、石菖蒲等温煦肾阳之品，一则促进卵泡发育，二则取"阳中求阴"之意。③经间期，又为氤氲期，此时阴阳转化，阴盛阳动，正是真机之时。重在促进卵泡排出，佐以王不留行、益母草、皂角刺、路路通、泽兰叶等行气活血通络之品以促卵。④经前期，阳升至重阳，治拟温补肾阳，重在促进黄体发育，以利于受精卵的着床与生长。常用生地黄、熟地黄滋养肾精，淫羊藿、川续断、盐杜仲、菟丝子、枸杞子等温补肾阳。"女子以肝为先天""滋肾必疏肝"，故朱教授在经前期，常佐以疏肝理气之品，常配伍制香附、川楝子、柴胡、广郁金、娑罗子以疏利冲任。经候如期，则胎孕有望。其次，朱教授还认为情志不舒也会妨碍女子求嗣之道，故朱氏妇科强调求子之道，重在调神，形神兼治。七情所伤女子，脏腑功能衰退，气血欠盛，阴阳失和，交合孕育无望。故调节情志，稳定心理状态，放松心情也是怀孕的基础条件。

LUFS 不孕症患者多以肾虚为本，气血不足、血行不畅贯穿始终。朱教授根据多年的临床经验总结出朱氏调经促孕方治疗 LUFS 导致不孕的患者，并取得一定的疗效。该方共有党参、黄芪、当归、丹参、熟地、仙灵脾、巴戟天、菟丝子、覆盆子、石楠叶、石菖蒲、蛇床子、川芎十三味药。其中党参、黄芪、当归、丹参补气养血，活血调经；熟地、巴戟天、仙灵脾平补肝肾，燮理阴阳；菟丝子、覆盆子益髓填精；石楠叶、石菖蒲、蛇床子、川芎温肾壮阳。全方共奏平补肝肾、益气促排之功。

2. 典型医案

患者，女，37 岁，2012 年 4 月 25 日初诊。主诉：未避孕 8 月余未孕。

病史：生育史1—0—0—1（2004年剖腹产），月经初潮14岁，2～3天/35～40天。无痛经，末次月经2012年3月26日，量少，色暗有块，平素经前乳胀，夜寐多梦，便溏，日行1～2次，2011年8月未避孕未孕至今，适值经前，已有乳胀。诊查：脉弦细，舌淡暗，边略有齿印，苔薄腻。卵泡检测提示LUFS。中医诊断：不孕。辨证：肝肾阴虚，精血不足。治法：滋养肝，填补精血。处方：全当归30g，丹参30g，牡丹皮15g，生地黄9g，熟地黄9g，女贞子12g，枸杞子12g，淮山药12g，山萸肉12g，合欢皮12g，广郁金6g，青皮6g，陈皮6g，茯苓12g，茯神12g。12剂，水煎服，每日2煎，每煎200mL口服。

二诊：2012年5月9日。末次月经2012年4月25日。脉细缓，舌质暗，将近月中。治拟补肾，益气养血促孕。处方：党参30g，黄芪30g，当归30g，熟地黄15g，枸杞子12g，菟丝子12g，覆盆子12g，巴戟天15g，仙灵脾15g，石楠叶9g，石菖蒲9g，川芎6g。7剂，水煎服，每日2煎，每煎200mL口服。

三诊：2012年6月6日。末次月经2012年5月30日，2天，量偏少，已净，无不适，脉细缓，舌淡暗，苔薄腻少津。证属肝肾不足，精血衰少。治拟补肾养肝填补精血。处方：党参30g，黄芪30g，当归30g，熟地黄15g，枸杞子12g，菟丝子12g，覆盆子12g，巴戟天15g，仙灵脾15g，石楠叶9g，石菖蒲9g，川芎6g。7剂，水煎服，每日2煎，每煎200mL口服。4个月后自测尿妊娠试验阳性。

按：女子不孕，肾虚者居多，既有温养冲任，填精益髓之法，又有滋补肝肾，养血调经之方。朱老认为肾精是受孕的重要物质基础，肝血充足是血海充盛、月事如期而下的必要条件，故肝肾精血，调经种子之本。本案例，一诊该患者肝肾阴虚，精血不足，治拟滋养肝肾，填补精血，故予六味地黄丸加减。二诊患者值排卵期，此时血海渐盈，肾气渐充，卵泡已趋成熟，加用石楠叶增强温肾助阳之力；三诊继以滋阴护阳为则，效宗前法，调经促孕，故而有子。

3. 特色疗法

朱教授治疗未破裂卵泡黄素化综合征导致的不孕症创立了独特方药——朱氏调经促孕方。在临床中，常将朱氏调经促孕方加味联合氯米芬治疗排卵功能障碍性不孕症，可提高患者的排卵率，减少LUFS的发生，提高临床妊娠率。也常以朱氏调经促孕方为基础，配以紫河车粉填精血、补冲任，对女性生殖轴进行调节，达到调经、促排卵的目的。丹参、红花活血生新，陈皮调和脾胃、以防滋腻，紫河车粉、丹参、红花合用活血养血。共奏温肾补阳、活血暖宫、调经助孕之效。

4. 经验方

（1）朱氏调经促孕方。组成：潞党参30 g，生黄芪30 g，全当归20 g，大熟地12 g，巴戟天12 g，肉苁蓉12 g，女贞子12 g，桑椹子12 g，淫羊藿12 g，石楠叶12 g，石菖蒲12 g。主治未破裂卵泡黄素化综合征之肾气虚证。

（2）二至丸。组成：鹿角60 g，麋角60 g，附子30 g，桂心30 g，补骨脂30 g，杜仲30 g，鹿茸30 g，青盐15 g。主治未破裂卵泡黄素化综合征之肝肾亏虚证。

（3）傅氏调肝汤。组成：山药15 g，阿胶9 g，当归9 g，白芍9 g，山萸肉9 g，巴戟天3 g，甘草3 g。主治未破裂卵泡黄素化综合征之肝肾阴虚证。

（4）参苓白术散。组成：莲子肉50 g，薏苡仁50 g，砂仁50 g，桔梗50 g，白扁豆75 g，白茯苓10 g，人参10 g，炙甘草10 g，白术10 g，山药10 g。主治未破裂卵泡黄素化综合征之脾肾阳虚证。

参考文献：

［1］邹奕洁，谈勇，陈莉，等.运用夏桂成教授经间期理论辨治未破裂卵泡黄素化综合征临床体会［J］.中国医学工程，2010，18（4）：142.

［2］马德聪.夏桂成教授诊治排卵障碍性不孕症的临床思路及方法研究［D］.南京：南京中医药大学，2014.

［3］郭倩，谈勇.夏桂成心肾观在妇科临床的应用［J］.中医杂志，2019，60（17）：1456–1458.

［4］薛冰洁，殷燕云.夏桂成心肾合法治疗排卵障碍性不孕症的经验探赜［J］.湖北中医杂志，2020，42（6）：15–17.

［5］庞秋华，林寒梅，班胜.班秀文教授温肾育卵汤治疗排卵障碍性不孕症的临床研究［J］.云南中医中药杂志，2013，34（5）：16–17.

［6］赵凯维，张玉辉，刘理想.妇科名老中医不孕症特色用药经验撷要［J］.中国中医药现代远程教育，2017，15（13）：149–151.

［7］凌沛.班秀文教授诊治不孕症用药规律初探［J］.内蒙古中医药，2015，34（8）：47–48.

［8］陶金红，董莉，朱南孙.朱南孙治疗不孕症验案举隅［J］.中医临床研究，2013，5（12）：23–25.

［9］张静，郭慧宁，张蔚苓，等.朱南孙促卵助孕汤治疗卵巢功能障碍性不孕症经验［J］.辽宁中医杂志，2014，41（4）：639–641.

［10］蔡颖超，谷灿灿，何珏，等．朱南孙调经助孕经验[J].河南中医，2017，37（8）：1353-1355.

［11］宋靖宜，董莉，朱南孙．朱南孙治疗不孕验案两则[J].中华中医药杂志，2017，32（12）：5381-5383.

（林　洁　张静远）

❖ 第八节 ❖ 生殖道炎症致不孕的典型医案与特色疗法

班秀文教授治疗带下病致不孕经验

1. 辨证论治特色

带下病是指带下量明显增多，色、质、气味异常，伴有全身或局部症状，是妇科的常见病之一。班老认为带下病病因复杂，但与湿邪致病关系最大，提出带下病"病因虽多，以湿为主"，湿的轻重，与病情的深浅程度密切相关，湿重带多，湿轻带少。带下病的形成，主要可用五脏功能藏泄失调总概之。特别是由于脾、肾、肝三脏功能失调，水湿运行不利，势必导致湿邪产生。肾主水，脾主湿，水湿同源，治水即可治湿。肾气的强弱与否，关系到水湿代谢的正常与否。肾阳虚衰则脾阳不足，脾失健运，水谷津液不能升清输布，冲任不固，带脉失约，水湿滞于胞宫，可导致带下绵绵不绝；肾阴不足，则肝失涵养，生发无能，出现带下全无；或肝郁化火，乘克脾土，湿热下注，出现带下黄稠、臭秽。此外，外感湿邪也为带下病的重要病因之一，气候潮湿、房劳不洁、饮食不节等均可外感湿邪，或手术、药物、产后胞脉受损，湿浊之邪乘虚侵袭客于胞宫，发为带下病。

班老认为瘀血也是带下病重要病因之一，尤其是带下病日久不愈之人，瘀血阻络更为严重。湿与瘀二者均为阴邪，具有黏腻缠绵之性，且湿与瘀二者同为有形之物，因此更易相聚而结合致病。因湿致瘀者，湿之存在，易阻遏阳气，使带脉失约，脏腑气机升降失常，气血不和，阻滞经络，损伤胞宫，导致瘀血。瘀血形成，则恶血不去，新血不生，阻塞经络，气机不畅，使水不化气而化湿，湿与瘀合，更为胶浊滞腻。湿瘀有形之物盘结交错，湿邪可以加重脉络原有的瘀血，瘀血又可加重原有的湿滞。因湿致瘀，因瘀致湿，使得病情缠绵难解，日久不愈。

由于湿邪为导致带下病的主要病因，故班老指出治带以治湿为主、祛湿为先，只有祛除湿邪，带脉才能约束。班老认为治湿关键之在于温化与清化，湿为阴邪，重浊而黏腻，只有通过温化，才能使脾得健运，肾得温煦，阳气升腾，湿有去路，带脉得束。又湿邪最易抑遏阳气，郁久化热，只有通过清化之法，才能使湿热分流，阳气得升，浊湿得降，使湿热去而带自止。

由于水湿的运化失常与肝、脾、肾三脏密切相关，因此治疗以调整肝、脾、肾三脏功能为主。脾为后天之本，脾之运化失职，水谷之气不得正常化生精微反聚为湿，疏泄下焦，损伤任带，致任脉不固，带脉失约。故班老多选用燥湿健脾升提之药，如党参、黄芪、白术、怀山药、扁豆、陈皮、茯苓、苍术、薏苡仁、吴茱萸、砂仁、佛手、半夏、藿香、莲子、麦芽、蔻仁、神曲、炙甘草等。带下病不论何因所致，总以泄泻太过、收藏不及为主要表现，故调治肝脏，使其疏泄有度是个重要的治疗措施。临床上，班老喜用逍遥散治妇人带下。此外，妇人常操劳太过，情志病变每每多见，而情志变化往往加重带下病情。因此班老主张将疏肝之品如荆芥、柴胡、当归、白芍等用于带下之证，往往可以加强疗效。肾为先天之本，主藏精气，为封藏之本。班老主张的健脾升阳除湿之法虽是治带大法之一，但治肾与治带的关系尤为密切。故治疗应以肾为主，从肾治带，温化多用温肾健脾之法，清利多用泄肾泄肝之法。温化治肾的药物常用巴戟天、补骨脂、鹿角霜、川椒、益智仁、肉苁蓉、锁阳等温肾暖宫，化湿止带，固摄冲任之品，清利常用黄柏、忍冬藤、鱼腥草、土茯苓、山栀子、马鞭草、车前草、木通、连翘、泽泻等化浊清热、泄肾泄肝之品。此外，班老还提出"治带先治湿，治带勿忘瘀"的治疗原则，常用药有鸡血藤、益母草、茺蔚子、泽兰、苏木、丹参、当归、赤芍、川芎、路路通、田七等。

2. 典型医案

典型医案一：

患者，女，35岁，1964年9月5日就诊。主诉：带下量多1年余。刻诊：自诉平时带下量多，需经常用卫生纸，带下色白，质稀如水，无特殊气味，无外阴瘙痒，无小便不适。未用药治疗。平素月经提前8～10天，量多，色暗红，持续4～6天干净。肢倦乏力，精神不振。脉虚细，苔薄黄白，舌质淡嫩。辨证：脾肾阳虚，水湿不化。治法：拟以温肾健脾、运化水湿治之。处方：熟附片9g（先煎），党参12g，茯苓12g，白术9g，巴戟天9g，益母草15g，柴胡5g。荆芥5g，每日水煎服1剂，连服3剂。

服上药带下量较少，精神较好，继续守原方加减治疗，最后用异功散加味以善其后。

按：该案为脾肾阳虚之证，肾主水，脾主湿，水湿同源，肾阳虚衰则脾阳不足，脾失健运，水谷津液不能升清输布，冲任不固，带脉失约，水湿不化，滞于胞宫，则带下量多，色白，质稀如水；而脾虚带下日久，水湿不化，不能化生水谷精微，肾失所养亦可致脾肾两虚。脾虚则气陷，冲任不固，统摄无权，则经来提前且量多；脾虚失运，气血生化乏源，肢倦乏力，精神不振；脉虚细，苔薄黄白，舌质淡嫩为脾肾阳虚之象。辨证为脾肾阳虚，水湿不化，治以温肾健脾、运化水湿。方中熟附片、巴戟天补火助阳，温养肾气，温化水湿；配伍党参、茯苓、白术温肾健脾；再加柴胡疏肝解郁，益母草活血调经，共奏温肾健脾、运化水湿之效。二诊患者带下量明显减少，精神较好，故继续守原方加减治疗，最后用异功散加味益气补中、健脾理气，以善其后。

经典医案二：

王某，女，39岁，已婚。初诊症见：带下量多，色白质稠，经行前后头痛，肢节烦疼，发热，乳房及少腹、小腹胀痛，按之加剧，经色暗红，夹血块，量多。舌苔薄白，右脉沉细，左脉弦滑。中医诊断：带下病。辨证：湿瘀互结证。治法：化湿祛瘀，解毒通络。处方：清宫解毒汤加减。药物组成：鸡血藤18g，忍冬藤18g，土茯苓15g，淮山药15g，首乌15g，党参12g，芡实12g，路路通9g，车前子9g，佛手9g，甘草3g。12剂，每日1剂，水煎服。

二诊：月经来潮，血块减少，乳房胀痛及少腹、小腹疼痛减轻，带下正常，舌苔薄白，脉沉细滑。予当归芍药散加减。药物组成：当归9g，白芍9g，川芎6g，茯苓12g，白术9g，苏木9g，青皮9g，路路通9g，香附9g，鸡内金9g，忍冬藤18g，柴胡5g。每日1剂，水煎服。患者服上方15剂后，诸症悉去。

按：该患者以湿瘀互结为主，伴有化热之象。因此首方以自拟清宫解毒汤去益母草、丹参、薏苡仁，加入淮山药、首乌、党参、芡实、路路通、佛手，方中党参、山药、芡实、土茯苓、车前子有健脾化湿之功，鸡血藤、忍冬藤、路路通、甘草能够解毒通络，佛手可理气和中兼醒脾胃，首乌可补肝肾生精血。二诊患者热象已去，瘀血明显减轻，故以当归芍药散加减以善后。

经典医案三：

梁某，女，25 岁，1988 年 6 月 10 日初诊。患者因 3 个月前经行未净而行房之后即出现少腹、小腹胀痛，痛连腰骶，带下量多，色泽白黄，质稠而臭秽，经行超前，量多，色红，夹紫块，经前乳房胀痛，腰腹疼痛加剧，按之不减，口苦咽干，小便色黄，舌边尖红、苔薄黄，脉弦数。辨证属湿热郁遏下焦，与血交结而为患。治以清热化湿，行气活血。处方：生薏苡仁20 g，冬瓜仁 20 g，苍术 10 g，连翘 10 g，忍冬藤 20 g，马鞭草 15 g，车前草10 g，土茯苓 20 g，鸡血藤 20 g，丹参 15 g，当归 10 g，橘核 10 g。6 剂，每日 1 剂，水煎服。

二诊：1988 年 6 月 18 日。药后，小便不黄，口不苦，带下量较少，色泽不黄，但质尚臭秽，脉弦细，舌质淡红、苔薄白。守上方再服 6 剂，以清余邪。

三诊：1988 年 6 月 25 日。带下正常，脉象细缓，舌苔薄白，拟扶正以善后。处方：黄芪 20 g，党参 10 g，茯苓 10 g，白术 10 g，山药 15 g，益母草10 g，丹参 10 g，当归身 10 g，甘草 5 g。水煎服，6 剂，每日 1 剂。

按：女子经行血室空虚，又兼房事不节，湿热之邪内袭而直犯血分，水湿不得正常敷输，故为带下病。湿邪与血凝结于胞宫脉络，故小腹、腰骶绵绵而痛，气血不通，故月经色红夹紫暗血块，兼见经行乳胀，腰腹痛剧。单投以清热祛湿难以病瘥，过于寒凉则伤伐阳气，过于祛湿则耗伤阴液，更使湿瘀胶结如死水，因而治法当兼顾行气活血。方中苍术、薏苡仁取四妙散之意，更添土茯苓、冬瓜仁、车前草以清热利湿，且可疏解邪毒之患，连翘清热，兼有消痈散结之效，鸡血藤、当归善入血分，理气活血养血，寓通于补，忍冬藤、马鞭草通经脉而调气血，又能清解胞宫脉络邪毒，合以橘核行气化瘀散结。后带下诸症已愈，因久病正虚，故予四君子汤益气健脾，益母草、丹参、当归身养血活血，以奏理血止带之功。

3. 特色疗法

班老治疗带下病颇有特色，对于带下量多，色白或淡黄，质稀不臭，伴面色萎黄、纳呆便溏、四肢欠温、舌淡嫩、苔薄白润、脉细缓者，治以温肾健脾、升阳除湿，方用《傅青主女科》完带汤加巴戟天、补骨脂、川椒、鹿角霜等温肾化湿止带；症见带下绵绵、质稀如水、腰酸如折、小腹冷痛、小便频数清长、舌淡、脉沉迟者，治以温肾扶阳、温化水湿，选用《伤寒论》

附子汤合黄芪或合缩泉丸化裁；带下或多或少、色黄或阴道灼热、头晕耳鸣、失眠心悸、腰背酸困、舌红少苔、脉细数者，常用知柏地黄汤合芍药甘草汤以壮水制火，滋阴柔肝；带下黄浊臭秽，或赤白相兼，伴心烦易怒、胸胁胀满、口苦口干、舌红苔黄、脉弦数者，为肾失封藏、脾失健运、湿热下注所致，选用龙胆泄肝汤清肝经湿热，泻肾经虚火。

此外，临床上还需预防带下病的湿与瘀结合，其方法之一是瘀血未成或瘀血尚轻之时，可适当加用一些养中有化瘀通络之效的药物，如鸡血藤、丹参、益母草、泽兰等养血化瘀、通络利水之物，血水两治。其方法之二是带下之病，若要使用收涩之物，如赤带绵绵时，应该慎而又慎使用止血之品，不可过用，以免留瘀，遗留后患。各种炭类药物，如大黄炭、侧柏炭、血余炭及藕节、茜根等要适当使用。

参考文献：

[1] 班胜. 班秀文教授治疗带下病经验总结 [J]. 云南中医中药杂志，2018，39（3）：1-3.

（何　欢　刘喆雯　涂雅玲　杨　赛　杨雪圆）

❖ 第九节 ❖ 输卵管梗阻致不孕的典型医案与特色疗法

朱南孙治疗输卵管阻塞致不孕经验

1. 辨证论治特色

朱南孙精研古籍，结合长期临证体会，提出本病总的病因病机为湿热和血瘀，湿热内蕴、冲任气机不利、瘀血阻滞胞宫以致不孕。患者常有盆腔炎病史，伴有小腹疼痛、坠胀感、脓性分泌物等湿热蕴结诸症。湿热之邪可乘患者体虚内侵；湿为阴邪，其性黏滞，困于体内易阻遏气机，影响血运，久而成瘀，阻滞络道。机体久病又可损及肝肾，病情缠绵反复、虚实夹杂。朱南孙常言脏腑功能正常、气血旺盛、阴阳平和为"有子"的基本条件，故病之根仍在于肝肾亏虚，所以治疗以补益肝肾为主，兼以清热祛湿、凉血活血。

2. 典型医案

典型医案一：

魏某，女，33岁，职员，2014年6月14日初诊。主诉：发现双侧输卵管通而不畅2年余，求嗣。现病史：患者平素周期尚准，月经史：5天/26天，量中，色红，有血块，痛经（+）。生育史：0—0—0—0。2011年9月27日于国际和平妇幼保健院行输卵管碘油造影（HSG）示：宫腔正常，双侧输卵管通而不畅。末次月经：2014年5月28日—2014年6月1日，量中，经前脘腹作胀，白带量中，色黄，稍有异味。宫颈Ⅱ度糜烂（避孕中）。刻下：患者神疲乏力，纳可，寐欠安，便调，脉弦浮略数，舌暗偏红，苔黄腻少津。证属湿热蕴阻冲任，络道气机不利，治拟清热疏化，通利冲任。方药：蒲公英30g，红藤30g，石见穿15g，徐长卿12g，柴胡、延胡索各6g，丹参30g，牡丹皮15g，制香附12g，川楝子12g，王不留行15g，路路通15g，12剂，水煎服，每日1剂，早晚分服。

二诊：2014年6月28日。月经6月20日来潮，经期略提前，有轻微腹痛，经前乳房胀痛，脉弦细迟，舌质红，苔薄腻。仍属湿热蕴阻冲任，络道气机受阻，肝肾阴虚，治拟清热化湿，疏利冲任。方药：上方加娑罗子12g，12剂。患者继服上方4个月。

三诊：2014年11月22日。月经10月26日来潮，诸症好转，本次排卵期已试孕，经水未转。治拟补肾疏络促孕。方药：党参30g，丹参30g，黄芪30g，川芎6g，柴胡6g，巴戟天15g，淫羊藿15g，仙茅15g，石楠叶9g，石菖蒲9g，川楝子12g，制香附12g，王不留行15g，12剂。

四诊：2014年12月27日。末次月经：11月28日—12月25日查血hCG 54.91 mIU/mL，P 15.36 ng/mL。近日小腹略有抽掣，无腰酸，无阴道出血，胃纳可，夜寐欠安，二便调，脉细滑，有孕之象，舌偏红，苔薄腻。证属湿热素盛，肾水亏乏，治拟清热养阴，滋肾安胎。方药：生地黄15g，淡黄芩6g，白芍15g，女贞子12g，桑葚子12g，川续断12g，桑寄生12g，菟丝子12g，墨旱莲15g，苎麻根15g，太子参20g，何首乌藤20g，茯神15g，杜仲12g，14剂。

按：朱老考虑患者输卵管通而不畅系炎症所致，辨证为湿热蕴阻冲任，络道气机不利。第一阶段治当清热化湿，通利冲任，以治病为主。方中蒲公英、红藤为朱老治疗输卵管阻塞最常用药对，有清热解毒、消肿散结之功；石见穿、徐长卿、香附、川楝子、王不留行、路路通行气活血通络，络通则受孕有望；丹参、牡丹皮、赤芍清热凉血，活血祛瘀；柴胡、延胡索疏肝行气止痛，缓解炎症所致经前腹胀，经行腹痛。方用4个月，三诊时诸症好转，进入第二阶段，治以益气养血，补肾促孕。方中加用人参、黄芪及补肾之仙茅、淫羊藿、巴戟天增强温补肾阳，益精生血之功，再辅以石楠叶、石菖蒲、川芎3味醒脑怡情，共奏益气养血、补肾助情、促卵助孕之功。至四诊时业已受孕。考虑患者湿热素盛，肾水亏乏，孕后以清热养阴，滋肾安胎为主。本医案治法从清热化湿，通利冲任到益气养血，补肾促孕再到孕后清热养阴，滋肾安胎，充分体现了"变"，即治法视症情转变，用药视疾病不同阶段转变，灵活应用。

典型医案二：

王某，女，38岁，职员，2013年3月9日初诊。主诉：结婚3年未避孕1年余，未孕。现病史：患者平素月经尚调，月经史：7天/30～37天，经前乳胀，量中，色偏暗，有血块，痛经（+）。生育史：0—0—0—0，末次月经：2013年2月15日—2012年12月10日。HSG示：左侧输卵管通而不畅，右侧输卵管积水。2009年置IUD3个月因疼痛取出，后服紧急避孕药2～3年。刻下：患者乳胀不舒，有经行预感，胃纳可，寐差梦扰，偶有便秘，脉弦细，舌暗淡，有瘀紫，苔薄黄腻。证属湿热夹瘀交阻，冲任气机不利，治拟疏肝化瘀，调理冲任。方药：当归20g，丹参20g，牡丹皮15g，赤芍15g，刘寄奴15g，王不留行12g，川楝子12g，柴胡、延胡索各6g，蒲公英20g，红藤20g，紫花地丁15g，益母草20g，12剂，水煎服，每日1剂，早晚分服。

二诊：2013年3月23日。末次月经：3月14日，至今未净，经前乳胀，量畅，经行腹痛仍作，胃纳可，夜寐一般，二便调，脉弦细，舌暗红，苔薄黄腻，证属湿热夹瘀交结，冲任气滞，治拟清热化瘀，疏利冲任。方药：当归20g，丹参20g，牡丹皮15g，赤芍15g，刘寄奴15g，王不留行12g，川楝子12g，柴胡、延胡索各6g，皂角刺15g，茜草15g，桑螵蛸、海螵蛸各12g，12剂。

三诊：2013年4月6日。末次月经：3月14日，10天，经后无不适，胃纳可，夜寐一般，二便调，脉弦细数，舌暗尖红，苔薄腻，证属湿热夹瘀交阻，冲任气机不利，治拟活血化瘀，疏利冲任。方药：生蒲黄30g，丹参30g，牡丹皮15g，赤芍15g，皂角刺15g，刘寄奴15g，三棱、莪术各15g，血竭9g，王不留行15g，川楝子12g，柴胡、延胡索各6g，石见穿

15 g，12 剂。

四诊：2013 年 4 月 28 日。末次月经：4 月 15 日，7 天，量中，经行腹痛，经后感风热，咳嗽咳吐黏痰，牙龈肿痛，脉细弦，舌质暗偏红，苔薄黄腻，证属肝郁湿热瘀结，治拟疏肝祛瘀清热。方药：荆芥 9 g，薄荷（后下）5 g，金银花 12 g，连翘 12 g，枇杷叶 9 g，浙贝母 9 g，桂枝 9 g，生甘草 6 g，泽泻 12 g，茯苓皮 12 g，柴胡、前胡各 6 g，12 剂。

五诊：2013 年 5 月 11 日。末次月经：4 月 15 日，7 天，周期将近，尚无不适，脉细弦数，舌质暗偏红，苔薄腻少津，仍属湿热夹瘀，冲任气滞，治拟清热化瘀，利气化滞。方药：生蒲黄 20 g，五灵脂 15 g，丹参 20 g，牡丹皮 15 g，皂角刺 15 g，刘寄奴 15 g，蒲公英 30 g，红藤 30 g，青皮、陈皮各 6 g，茜草 15 g，柴胡、延胡索各 6 g，海螵蛸 15 g，12 剂。

六诊：2013 年 6 月 1 日。末次月经：5 月 15 日，周期准，量中，腹痛较前减轻，期中小腹抽掣感，脉沉细缓，舌质暗紫，苔薄黄少津，仍属湿热夹瘀交阻，冲任气滞，治拟清热利湿，活血化瘀，通利冲任。方药：丹参 30 g，赤芍 15 g，牡丹皮 15 g，皂角刺 15 g，刘寄奴 15 g，蒲公英 30 g，红藤 30 g，制香附 12 g，王不留行 15 g，川楝子 12 g，石见穿 15 g，生蒲黄 30 g，血竭 9 g，12 剂。

七诊：2013 年 6 月 29 日。末次月经：6 月 17 日，7 天，量中，略有腹痛，经后无不适，将近月中，乳胀腰酸并作，脉弦细，舌质暗，苔薄腻少津，仍属湿热夹瘀交结，治宗原法。方药：丹参 30 g，牡丹皮 15 g，赤芍 15 g，蒲公英 30 g，红藤 30 g，皂角刺 15 g，生蒲黄 30 g，刘寄奴 15 g，石见穿 15 g，路路通 15 g，王不留行 15 g，川楝子 12 g，娑罗子 12 g，12 剂。

八诊：2013 年 7 月 27 日。末次月经：7 月 25 日，现未净，有血块，痛经（＋），刻下：无不适，纳可，寐安，便调，脉细，舌质暗，苔薄腻，属湿热夹瘀留滞，治拟清热化湿，活血化瘀，通利冲任。方药：丹参 30 g，牡丹皮 15 g，蒲公英 30 g，红藤 30 g，生蒲黄 30 g，刘寄奴 15 g，柴胡、延胡索各 6 g，徐长卿 12 g，王不留行 15 g，川楝子 12 g，石见穿 15 g，青皮、陈皮各 6 g，莪术、白术各 9 g，14 剂。

九诊：2013 年 9 月 7 日。末次月经：8 月 22 日—9 月 5 日，量偏多，淋漓 11 天方净，服上药后腹痛明显较前减轻，脉舌同前，仍属热瘀交加，冲任气滞。患者素体肝旺，证实无虚，祛邪为先，治拟化瘀消结。方药：生蒲黄 30 g，丹参 30 g，牡丹皮 15 g，赤芍 15 g，茯苓皮 12 g，石见穿 15 g，徐长卿15 g，延胡索6 g，三棱15 g，莪术15 g，椿根皮9 g，鸦胆子12 g，黄药子9 g，12剂。

患者继服上方2个月，后自测尿HCG（+），确认妊娠，孕后无不适。定期随访，患者足月产一健康男婴。

按：《石室秘录》指出："任督之间，倘有癥瘕之证，则精不能施，因外有所障也。"《女科经论》曰："夫疝癖癥瘕，不外气之所聚，血之所凝。"可见无形之积聚和有形之癥瘕阻于任督、胞脉，使精不能施，血不能摄，故婚而无子。朱老强调，基于"治病先祛邪，邪去正自安"的思想，不孕症患者有病当先治病，病除经调则气血充沛，阴阳平衡，交之以时，胎孕乃成。患者王某经前乳胀，经行有块、腹痛症状明显，舌暗有瘀，乃湿热蓄积于冲任，与血搏结，积而成瘀，瘀热互结，闭阻胞脉所致，辨证为血瘀热结，故宜祛邪为主，治以活血化瘀，通利冲任。丹参、牡丹皮、赤芍为君，清热凉血，活血祛瘀；在蒲公英、红藤、石见穿、徐长卿、香附、川楝子、王不留行、路路通的基础上，更加三棱、莪术破血祛瘀；其中莪术与白术同用，体现了"合"，即兼治也，攻补兼施，消补相伍，寓攻于补，每有良效。皂角刺、青皮、陈皮、蒲黄、五灵脂活血化瘀，理气止痛，使气血流畅则瘀化痛消，乃"通则不痛"之体现。九诊时加用鸦胆子、黄药子更增软坚散结，祛瘀通络之功。现代研究亦表明鸦胆子有抗炎、杀菌之效。后嘱患者继服上方，祛瘀生新，软坚散结，说明"守"之重要。"守"即辨证既确，证不变，守法守方，缓缓图治，以待其功，终使瘀去络通，恢复输卵管运卵之功，遂能受孕。

3. 特色疗法

朱老认为待湿热渐退、炎症得消，需加以补养肝肾之品，以滋冲任，胎孕可成。由上可见，朱老对该病的认识与历代医家一脉相承，又结合现代医学提出了新的观点。

4. 经验方

朱老施治时常辨证予朱氏验方蒲丁藤酱消炎汤加减：方中蒲公英、红藤、紫花地丁、败酱草清热利湿解毒、化瘀散结，是为君药；延胡索、川楝子、刘寄奴、三棱、莪术共为臣药，行气通络、散瘀止痛；蒲黄为佐，清热凉血活血，兼以止痛。全方清中有化，消中有疏，常获佳效。

许润三治疗输卵管阻塞致不孕经验

1. 辨证论治特色

许老认为输卵管性不孕属于"血癥"的范畴。基本病机是瘀血阻于胞脉，使胞脉闭阻不通，两精难于相搏而致不孕。许老认为输卵管炎性阻塞主要是瘀血阻滞于胞脉，而各种输卵管手术后，由于局部瘢痕形成，则表现为瘀血阻于胞脉的重症输卵管积水的形成，多是瘀血内阻，影响胞脉的气机疏通和津液布散，积为水湿，导致痰湿互结于胞脉的病理变化。局部辨病就是辨输卵管是炎性粘连、瘢痕钙化，还是输卵管积水，从而有针对性地遣方用药。针对此病的病因病机，许老在临床多以理气活血、化瘀通络为治疗大法。

2. 典型医案

患者，女，28 岁，2018 年 10 月 18 日初诊。主诉：未避孕未孕 1 年。现病史：结婚 2 年，婚后夫妇未避孕 1 年未孕。刻下末次月经 2018 年 10 月 10 日，平素情绪欠佳，乏力明显，伴有腰酸，纳可，多梦，二便调，舌淡红、苔薄白，脉弦细。既往无盆腔炎、结核、阑尾炎病史，无手术史，无药物过敏史。12 岁月经初潮，月经规律，27 天一行，经量中，有少量血块，无经行腹痛，伴有经前乳房胀痛；行人工流产术 1 次，宫外孕 1 次（2017 年 3 月右侧输卵管异位妊娠，腹腔镜下行右侧输卵管切除术）；男方精液常规检查无异常（a 级精子 37%）。①基础体温双相；②规律性监测卵泡三周期，均提示有优势卵泡（直径＞18 mm）排出；③ 2018 年 8 月 24 日子宫输卵管碘油造影示右侧输卵管不通，左侧输卵管通而不畅，形态迂曲，20 分钟后盆腔弥散欠佳。西医诊断：继发不孕（输卵管阻塞性不孕）。中医诊断：不孕（气滞血瘀证）。治法：理气活血、化瘀通络。以通络煎加味。处方：北柴胡 10 g，枳实 12 g，赤芍 15 g，甘草 10 g，路路通 10 g，穿山甲 9 g，丹参 30 g，水蛭 10 g，三七粉 3 g（冲服），黄芪 30 g，土鳖虫 10 g，蜈蚣 5 条，桂枝 30 g，威灵仙 15 g，莪术 30 g，远志 6 g。21 剂，每日 1 剂，水煎分早晚两次温服，经期停服。同时辅以中药灌肠，予通络灌肠方加诃子 10 g，21 剂，每日 1 剂，睡前保留灌肠 5～7 小时，经期停用。嘱用药期间工具避孕。

二诊：2018 年 11 月 23 日。服药后诉腰酸、腰腹部有牵扯感，大便偏稀。舌淡、苔薄白、边有齿痕，脉弦细。上方通络煎加味基础上加补益肝肾之菟丝子 50 g，桑寄生 30 g，健脾益气之麸炒白术 30 g。21 剂，每日 1 剂，用法同前。中药灌肠处方同前，睡前保留灌肠 5～7 小时，经期停用。

三诊：2018 年 12 月 28 日。患者服药期间腰酸、乏力等症状消失，无特殊不适。纳眠可、二便调。故继服二诊处方两个周期（21 天为一个周期）。同时予中药灌肠处方同前，继续灌肠。

四诊：2019 年 3 月 2 日。患者目前服用通络煎、通络灌肠方灌肠各 105 剂（完成周期治疗）。现有生育诉求，末次月经 2019 年 2 月 26 日，现为月经周期第 6 天，规律监测卵泡（月经周期第 12 天起监测），改用调冲方补益肝肾以辅助卵泡生长。处方：北柴胡 10 g，紫河车 10 g，山萸肉 10 g，山药 20 g，熟地黄 20 g，红花 3 g，鹿茸片 3 g，当归 20 g，香附 6 g，益母草 20 g。21 剂，每日 1 剂，分早晚两次温服。

五诊：2019 年 3 月 25 日。末次月经在 2019 年 3 月 24 日，周期 26 天，今为月经周期第 2 天。患者未诉特殊不适，故继服调冲方 14 剂，同时监测卵泡，待有优势卵泡（平均直径＞ 18 mm）后指导同房。

六诊：2019 年 4 月 28 日。月经未来潮，查尿中人绒毛膜促性腺激素阳性，提示早孕。

七诊：2019 年 5 月 10 日。盆腔彩超示子宫增大，宫内可见妊娠囊 3.5 cm × 1.6 cm，胎芽 1.0 cm，可见胎心搏动。患者一般情况可，转入产科建档。2010 年 6 月电话随访，顺产一健康男婴。

按：患者为育龄期女性，排卵及男方精液无异常，结合输卵管造影结果（2018 年 8 月 24 日），考虑其不孕与输卵管阻塞相关，故诊断为输卵管阻塞性不孕。患者生育要求强烈，久不受孕而情志不畅，结合舌脉，辨证为气滞血瘀证，选用通络煎为主方治疗，同时辅以通络灌肠外治法进行局部治疗。二诊患者诉腰酸、乏力，考虑患者体瘦，单用化瘀通络之品导致耗气较多，而出现乏力、腰酸等脾肾两亏症状，故在原方基础上加用菟丝子、桑寄生以补肾益精，麸炒白术以健脾祛湿。三诊患者一般情况可，许老推崇效不更方的思路，故继续用二诊处方治疗两个周期。许老认为，输卵管阻塞性不孕的基本疗程是规律性口服 90 剂通络煎加味和灌肠 90 剂通络灌肠方。该患者遵医嘱采用内服通络煎、外用通络灌肠方治疗 5 个周期，完成周期治疗。停药 2 个月后顺利妊娠。

3. 特色疗法

许老在临床诊治过程中非常重视局部辨病，提出局部辨病和全身辨证相结合的双重诊断方法。许老认为中药保留灌肠治疗该病具有优势，根据多年临床经验，创立通络灌肠方。药物组成：莪术 20 g，细辛 3 g，透骨草 30 g，赤芍 30 g，蒲公英 30 g。将药物水煎 2 次，浓缩至 100 mL，每晚灌肠 1 次。

4. 经验方

治疗上以理气活血、化瘀通络为治疗大法，以四逆散为主方，创立自拟通络煎，主要药物组成：北柴胡 10 g，枳实 12 g，赤芍 15 g，甘草 10 g，路路通 10 g，穿山甲 9 g，丹参 30 g，水蛭 10 g，三七粉 3 g（冲服），黄芪 30 g，土鳖虫 10 g，蜈蚣 5 条。

参考文献：

［1］林倍倍，董莉. 国医大师朱南孙治疗输卵管阻塞性不孕症经验 [J]. 中华中医药杂志，2019，34（7）：3035-3037.

［2］许琳，刘弘. 许润三运用化瘀通络法治疗输卵管阻塞性不孕经验 [J]. 中医杂志，2020，61（18）：1591-1593.

（李　博　张　蓉　苏艺峰　林梦姣）

❖ 第十节 ❖ 子宫肌瘤致不孕的典型医案与特色疗法

沈绍功治疗子宫肌瘤致不孕经验

1. 辨证论治特色

沈绍功临证以调肾立法，佐以活血化瘀、软坚散结。肾为先天之本，元气之根，主藏精气，在五脏六腑中唯独肾脏既阴又阳，既水又火，是人体生命活动的原动力。调肾者必调阴阳。由于阴阳互根，阳衰可及阴，阴损可及阳，故当遵循景岳之训："善补阳者，必于阴中求阳，则阳得阴助而生化无穷；善补阴者，必于阳中求阴，则阴得阳升而泉源不竭。"即在温补肾阳时，稍配滋阴之品，如枸杞子、女贞子、旱莲草、杜仲、寄生之辈。在滋补肾阴时，稍佐温阳之品，如蛇床子、仙灵脾、菟丝子、肉苁蓉、巴戟天之辈。临证时应用"调肾法"，一般以杞菊地黄汤为基本方，再佐以 1 ～ 2 味温阳之品。其中生地滋肾阴为君，以黄精易山萸肉伍枸杞子滋肝肾之阴，且兼补脾气，系气阴双顾；山药滋脾肾之阴为臣，4 味相得益彰，肝、脾、肾阴俱滋；

泽泻、云苓淡渗利湿、滋而不滞为佐；丹皮、菊花清泻虚火、温而不炎为使；伍 1～2 味温阳之品，常用蛇床子、仙灵脾以阳中求阴。然后再随证和随病加味，成为有效的调肾基本方。

2.典型医案

患者，女，35 岁。主诉：小腹疼痛 3 年余。检查：子宫多发肌瘤，近 4 天小腹疼痛加重并伴外阴瘙痒，经前烦躁易怒，经中西医治疗效果不佳，前来救治。刻下症：腹痛腹凉，月经量少，经色暗红，腰酸腰痛，白带偏黄，外阴瘙痒，心烦易怒，眠浅易醒，食纳欠佳，乏力尿黄，大便两天 1 次。体征：舌尖红，舌质暗，苔黄微腻有小裂痕，脉弦滑。血压 120/85 mmHg，心率 75 次 / 分钟。B 超示子宫多发肌瘤，最大约 2.6 cm × 1.2 cm，宫颈多发纳囊。辨证：患者因痰湿凝滞胞宫，积久成癥，血瘀不行，气机受阻，故腹痛；痰瘀内阻，冲任失调，故经少色暗；痰湿瘀久化热上扰心神，故心烦易怒，内扰心神故眠浅易醒；痰浊中阻，则食纳欠佳；湿性重浊，阻滞气机，气机不畅故乏力、腰酸腰痛；痰湿化热，湿热下注，故白带偏黄，外阴瘙痒。西医诊断：子宫肌瘤、外阴白斑。中医诊断：癥瘕、阴蚀、便秘（肾阴亏虚，痰湿内盛）。治法：祛痰除湿，养阴清热。处方：元参汤合止痒三子汤加减。元参 10 g，枳壳 10 g，云苓 10 g，陈皮 10 g，蛇床子 10 g，炒葶苈子 10 g，地肤子 10 g，浙贝 10 g，桂枝 10 g，山慈菇 10 g，老鹳草 10 g，鸡血藤 10 g，丹参 30 g，伸筋草 10 g，山药 10 g，灵芝 10 g，白花蛇舌草 30 g，生草决明 10 g，三七粉 3 g（冲服），夜交藤 30 g，上方每日 1 剂，水煎分 2 次服。另煮去药渣，每天坐浴 15 ～ 20 分钟。

服用 14 剂后自述近次经量增多，腰酸腰痛明显减轻，舌尖红，苔薄黄，脉细弦。湿热之证已除，肾气亏虚之证显现，故上方去元参、鸡血藤、老鹳草，加生地 10 g，黄精 10 g，生杜仲 10 g，桑寄生 10 g 补充肾气、调肾阴阳，加乌蛇 2 g 活血剔络美肤，菟丝子 10 g、泽兰 10 g 活血调经。

续服 28 剂述月经量增多，经色鲜红，腹痛腹凉，乏力减轻，纳眠尚可，大便一天 1 次，小便发黄，舌暗红，苔薄黄微腻，脉细弦。再加减治疗 1 个月余，上述症状基本消失，故停汤剂，嘱服桂枝茯苓胶囊，3 粒 / 次，3 次 / 天。B 超示子宫大小为 6.1 cm × 4.5 cm × 4.4 cm，子宫前壁有 1.0 cm × 0.9 cm 低回声区，较前缩小 1.6 cm × 0.3 cm，宫颈多发纳囊已无，偶发外阴瘙痒，食纳尚可，舌暗红，苔薄黄微腻，脉细弦。

按：本案患者就诊时舌尖红，苔黄微腻，有小裂痕为心肺热盛之象，方选元参汤养阴清热，加蛇床子、炒葶苈子、地肤子是沈师常用的止痒三子汤，专用于妇科及其他皮肤的瘙痒。用丹参养血活血，老观草、鸡血藤是治疗腰痛的有效药对，湿热祛除后，虚证显现时，再以调肾阴阳为主。现代研究认为，肌瘤与内分泌紊乱有关，故加有调整内分泌功能的菟丝子、泽兰；加用乌蛇疏通经络，剔络美肤；再用浙贝、三七粉软坚散结，消除肌瘤；鸡血藤、伸筋草活血通络止痛，为治疗卵巢疾患的常用有效药对；桂枝、茯苓、山慈菇为引经药，引药入胞宫。总之，治疗良性肿瘤不可一味活血化瘀，软坚散结，否则必伤正气，也使肿瘤复发，在稳定期以调肾阴阳为主，调肾即可调整内分泌，为治根之法，兼以软坚散结，活血化瘀。

3. 特色疗法

（1）调肾阴阳，补虚损。张景岳《景岳全书》曰："善补阳者，必于阴中求阳，则阳得阴助而生化无穷；善补阴者，必于阳中求阴，则阴得阳升而泉源不竭。"崇此学术思想，沈教授提出补肾不如调肾，调肾当调阴阳的观点。临证时在滋肾阴药中常佐以温阳而润之品，在补肾阳药中适量配伍滋益肾阴之品。

①滋补肾阴，兼补肾阳。沈教授认为，调肾是治疗子宫肌瘤的关键，肾脏属下焦，在五脏六腑中唯独肾脏有双性，既阴又阳，既水又火，是人体生命活动的原动力。五脏六腑的生理活动包括脾胃的运化腐熟功能，都要依靠肾的蒸腾气化。肾阴不足，不能化生肾精，影响机体正常生长发育。临证时应用"补肾"法，一般以《医级》杞菊地黄汤为基本方，再佐以 1～2 味温阳之品。杞菊地黄汤由熟地黄、山萸肉、山药、泽泻、牡丹皮、云苓六味加枸杞、菊花为名，应用于以五心烦热、腰膝酸软、舌净质红、脉象细数为主症的肾阴虚者。其中，熟地滋肾阴为君，现用生地补而不腻，以黄精易山萸肉，伍枸杞子滋肝肾之阴；山药滋脾肾之阴为臣，4 味相得益彰，肝脾肾阴俱滋；泽泻、云苓淡渗利湿、滋而不滞为佐；牡丹皮、菊花清泻虚火、温而不炎为使；生杜仲、桑寄生调肾阴阳，伍 1～2 味温阳之品，常用蛇床子、仙灵脾以阳中求阴。

②温煦肾阳，勿忘滋阴。子宫肌瘤多与内分泌紊乱有关，内分泌紊乱多是指肾的功能失调，沈教授多投以"二仙汤"来调整阴阳失调，临床偏重于以形寒腰酸、舌质淡胖、脉象沉细为主症的肾阳虚者。二仙汤出自上海的经验方，由仙茅、仙灵脾、当归、巴戟天、黄柏、知母 6 味组成。因仙茅有小毒，故用蛇床子代之。温肾阳，滋肾阴而泻虚火，调冲任。方以蛇床子、

仙灵脾、巴戟天温肾补精，知母、黄柏滋阴泻火，当归调理冲任。临证加石菖蒲、郁金可以透窍行气，剔除蒙蔽清窍的痰浊；加生杜仲、桑寄生调补肾之阴阳，以脾肾双补，鼓动全身之气血运行；加香附、鸡血藤调理冲任、疏肝解郁；另外，菟丝子、泽兰是调整内分泌的有效药对；加川芎透窍上提，川牛膝引血下行，升清降浊，调畅气机；加炒枣仁、夜交藤宁心安神；加云苓、泽泻、陈皮补而不滞，利水渗湿。在温补肾阳时，稍配滋阴之品，如枸杞子、女贞子、墨旱莲等。

（2）痰瘀同治，祛实邪。由于近代饮食结构的改变、生活节奏的加快、竞争压力的加大、气候环境的恶化等因素，痰浊致病率有明显的增高。痰浊既是病因又是病理产物，其形成在于肺、脾、肾、三焦水液代谢异常。在妇科疾病中，子宫肌瘤的病理性变性符合痰瘀并见的临床表现和特征，因此祛痰化瘀为治疗子宫肌瘤的关键。在治疗子宫肌瘤痰浊化热证时，沈教授投《三因极一病证方论》"温胆汤"常能获效。使用温胆汤要掌握头重、胸满、口黏、纳呆、苔腻、脉滑6个主症。其中尤以苔腻为要，所谓"但见苔腻一证便是，其余不必悉具"。"温胆汤"由竹茹、半夏、枳壳、陈皮、生姜、茯苓、大枣、甘草组成。在临床应用中，沈教授对温胆汤还稍作加减：竹茹清热祛痰为主药；云苓、陈皮健脾祛痰，截断"生痰之源"是为辅药；枳壳理气行滞，利于痰浊的排出是为佐使药。温胆汤仅用此4味为基础方。原方中半夏虽可化湿祛痰，但因其燥性易致痰浊化热；生姜虽可祛痰，但因其辛温也易致痰浊化热；炙甘草味甘，大枣滋腻，均不利痰浊之祛，故此4味均删除不用。痰浊最易闭窍，为利于祛痰应伍透窍豁痰的石菖蒲、畅行气血的郁金。这样祛痰主方"温胆汤"就由竹茹、枳壳、云苓、陈皮、石菖蒲、郁金6味重组。沈教授弟子韩学杰教授在辨证论治基础上以元参易竹茹，重组温胆汤取名元参汤，即元参、枳壳、云苓、陈皮、石菖蒲、郁金，此方适用于舌苔不腻、舌尖红、口干渴的心肺热象明显的患者。在治疗子宫肌瘤瘀浊化火时，沈教授尊张仲景在《金匮要略·妇人妊娠病脉证并治》篇中的"桂枝茯苓丸"，桂枝辛甘而温，温通血脉，以行瘀滞；桃仁味苦甘平，活血祛瘀助桂枝以化瘀消癥；牡丹皮、芍药味苦而微寒，既可活血以散瘀，又能凉血以清退瘀久所化之热，芍药并能缓急止痛；茯苓甘淡平，渗湿祛痰，以助消癥之功，健脾益胃，扶助正气。临床应用中多辨证加味，子宫肌瘤多郁久而化热，故配伍赤芍、丹参、泽兰凉血化瘀；气行则血行，故加香附、郁金行气活血；疼痛剧烈者加元胡、川楝子、蚕沙、生蒲黄；出血多者加茜草、藕节炭等。

（3）引药入宫消肌瘤。引经药指药物对机体某部分的选择性作用，即某些药对某些脏腑经络有特殊的亲和作用，因而对这些部位的病变起着主要或者特殊的治疗作用。在治疗子宫肌瘤时沈教授尤其注重桂枝、茯苓、山慈菇的运用。桂枝药材为枝条，枝条可通达四肢，具有温通经脉之功。清朝张秉成《本草便读》指出："桂枝体用可通肢，辛甘能入血，温经达络散风寒。"周岩在《本草思辨录》中也总结道："桂枝所优，在温经通脉，内外证咸宜。"现代药理证实，桂枝可促进血液循环、解痉镇痛、抗菌消炎、抗过敏。茯苓利水渗湿、健脾宁心，用治小便不利、痰饮水肿、脾虚脘胀、纳少便溏、心神不宁、心悸失眠等症。现代药理证实，茯苓抑制肾小管重吸收而大量利尿，并促进钠、钾、氯的排出，是良好的利尿药；另外，茯苓还可以降血糖。茯苓皮专于利水消肿，消皮肤水肿；赤茯苓清热利湿，专治下焦湿热的尿少尿赤；茯神宁心安神，善治神衰失眠。山慈菇有解毒的功效，可抑制细胞的有丝分裂而抗肿瘤，同时具有消除癥瘕痞块的作用，据《奇效良方》记载有很好的化痰之效。桂枝、茯苓、山慈菇三药相配引药直达病所。

（4）意食体疗增疗效。现代人生活节奏加快，社会竞争日益激烈，心理情志的致病影响日益显现。故在治疗中要配伍心理疗法，即精神治疗，又称"意疗"。如《辽史方技传》云："心有蓄热，非药所能及，当以意疗。"《古今医统》曰："以五志诱之，然后药之，取效易。"说明了适当的心理干预对于疾病的治疗具有事半功倍的效果。对于子宫肌瘤的患者平时要保持舒畅的心情，避免生气，使情志条达、气血流通。饮食调理也叫膳食疗法，简称"食疗"。中医有"药食同源"的理论，孙思邈曾说："安身之本，必资于食；救疾之速，必凭于药，不知食宜者，不足以生存也。"食疗具有不伤脏腑、适合久服的特点，故以食治病，常常胜于用药。子宫肌瘤的患者平时应多食用瘦肉、鸡肉、鸡蛋、鹌鹑蛋、白菜、芦笋、芹菜、菠菜、黄瓜、冬瓜、香菇、豆腐、海带、紫菜、水果等。"体疗"即是体育锻炼。平时适当练习瑜伽、太极拳、导引等速度相对舒缓的运动对于促进血液循环、增强心脏功能、促进消化、提高机体免疫力具有重要作用。

4. 经验方

（1）二仙汤加减。组成：仙灵脾、蛇床子（因仙茅温燥有小毒，故以蛇床子代之）、知母、黄柏、当归、巴戟天各10g。主治子宫肌瘤之肾阳虚证。

（2）杞菊地黄汤加减。组成：熟地黄、山萸肉、山药、泽泻、牡丹皮、云苓、枸杞、菊花。主治子宫肌瘤之肾阴虚证。

（3）温胆汤加减。组成：竹茹、枳壳、云苓、陈皮、石菖蒲、郁金。主治子宫肌瘤之痰浊化热证。

朱南孙治疗子宫肌瘤致不孕经验

1. 辨证论治特色

朱老学有渊源，临诊圆机活法在握，辨证论治进退有序，至晚年医术更为精湛，提出"乙癸同源，肝肾为纲""冲任以通为盛""阴阳既济，以平为期"等学术观点，在继承前人经验的基础上，逐渐发展形成了独具特色的"从、合、守、变"中医妇科临证四法。

（1）瘀血内阻是病理基础。朱老认为，瘀血内阻是子宫肌瘤的基本病理因素，"瘀血"既成为病理产物，表现出特有的临床证候：瘀血留滞，结为积，故下腹部出现肿块，正如王清任在《医林改错》中："气无形不能结块，结块者，必有形之血也"，血瘀气滞，气机不利，不通则痛，故小腹作胀或隐痛；瘀血内阻胞宫占据血室，两精不能相搏，而致不孕；瘀血阻滞，新血不得归经，或瘀血郁而化热，热迫血行，故见子宫异常出血，或见月经量多，或经期延长，或淋漓不净，经色紫暗有块；长期月经过多或经期延长导致失血伤阴耗气，出现气血两亏，症见头晕乏力、面色萎黄、气短懒言、小腹下坠等一派虚象。中医学认为，久病多虚，机体正气不足，加上长期失血，阴血亏虚，气随血耗，又加重气虚，可见子宫肌瘤的生长发展也是不断损伤正气的过程。气虚无力行血，又加重血瘀，使瘀结更甚，如此反复，终致虚实错杂。

（2）活血化瘀，扶正消癥立法。癥瘕初起多以实证为主，但瘀血内结，血不归经，常可致暴崩不止，或淋漓漏下，或崩闭交替，日久则致气虚、血虚，甚则气血两虚；瘀久化热，热灼阴精，阴不足而阳有余，可伴虚热之象。故病久最终导致虚实夹杂、因果交织的复杂证候。治疗子宫肌瘤，在运用活血化瘀法的同时，更要重视扶正问题。瘕的发生、发展、转变和预后与患者正气强弱关系密切。正虚则瘤易长，扶正祛邪也即消瘤也。扶正者，健脾养肝益肾也。朱老喜用枸杞子、菟丝子、桑椹子，三子相配，平补肝肾，补而不腻，温而不燥，久崩久漏，复旧固本。莪术、白术常合用，一攻一补，消补相伍，攻补兼施，正气强盛，气血调和，才能收到更好的效果。

若患者年老体衰、失血量多，则攻邪同时加用补脾养血益气之品；若患者年轻，血瘀症状明显、耐攻伐，则可用大剂量活血祛瘀药；若患者体胖，痰凝症状明显，则酌情加用化痰软坚散结之品；若患者心情烦躁，气滞症状明显，则加疏肝理气之品。

（3）分期论治，攻补结合。子宫肌瘤的治疗在临床中存在攻伐消瘤与经期出血量多的矛盾。因此，朱老临床根据月经周期按阶段分别用药：非经期注重化瘀消癥散结，着重于消，寓补于消之中，处方选药可用蒲黄、牡蛎、石见穿、皂角刺、三棱、莪术、赤芍、丹参、铁刺苓、鬼箭羽等。同时酌加党参、黄芪以补气生血；桑寄生、续断补肝肾养血。诸药配伍，补中有消，消中有补，使攻不伤正，补不留瘀。经期注重经血通畅，用理气止痛、活血化瘀止血之药，如小茴香、川楝子、乌药、延胡索、益母草、蒲黄、五灵脂等，若失血量多可加桑螵蛸、海螵蛸、大黄炭、炮姜炭、益母草、仙鹤草等止血。其中大黄炭与炮姜炭，一寒一热，一走一守，涩而不滞，动而不烈，通涩并举，是治疗瘀血内阻、崩中漏下之良药。益母草配伍仙鹤草，活血止血，动静结合，是经期临近，或经行不畅，又恐经来妄行不止之佳品。非经期以消瘤为主，经期以益气缩宫止血为主，一消一补。非经期消瘤不破血，兼以益气，既消又补；经期止血不留瘀，既补又消。充分体现了朱老治疗子宫肌瘤组方精良、攻补结合、标本同治的特点。

2. 典型医案

患者，女，35 岁，因"发现子宫肌瘤 2 个月"于 2007 年 11 月 14 日来诊。病史：患者平素月经规则，3 天 /28 天，量中，无痛经。结婚 7 年，避孕。生育史：0 — 0 — 0 — 0。平素时有小腹疼痛。2006 年起无明显诱因开始出现经行量少。诊查：2007 年 7 月 9 日于本市某医院行 B 超检查，提示多发性子宫肌瘤，4 个，直径均约 2 cm 左右。末次月经于 2007 年 11 月 3 日，3 天净，量偏少。2006 年有宫颈息肉摘除史。脉细，舌淡暗，苔薄腻。辨证：癥积胞中，冲任气滞。治法：拟活血化瘀，利气通滞。处方：丹参 30 g，生蒲黄 15 g，赤芍药 15 g，皂角刺 12 g，铁刺苓 15 g，王不留行 15 g，三棱 15 g，莪术 15 g，血竭 9 g，半枝莲 15 g，石见穿 15 g，元胡 6 g。患者上药服后无不适，原方加减服用 3 个诊次。

二诊：2008 年 1 月 30 日。诉 1 月 26 日 B 超复查示：①子宫内膜息肉 7 mm。②多发性子宫肌瘤，直径分别为：31 mm×28 mm×31 mm；31 mm×28 mm×20 mm；31 mm×28 mm×25 mm；31 mm×28 mm×26 mm。

③双卵巢内膜小囊肿（左侧 20 mm×31 mm×29 mm；右侧 20 mm×15 mm×19 mm），脉细，舌暗，苔薄黄腻。仍属癥瘕积聚，阻于胞中。患者月经周期将近，时有乳胀，故加用川楝子、王不留行疏肝理气，通利冲任。

三诊：2008 年 4 月 9 日。B 超提示内膜息肉略减小。脉细，舌暗淡，苔薄黄腻，边有瘀紫。仍拟活血化瘀，通利冲任。方用丹参 30 g，生蒲黄 15 g，赤芍药 15 g，皂角刺 12 g，铁刺苓 15 g，王不留行 15 g，三棱 15 g，莪术 15 g，血竭 9 g，半枝莲 15 g，石见穿 15 g，鬼箭羽 20 g，刘寄奴 15 g。

四诊：4 月 23 日再诊适逢月经中。见少量瘀下，小腹不适。加用海螵蛸、茜草益肾固冲，祛瘀止血。

五诊：2 个月后复诊，诉漏下已止，未再发。

六诊：6 月 5 日复查 B 超提示肌瘤、左侧卵巢囊肿、内膜息肉直径均有减少。

七诊：此后患者宗原法服药 3 个月，于 2008 年 9 月复查 B 超，提示息肉已经消失，子宫前壁肌瘤 33 mm×33 mm×31 mm，其旁有一肌瘤直径约 13 mm，宫底部肌瘤直径 17 mm，右后壁肌瘤直径 20 mm；卵巢囊肿大小分别为左侧 14 mm×16 mm×17 mm，右侧 33 mm×28 mm×31 mm，较前有缩小。

按：子宫肌瘤属有形之癥积，软坚消积要针对不同年龄、体质以及邪正盛衰之时辨治。《医宗金鉴·妇科心法要诀》记载"凡治诸癥积，宜先审身形之壮弱，病势之缓急而治之"，该患者壮年体盛，胞宫瘀阻成癥，气血尚盛，肾气未衰。加之兼有卵巢囊肿、内膜息肉，治疗宜因势利导，以攻积为主。但癥瘕为患多为渐生逐增，非纯瘀所致，故治当从气血全面考虑，勿可穷尽攻瘀一途。临床用药首选蒲黄、鬼箭羽等，取其止血不留瘀、化瘀不动血之功；其次"气有余便是火""久瘀生热、瘀热互结"，同时考虑本例兼有子宫内膜异位病灶，辨证属热瘀交阻，冲任气滞，治宜清热化瘀，疏利冲任。处方时多加入刘寄奴、半枝莲等清散之品；再者，女性疾病七情所致者居多，临床上可适量选用柴胡、元胡等疏肝理气之物，起到理气以理血之效。经言"方贵加减，药贵对症"，临诊中需关注患者症情变化，酌情变通。该患者四诊之时曾有漏下之症，施以海螵蛸、茜草合用，益肾固冲，祛瘀止血，通涩并用。如此药随症转，一投即中，获效自捷。

3. 特色疗法

朱老用药体现审因论治，讲究药物配伍，尤其喜欢用对药，看似平淡，实则精巧。常用药对药组：刘寄奴与石见穿，活血通经，消炎止痛；三棱与莪术，破血祛瘀，消积止痛；海藻、夏枯草、皂角刺，化痰软坚消结；紫草、白花蛇舌草、牡蛎、夏枯草、旱莲草，平肝软坚，消瘤断经。对于有生育要求者，孕前可消瘤缩瘤，整体调理患者身体，助其受孕。孕后用药控制子宫肌瘤，可很好地解决保胎与控瘤之间的矛盾，所谓"有故无殒，亦无殒也"。另外，朱老向来重视情志致病的病因病机。朱老一贯主张"欲治其疾，先治其心"，通过问诊把握患者的心理状态，通过和患者的交谈、讨论、暗示，改善患者的情绪，使之正确认识和对待疾病、消除对疾病的忧虑、增强战胜疾病的信心，而后在辨证论治的基础上，加强疏肝理气等药的力度，以达到减轻疾病、加速治愈的目的。

4. 经验方

（1）自拟方加减。组成：蒲黄、牡蛎、石见穿、皂角刺、三棱、莪术、赤芍、丹参、铁刺苓、鬼箭羽等。主治子宫肌瘤之非经期。

（2）自拟方加减。组成：小茴香、川楝子、乌药、延胡索、益母草、蒲黄、五灵脂等。主治子宫肌瘤之经期。

蔡连香治疗子宫肌瘤致不孕经验

1. 辨证论治特色

蔡连香教授依据《医学入门·妇人门》："善治癥瘕者，调其气而破其血，消其食而豁其痰，衰其大半而止，不可猛攻峻施，以伤元气。宁扶脾胃正气，待其自化。"《景岳全书·妇人规》云："总之非在气分则在血分，知斯二者，则癥瘕二字已尽之矣。"认为子宫肌瘤的病因病机为气虚血瘀，因有症状的子宫肌瘤患者大多有月经量大，病史较长者大多伴有贫血，故而导致气血虚弱，气为血帅，气能行血，气虚无力推动血行，使血瘀更为严重。蔡连香教授治疗子宫肌瘤之月经过多以补气活血为基本原则，自拟"补气活血汤"，经期量多或经期延长者加茜草根、陈棕炭、仙鹤草、乌贼骨、三七粉等；肝郁气滞者加香附、枳壳；痰湿者加苍术、半夏、茯苓；肾虚者加淫羊藿、仙茅、熟地黄；湿热瘀结者加大黄、牡丹皮、冬瓜仁；血虚甚者加阿胶、熟地。

2. 典型医案

患者，女，28岁，未婚，2013年9月25日初诊。主诉：月经来潮量多伴经期延长1年余。现病史：平素月经7～10天/30天，前5天量多，色暗红，有血块，经期小腹刺痛。1年余前体检发现子宫肌瘤，肌瘤大小约

3.8 cm×3.2 cm×2.8 cm。末次月经2013年9月8日，现偶头晕，舌淡暗、苔薄、脉细涩。中医诊断：癥瘕。辨证：气虚血瘀。西医诊断：子宫肌瘤。治法：补气，活血化瘀。处方：党参20 g，生黄芪20 g，白术10 g，赤芍15 g，陈皮10 g，桂枝10 g，茯苓10 g，三棱10 g，莪术10 g，马鞭草15 g，醋鳖甲15 g（先煎），白豆蔻10 g，生山楂10 g，熟地15 g，7剂，水煎服200 mL，2次/天。

二诊：2013年11月17日。末次月经2013年10月8日，7天净，量较前明显减少，头晕好转，舌淡暗、苔薄、脉细涩。处方：前方去熟地。7剂，水煎服200 mL，2次/天。

三诊：2014年1月5日。病史同前，末次月经2013年12月8日，6天净，量正常，现觉口渴，余无不适，纳可，眠安，二便调，舌体大，苔白腻，脉沉小。近3个月月经经期及经量均正常。处方：前方加知母6 g、芦根15 g，7剂，水煎服200 mL，2次/天。

按：该患者患子宫肌瘤，蔡连香教授考虑其病史有一年余，除有血瘀外，亦考虑正气不足，故采用补气活血法治疗取得满意疗效。方中党参、黄芪、白术补气健脾，现代药理研究党参能使晚期失血性休克家兔的血压回升，能升高动物红细胞、血红蛋白、网织红细胞；黄芪能改善动物贫血现象，黄芪能补气，兼能升气，妇女气虚下陷而崩带者，可用之以固崩带；三棱、莪术为破血行气药，《医学衷中参西录》云："三棱、莪术为化瘀血要药，以治女子癥瘕，性非猛烈而建功甚速。若与参、术、芪诸药并用，大能开胃进食，调血和血。若治瘀血积久过坚硬者，原非数剂所能愈，必以补药佐之，方能久服无弊。其补破之力皆可相敌，不但气血不受伤损，瘀血之化亦较速，盖人之气血壮旺，愈能驾驭药力以胜病也。"山楂能消食化积、行气散瘀，现代药理研究该药能促进子宫收缩。马鞭草功能清热解毒、活血散瘀、利水消肿，现代药理研究该药有止血作用，故对于子宫肌瘤经期量多、经期延长者更佳。鳖甲功滋阴潜阳、退热除蒸、软坚散结，现代药理研究表明该药能抑制结缔组织增生，故可消散肿块。诸药合用共奏补气活血之功。

3. 特色疗法

蔡连香教授治疗子宫肌瘤不拘泥于古人的活血化瘀法，依据《黄帝内经》"邪之所凑，其气必虚"和《景岳全书·妇人规》云："故凡为此病，必气虚者多，虚不知补，则正气不行，正气不行，则邪气不散，安望其有瘳乎？"的理论采用补气活血法治疗子宫肌瘤之月经过多，辨证与辨病相结合。

4. 经验方

补气活血汤加减。组成：党参、生黄芪、白术、赤芍、陈皮、桂枝、茯苓、三棱、莪术、马鞭草、醋鳖甲、白豆蔻、生山楂。主治子宫肌瘤之月经过多。

参考文献：

[1] 沈宁. 沈绍功应用调肾法治疗子宫肌瘤的经验心得 [J]. 中国中医基础医学杂志，2005，11（12）：945.
[2] 于潇，王凤，刘大胜，等. 沈绍功教授治疗子宫肌瘤经验举隅 [J]. 武警医学，2015，26（8）：842–845.
[3] 石显方，傅文录. 石景亮治疗子宫肌瘤的经验 [J]. 辽宁中医杂志，2006，33（9）：1077–1078.
[4] 赵莉，曹琛，卢敏，等. 朱南孙教授治疗子宫肌瘤经验简介 [J]. 新中医，2010，42（10）：130–131.
[5] 朱南孙. 子宫肌瘤诊治心得 [J]. 上海中医药大学学报，2008，22（6）：1–2.
[6] 赵莉，曹琛. 朱南孙治疗子宫肌瘤经验 [J]. 上海中医药杂志，2010，44（6）：1–2，18.
[7] 杨智杰，李亚俐. 蔡连香补气活血法治疗子宫肌瘤之月经过多临床观察 [J]. 辽宁中医杂志，2015，42（4）：705–706.

（胡金辉　周忠志　张　彪　林　洁　袁洁姣）

第十一节　卵巢囊肿致不孕的典型医案与特色疗法

班秀文治疗卵巢囊肿致不孕经验

1. 辨证论治特色

班秀文认为《灵枢·水胀》肠覃的描述，颇似卵巢囊肿，其病机多为寒气客于肠外，与卫气相搏，气不得荣，不荣则滞，气滞血凝，积聚而成。但由于胞宫位于下焦阴湿之地，故湿瘀互结，又为本病的特征。治法多以养血化瘀、健脾利湿消癥为主，多以其独创养血化瘀消癥汤进行治疗。该方由《金匮要略》当归芍药散加味去茯苓易土茯苓为主方，湿瘀并治，佐以养血化瘀、软坚散结之品而成。方中既有当归、川芎、赤芍辛苦温通，直入下焦胞脉血分、消散瘀积，又有白术、茯苓、泽泻健脾利湿、以绝湿源。方中以土茯苓易茯苓可增加解毒利湿之功，全方化瘀药与利湿药相配合，有化瘀利湿、调理气血的作用。重用丹参配当归养血化瘀，补而不滞，且一味丹参功同四物，活血而无耗血之虑。欲行其血，先调其气，故佐以芳香入血之香附行血中之气，散血中之郁，气行则血行。胞脉闭阻，久病入络，故选用皂角刺开关利窍，涤垢行瘀。莪术化瘀消癥，借皂角刺锋锐走窜之性引诸药直达病所。炙甘草补脾调和诸药。全方辛苦温通攻邪不伤正，共奏养血化瘀消癥之功。寒湿凝滞者加附子、桂枝增加其温散通行之力，其中附子走而不守，不仅能温肾壮阳通脉，且与血药同用，则温化寒凝、通行血脉之力益彰。

2. 典型医案

患者，女，28岁，1993年6月3日初诊。病史：结婚半年未孕，月经量少已2个月，半月前经妇科检查及B超检查发现左侧卵巢囊肿，约3.8 cm×4 cm。诊时患者诉左侧少腹、小腹隐痛，放射腰背部，白带较多，色白黄相兼，偶有阴痒，舌淡红、边有瘀点、苔微黄腻，脉细弦。辨证：湿瘀阻滞下焦，气血运行不佳，蕴久成癥。治法：养血化瘀消癥，方用养血化瘀消癥汤加减。处方：当归10 g，川芎6 g，赤芍10 g，丹参25 g，土茯苓30 g，白术10 g，泽泻10 g，莪术10 g，香附10 g，郁金10 g，玫瑰花10 g。水煎服，每日1剂，连服6剂。

二诊：1993年6月11日。药后，左少腹疼痛减轻，带下减少，余症好转。效不更方，守原方选夏枯草、猫爪草、泽兰、刘寄奴、海藻等药加减治疗，共治疗3个月，左侧卵巢囊肿消失，半年后电话随访告知其已受孕。

按：《灵枢·水胀篇》肠覃的描述，颇似卵巢囊肿，其病机多为寒气客于肠外，与卫气相搏，气不得荣，不荣则滞，气滞血凝，积聚而成。但由于胞宫位于下焦阴湿之地，故湿瘀互结，又为本病的特征。本案以仲景当归芍药散去茯苓易土茯苓为主方，湿瘀并治，佐以养血化瘀，软坚散结之品，坚持守方服药，徐图缓攻，使多发性的囊肿得以消除。

3. 特色疗法

班秀文对中医妇科造诣尤深，认为妇科发病与肝肾的关系密切，因为肝藏血而主生发，为妇女的先天；肾藏精为水火之脏，是生殖发育的根本。由于妇科病多属气血亏损、脏腑功能失调，而肝肾与气血运行正常与否尤为重要，所以治疗应以调补肝肾为主。具体是月经病以疏肝调气为主，兼以养肾扶脾；带下多从湿论治，以温肾健脾为主，兼以疏肝清热；妊娠病以补肾安胎为主，兼以健脾益气、柔肝养血；产后病以补养气血为主，兼以活血化瘀。在治疗过程中，肾以温补滋补为主，肝以疏解调养为主。另外，妇女以血为本，以血为用，其月经、带下、妊娠、产乳等生理功能活动或病理变化，均与血分息息相关，所以治血法就显得非常重要。班秀文主张辨证审慎，用药精专，治疗常从脾胃入手。脾胃同为人身升降的枢纽，只有功能正常，才能将营养物质输送至全身，保持身体健康；否则水谷不能运化，气血生化无源，人体失去濡养，便会发生疾病。由于脾胃以升为健，选方用药重在益气升阳，常用补中益气汤、黄芪人参汤、清暑益气汤、升阳汤等；如痰湿困脾用香砂二陈汤合苓桂术甘汤，过食伤脾用七味白术散或健脾丸加神曲、山楂、麦芽，脾肾阳虚用附桂理中丸或四神丸，脾阴不足用人参、白芍、山药、石斛、莲肉、浮小麦、荷叶、扁豆花之类，以甘平冲和，滋润扶脾。

在用药方面，班秀文擅用藤类入药，如鸡血藤补血行血、养通血脉，可用于血虚、崩漏、带下、恶露不绝、卵巢囊肿、奇难杂症，为妇科之圣药；忍冬藤通络清瘀，为治带下诸病良药；夜交藤补中寓通，为治肝肾不足之首选。花类药性味平和，质轻气香，有升发阳气、醒脾悦肝之力，常用有：素馨花疏肝解郁，凌霄花凉血祛瘀，玫瑰花气血兼治，佛手花理气化痰、醒悦肝脾，合欢花解郁安神、疏肝和络等，临证配伍得当，可使肝郁得解，脾运得行，气血调达，经带如常。而连翘有清热凉血、利湿解毒之功；附子有温中散寒、通经止痛之效；益母草有行中寓补、去瘀生新作用；土茯苓有健脾利湿、解毒除秽的功能。班秀文还认为壮医药有外治为主、偏重祛毒，防治结合、有病早治，用药简便、贵在功专，扶正补虚用血肉之品四个特点，如药线点灸、刮痧挑痧、草药熏洗、佩带香药，以及用鲜芭蕉根外敷治急性乳腺炎，黑豆与鲜益母草治月经不调，气血两虚用蛤蚧、麻雀肉、牛羊肉、鱼鳞等饮食疗法，值得总结推广。

班秀文在配伍方面，强调以甘平或甘温之剂为宜，因甘能生血养营，温则生发通行，从而使气血调和、阴阳平衡。如月经后期属阴血亏虚用当归、白芍、玄参、麦冬、生地、鸡血藤、瓜蒌壳、路路通、红花、枳实、甘草；痛经属寒凝血瘀用当归、川芎、赤芍、蒲黄、五灵脂、小茴香、干姜、延胡索、没药、肉桂、益母草；湿瘀带下、卵巢囊肿多用土茯苓、鸡血藤、忍冬藤、薏苡仁、丹参、车前草、益母草、败酱草、紫草、桔梗、甘草；胎动不安属肝肾阴虚、热扰冲任用旱莲草、桑寄生、女贞子、谷芽、荷叶、黄芩、川杞子、芡实、白芍、甘草；产后痹证用鸡血藤、海桐皮、豨莶草、炒淮山药、炒薏苡仁、桑寄生、牛膝、宽筋藤、苍术、黄柏、甘草；癥瘕属痰湿阻滞、气滞血瘀用生牡蛎、丹参、赤芍、刘寄奴、泽兰、凌霄花、白芥子、土茯苓、浙贝母、香附、威灵仙等。以上包括妇科各种病证，皆有显著疗效。

4. 经验方

（1）养血化瘀消癥汤。组成：当归，川芎，赤芍，白术，土茯苓，泽泻，丹参，莪术，香附，皂角刺，炙甘草。主治卵巢囊肿之湿瘀互结证。久病体弱、面白神疲、四肢乏力者，上方去泽泻加黄芪以益气化瘀；肝郁气滞者，上方加柴胡、夏枯草以理气疏肝、通络散结；寒湿凝滞者，上方加制附子（先煎1小时）、桂枝；湿热下注、带下阴痒者，上方去川芎加马鞭草或合二妙散以清热利湿，活血通络。

（2）养血通脉汤。组成：鸡血藤，桃仁，红花，赤芍，当归，川芎，丹参，皂角刺，路路通，香附，穿破石，甘草。主治卵巢囊肿之冲任损伤、瘀血内停证。

李光荣治疗卵巢囊肿导致不孕典型医案与特色疗法

1. 辨证论治特色

李光荣教授认为卵巢肿瘤是妇科常见肿瘤，据其形态和性质，有囊、实性和良、恶性之分，包括卵巢浆液性囊腺瘤和卵巢黏液性囊腺瘤。中医学无此病名，因其有物可征，常归于"癥瘕""肠覃"等范畴。李老师行医40余载，对本病的治疗有自己独到的见解，疗效确切，李老师认为本病的病机为气血失调、痰瘀互结。古人云："夫人之生，以气血为本，人之病，未有不先伤其气血者。"李老师认为女性经、孕、胎、产、乳均是血之所化，血之所养，故女子以血为本。而血与气互根互生，相互依存。气为血之帅，血为气之母，血足气旺，冲任条达，则生理功能自然正常，反之则变生百病。所以女子诸疾与气血失调有关。《灵枢·五音五味》中有"妇人之生，有余于气，不足于血，以其数脱血也"的记载，这也是由女性生理特点决定的。肝藏血，体阴而用阳，血不足则肝失濡养，且女性多郁，使肝郁不疏，气失条达，气血失于平衡。又如《仁斋直指方》中所述"气行则血行，气止则血止……气有一息之不运，则血有一息之不行"，气机阻滞，不能帅血畅行，则血行受阻，日久成瘀；肝失疏泄，气机不畅，气滞则水湿内停，或肝气疏泄太过克伐脾土，脾失健运，水湿不化，湿邪积聚日久成痰。痰湿瘀血又可阻滞气机，循环往复，使病情不断加重。痰瘀互结，阻于胞脉，渐成癥瘕。

2. 典型医案

典型医案一：

患者，女，30岁，2004年5月26日初诊。病史：患者于2003年12月体检时发现双侧卵巢囊肿，左侧4.7 cm×4.8 cm×4.0 cm，右侧3.7 cm×3.6 cm×3.0 cm，曾服"妇科千金片"治疗5个月无效。平素月经规律，初潮14岁，周期28天，行经3天，末次月经2004年4月28日，色暗，经期无不适，经前双乳胀痛。诊查：右侧少腹隐痛，烦躁，纳呆，二便调。舌淡红，苔薄白，脉滑略弦。外阴已婚型；阴道畅；宫颈轻糜；子宫中位，活动良，正常大，质中；附件右侧触及活动肿物约3 cm×4 cm，左侧触及囊性肿物5 cm×3.5 cm，活动差。处方：柴胡10 g，赤芍15 g，当归10 g，炒白术18 g，云茯苓16 g，制香附18 g，清半夏12 g，海蛤壳30 g，蒲公英10 g，穿山甲12 g，益母草16 g，夏枯草12 g，丹参20 g，鸡内金30 g。30剂，水煎服。

二诊：2004年6月16日。目前无不适，唯感咽干喜饮。苔少质略红，脉沉细滑。此为伤阴化热之象，原方改云茯苓9 g，加石斛15 g、升麻6 g以养阴生津。14剂，水煎服。此后皆在此方基础上随证加减变化，治疗2个多月。

三诊：2004年9月1日。末次月经2004年8月25日，经期无不适。妇科检查双侧未及异常。治疗有效，守方不变以巩固疗效。

四诊：2004年9月22日来诉，于2004年9月4日于某医院复查盆腔B超：盆腔超声未见异常。

按：该患者烦躁易怒，七情内伤，肝郁不舒，血行不畅，而成血瘀，气血瘀滞日久，形成癥瘕。经前双乳胀痛，脉滑略弦，皆为肝郁之征，故辨证为气滞血瘀。方中柴胡疏肝解郁，赤芍祛瘀行滞，当归养血活血，炒白术、云茯苓健脾除湿以利气行，制香附理三焦之气，清半夏、海蛤壳、夏枯草化痰散结，益母草、丹参活血祛瘀，蒲公英清热利湿，穿山甲活血通络，鸡内金化坚。全方共奏疏肝理气、活血化瘀、软坚散结之功，切中病机，取得良效。

典型医案二：

患者，女，37岁，2003年10月15日初诊。病史：患者于2000年因少腹不适就诊，盆腔 B 超示右卵巢囊肿，予"妇炎康冲剂"口服无效。2002 年 10 月盆腔 B 超示右卵巢内 4 个囊性回声，其中较大者为 4.4 cm×3.2 cm，提示右卵巢多发囊肿。为求中医治疗前来我院。患者末次月经 2003 年 10 月 3 日，量中等，有血块，少腹坠痛，腰酸，经期腹泻。现患者右侧少腹隐隐不适，腰酸，烦躁，纳眠可，便溏，每日 2～3 次，小便调。妇科检查示外阴（－）；阴道（－）；宫颈光；子宫中位，活动良，正常大，质中；附件右侧触及囊实性肿物约 5 cm×4 cm，左侧（－）。舌质暗、体胖、边有齿痕，苔黄厚腻，脉弦滑。处方：柴胡 10 g，黄芩 9 g，炒白术 18 g，云茯苓 18 g，车前子 20 g（包煎），生薏苡仁 30 g，穿山甲 12 g，海蛤壳 30 g，瓦楞子 20 g，莪术 12 g，赤芍 15 g，夏枯草 12 g，路路通 12 g，川断 30 g。14 剂，水煎服。

二诊：2003 年 10 月 29 日。近期出现双乳胀痛，纳谷佳，二便调。苔薄黄，脉弦略滑。原方加制香附 18 g、橘叶 10 g 疏肝理气通络。继服 14 剂。后随证加减又服药 14 剂。

三诊：2003 年 12 月 3 日。月经 11 月 30 日来潮，量中，无血块，双乳胀痛减轻。舌质暗，舌体胖边齿痕，苔薄微黄，脉沉略滑关弱。原方加皂角刺 16 g、鸡内金 30 g、益母草 14 g 活血消积，30 剂。

四诊：2004 年 1 月 7 日。末次月经 12 月 24 日，量中等，无血块。妇科检查正常。苔薄白质暗，脉沉略滑。原方改云茯苓 14 g，益母草 16 g，减车前子、黄芩。巩固服药 30 剂。

五诊：2004 年 2 月 25 日来述，1 月 9 日在垂杨柳医院 B 超示子宫、附件未见异常。

按：患者平素易烦躁，脉象弦滑，经前乳房胀痛，皆为肝郁之象。肝气横逆，克伐脾土，脾运失健，水湿不化，湿浊内停蕴而化热，故见舌体胖边有齿痕，舌苔黄厚腻。经期血块，舌质暗为血瘀之象。辨证为肝郁脾虚，痰瘀互结，治以疏肝健脾，化痰软坚，活血散结。因肿物为囊实性，故加用莪术等破血之品及软坚散结力强的瓦楞子。

3. 特色疗法

李老师治疗本病以理气活血、软坚散结为基本治法，同时根据辨证加减用药。常用药物为柴胡、丹参、赤芍、夏枯草、川楝子、海蛤壳、皂角刺、穿山甲、海藻、瓦楞子、鸡内金等。其中柴胡辛可升散，苦寒泄热，调理肝气而解郁。川楝子味苦性寒，主入肝经，能条达肝气郁结，理气行滞。丹参入血分，能通行血中之滞，具有活血祛瘀的功效。赤芍苦寒清热，入肝经血分，既能泄肝降火，又能通行血脉，散瘀血留滞。夏枯草辛能散结，苦寒泄热，具有清肝泻火、清热散结之功。海蛤壳味咸能软坚，可消散瘿瘤、痰核之肿结。瓦楞子既走气分，又走血分，能消痰软坚、化瘀散结。海藻味苦咸，性寒，长于清热消痰、软坚散结。皂角刺辛温，具有活血消痈、托毒排脓之功，且可直达病所。穿山甲活血祛瘀通经走窜，专能行散通经络，可引诸药直达病所。鸡内金运脾消食，且有化坚消石之功，李老师认为其可消除囊皮，防止囊肿复发。以上诸药大多入肝经，因足厥阴肝经绕阴器至少腹，而卵巢囊肿位属少腹，为肝经所过，故多用入肝经的药物。

4. 经验方

自拟汤。组成：柴胡、丹参、赤芍、夏枯草、川楝子、海蛤壳、皂角刺、穿山甲、海藻、瓦楞子、鸡内金等。主治卵巢囊肿之气血失调、痰瘀互结证。

朱南孙治疗卵巢囊肿致不孕经验

1. 辨证论治特色

朱南孙教授认为卵巢囊肿是子宫内膜异位症的一种病变，属中医"癥瘕"范畴。其病因如清代陈自明所云"妇人经水痞塞不通或产后余瘀未净"，血瘀于内而成瘀成积。经行腹痛及疼痛进行性加重是本病的主要特点。患者每于经期前及期中下腹部疼痛，西医虽可采用手术剥离，但仍有高复发率。朱教授结合患者体质情况，辨证论治后，治疗多以"攻"为主，采用自拟方以平肝清热，化瘀消癥。方中生蒲黄、五灵脂、茜草、铁刺苓、大蓟、小蓟、血竭、花蕊石活血化瘀，软坚消癥；夏枯草、紫草、白花蛇舌草消瘤防癌断经，经水断则瘤自消。经治后患者疼痛消失，月经周期逐渐延长，经量减少，最终达到痛止瘤消经断，同时用药对症调理，使患者能够得以顺利度过更年期。

2. 典型医案

患者，女，49岁，2004年3月6日初诊。病史：卵巢内膜囊肿剥离术后（9个月）复发。平素月经规律，去年6月因痛经进行性加重，行双侧卵巢内膜囊肿剥离术，术后未用药物治疗。近2个月又感经行腹痛，月经量中等。当月复查B超提示右侧卵巢内膜囊肿复发，呈 $44 \text{ mm} \times 35 \text{ mm}$ 大小。末次月经2004年2月26日，5天净。脉弦数，舌暗红，苔腻。辨证：朱教授认为此证乃宿瘀留滞、瘕聚胞脉所致。治法：平肝清热，化瘀消癥法。处方：生牡蛎 30 g，夏枯草 15 g，铁刺苓 15 g，茜草 10 g，旱莲草 15 g，五灵脂 15 g，鬼箭羽 15 g，大蓟、小蓟各 12 g，生蒲黄（包煎）15 g，紫草 30 g，7 剂。

二诊、三诊，患者无特殊不适，仍以原方加减治疗。

四诊：2004 年 5 月 14 日。末次月经 2004 年 5 月 7 日，经水过期 20 天转，量中无不适，未净。今（治疗 3 个月后）复查 B 超见包块 31 mm×29 mm×30 mm，较前减小。脉弦，舌偏红，苔薄黄腻。证属肝旺血热，瘀阻胞脉，聚以成瘕。同法再进。处方：生牡蛎 30 g，夏枯草 15 g，茜草 15 g，刘寄奴 15 g，白花蛇舌草 30 g，紫草 30 g，黄药子 12 g，铁刺苓 15 g，生蒲黄（包煎）15 g，血竭 9 g，花蕊石 30 g，12 剂。

五诊：2004 年 8 月 20 日。7 月 30 日经转（周期近 3 个月），量中，7 天净，经后倦怠，夜寐欠安，口苦咽干，偶有头晕。今（治疗 6 个月后）复查 B 超见包块 24 mm×18 mm×20 mm。脉弦迟，舌暗尖红苔腻。治宗原法。经此法调治后，患者经期逐渐延长，经量也随之减少，后出现烘热汗出、口干、便坚等更年期症状，再予以对症调理。2005 年 6 月 17 日复查 B 超见囊肿消失。月经至今已半年未行。

按：卵巢内膜囊肿是子宫内膜异位证的一种病变，属中医"癥瘕"范畴。其病因如清·陈自明所云"妇人经水痞塞不通或产后余瘀未净"，血瘀于内而成瘕成积。经行腹痛及疼痛进行性加重是本病的主要特点。本患者已近更年期，月经规律，囊肿剥离术后复发，每于经期及期中下腹部疼痛，虽手术剥离，但仍有高复发率。朱老师根据辨证，结合患者体质情况，治疗以"攻"为主，平肝清热，化瘀消瘕。方中生蒲黄、五灵脂、茜草、铁刺苓、大蓟、小蓟、血竭、花蕊石活血化瘀，软坚消瘕；夏枯草、紫草、白花蛇舌草消瘤防癌断经，经水断则瘤自消。经治后患者疼痛消失，月经周期逐渐延长，经量减少，最终达到痛止瘤消经断，同时用药对症调理，使患者能够得以顺利度过更年期。

3. 特色疗法

朱教授妇科善用药对，组方简捷，或二味成对，或三、四味成组，药精不杂，丝丝入扣。常用于治疗卵巢囊肿的药对有：三棱、莪术。三棱苦平，莪术苦辛温，皆能破血和气，消积止痛，三棱破血力强，莪术破气力宏，两药配伍，尤宜于瘀阻等有形之坚积，两药消积散瘀力强，是妇人癥瘕积聚之要药。但虚人慎用，或与参、术同用，以免损伤正气。海藻、昆布。两药咸寒，清热软坚，善消瘰疬瘿瘤。上可解乳房郁热、结块，下可消卵巢囊肿、癥积。延胡索辛散温通，能行血中气滞，气中血滞，为止痛良药；川楝子入肝经，疏肝止痛，性寒，且能导热下行，故两药合用妇女实证痛经或癥瘕结聚所致腹痛之良药。穿山甲、海藻，两药合用以化痰消结、疏通乳络，常配夏枯草、皂角刺等加强消瘤散结之力。

4. 经验方

（1）自拟方。组成：生蒲黄，五灵脂，茜草，铁刺苓，大蓟，小蓟，血竭，花蕊石，夏枯草，紫草，白花蛇舌草。主治肝旺血热、瘀阻胞脉之卵巢囊肿。

（2）自拟方。组成：生地，知母，白术，白芍，女贞子，山药，山萸肉，泽泻，茯苓，丹皮，黄柏，何首乌，首乌藤。主治湿热夹瘀、肝肾阴虚之卵巢囊肿。

裴正学治疗卵巢囊肿致不孕经验

1. 辨证论治特色

裴正学教授认为卵巢囊肿早期常无明显自觉症状，多在妇科检查时发现。囊肿逐渐增大时，可出现下腹部胀痛不适、月经紊乱等症。而病灶较大、长期不愈者，不但影响到妇女经、带、胎、产，而且可发生囊肿蒂扭转、囊肿破裂、继发感染，严重影响女性身心健康。裴正学认为卵巢囊肿多与盆腔感染有关，临床多伴见宫颈炎、附件炎、盆腔炎、月经紊乱等一系列症状，感染会引起上皮炎性增生、渗出、包裹等一系列病理变化，从而形成卵巢囊肿。该病在临床上多表现有小腹疼痛，小腹不适，白带增多、色黄、有异味，并且可伴有月经失调；常见一侧或双侧小腹可触及球形肿块（囊性或实性），表面光滑，可伴有性交痛。若囊肿逐渐增大至占满盆、腹腔，可出现压迫症状，如尿频、便秘、气急等。当囊肿影响到激素分泌时，可能出现诸如阴道不规则出血等症状，严重则引起不孕。

裴正学教授认为此病多由于机体正气不足，风寒湿热诸多之外邪趁势入侵，或亦可因七情、房事、饮食内伤、脏腑失调、气机阻滞而致瘀血、痰饮、湿浊等有形之邪凝聚不散，停结于小腹，渐积而成。因病程较久，机体正气虚弱，气、血、痰、湿互相影响，使气机失调。西医治疗主要采用抗生素抗感染、手术治疗或 B 超下定位穿刺抽取囊液硬化治疗，但多有复发和后遗症，并且对卵巢有不可逆的损伤，可造成卵巢储备功能下降甚至卵巢早衰。由于以上多种弊端，愈来愈多的患者开始寻求和依赖中医、中药治疗本病。

2. 典型医案

患者，女，36岁，月经过多3月余来诊。病史：患者月经过多3月余，伴月经周期缩短，20～23日1行，经血色暗有块，腰部酸困不适，舌质暗红，苔淡白，脉细弦。妇科彩超示：左侧卵巢囊肿，大小约4.2 cm×3.0 cm。患者不愿行手术治疗，故求治于中医。刻诊：气短乏力，面色淡白，舌质暗，有瘀斑，苔少，脉沉细涩。西医诊断：卵巢囊肿。中医诊断：癥瘕。辨证：瘀血内阻胞宫。治法：活血化瘀、软坚散结为主，以桃红四物汤加减。处方：桃仁10 g，红花6 g，当归10 g，生地12 g，白芍10 g，川芎6 g，桂枝10 g，茯苓10 g，丹皮6 g，三棱10 g，莪术10 g，海藻10 g，昆布10 g，三七3 g（研末冲服），水蛭10 g（研末冲服），地鳖虫10 g，山慈菇10 g，黄药子10 g，川断10 g，牛膝10 g，桑寄生10 g，杜仲10 g。水煎服，每日1剂。

患者前后服用28剂后，月经基本恢复正常。复查B超示卵巢囊肿消失，未见异常。

按：本病根据治病求本的原则，辨证为瘀血内阻胞宫，日久血瘀不行，气机被阻，瘀结成为癥瘕，瘀阻胞宫进一步压迫相邻膀胱，使膀胱气化无权，故出现小便频数。方中桃仁、红花、当归、生地、白芍、川芎养血活血，祛瘀止痛；桂枝、茯苓、丹皮、三棱、莪术、海藻、昆布、汉三七、水蛭、土鳖虫、山慈菇、黄药子逐瘀消癥；川断、川牛膝、桑寄生、杜仲补益肝肾；甘草调和诸药。通过消癥逐积、软坚散结之法，使癥瘕软化、瘀结消散、水道通畅，取得良好疗效。

3. 特色疗法

裴正学对《金匮要略·妇人妊娠病脉证并治》"妇人宿有癥病，经断未及三月，而得漏下不止，胎动在脐上者，为癥痼害……所以血不止者，其癥不去故也，当下其癥，桂枝茯苓丸主之"，非常重视，认为是治疗本病之圭臬。故他辨证论治卵巢囊肿，每型都不离桂枝茯苓丸，具体经验如下。

（1）肝郁气滞型：小腹有包块，积块不坚，推之可移，时聚时散，或上或下，时感疼痛，痛无定处，小腹胀满，胸闷不舒，精神抑郁，月经不调，舌红，苔薄，脉沉弦。

治疗法则：疏肝解郁，行气散结。

方药：桂枝茯苓丸合逍遥散加味。

（2）血瘀阻滞型：小腹有包块，积块坚硬，固定不移，疼痛拒按，肌肤少泽，口干不欲饮，月经延后或淋漓不断，面色晦暗，舌紫黯，苔厚而干，脉沉涩有力。

治疗法则：活血破瘀，散结消癥。

方药：桂枝茯苓丸合少腹逐瘀汤加减。

（3）毒热互结型：小腹有包块拒按，下腹及腰骶疼痛，带下量多，色黄或五色杂下，可伴经期提前或延长，经血量多，经前腹痛加重，烦躁易怒，发热口渴，便秘溲黄，舌红，苔黄腻，脉弦滑数。

治疗法则：解毒除湿，破瘀消癥。

方药：桂枝茯苓丸合桃仁承气汤加减。

4. 经验方

（1）桂枝茯苓丸合逍遥散加味。组成：当归10g，柴胡10g，白术10g，薄荷10g，白芍10g，川芎6g，桂枝10g，茯苓10g，丹皮6g，甘草6g。主治卵巢囊肿之肝郁气滞证。

（2）桂枝茯苓丸合少腹逐瘀汤。组成：桃仁10g，红花6g，当归10g，生地12g，白芍10g，川芎6g，桂枝10g，茯苓10g，丹皮6g，三棱10g，莪术10g，海藻10g，昆布10g，三七3g（研末冲服），水蛭10g（研末冲服），地鳖虫10g，山慈菇10g，黄药子10g，川断10g，牛膝10g，桑寄生10g，杜仲10g。主治卵巢囊肿之加减血瘀阻滞证。

（3）桂枝茯苓丸合桃仁承气汤加减。组成：桃仁10g，红花6g，当归10g，生地12g，川芎6g，桂枝10g，茯苓12g，大黄6g，丹皮10g，白芍10g，三棱15g，莪术15g，海藻15g，昆布15g，山慈菇15g，黄药子10g，三七3g（分冲），水蛭10g（分冲），金银花15g，连翘15g。主治卵巢囊肿之毒热互结证。

张镇治疗卵巢囊肿致不孕经验

1. 辨证论治特色

卵巢囊肿是妇科常见的良性肿瘤之一，发病年龄多在20～40岁。西医多采用手术疗法。张镇教授认为该患属中医"癥瘕、积聚"范畴。《素问·骨空论》中说："任脉为病……女子带下瘕聚。"《诸病源候论·妇人杂病诸候二》中说："八瘕者，皆胞胎生产，月水往来，血脉精气不调之所生也。"《妇人大全良方》中说："妇人疝瘕，由饮食不节，寒温不调，气血劳伤，脏腑虚弱，风冷入腹与血相搏结所生。"张镇教授亦认为20～40岁是事业拼搏、家庭操劳的主要时期，外忙内劳，耗血伤神，肝血失养，条达不利，久则气血不和瘀于冲任，积而成癥。且此时正为卵巢功能旺盛、生育高峰时期，多次流产（包括自然流产、人工流产、药物流产），古人比犹摘生瓜，以喻易伤藤蔓——经脉，伤及冲任，余瘀内聚。更因工作、生计不得休养，正虚邪瘀，沉积下焦冲任胞脉，易患本病。尚有下焦湿毒感染，或着寒凝血，壅滞冲任，也成癥瘕。故卵巢囊肿一病，主要病因为气血瘀滞和（或）寒湿邪阻。总治则是祛瘀散结以消癥。主方中丹参、三棱、莪术活血化瘀，刘寄奴、马鞭草活血化瘀、利湿散结，炒王不留行理气助化瘀，山楂炭、炒鸡内金消滞生新。且张镇教授认为血瘀虽是本病发生的重要环节，但需据兼症灵活辨证施治，加减用药有所侧重，配外敷药芳香透皮而直至患处，内服外敷同施，提高疗效。

2.典型医案

患者，女，39岁，2001年9月5日初诊。病史：半年前外院诊为卵巢囊肿，给抗炎等治疗不效后建议手术，转我科要求中药保守治疗。患者离异后心绪郁闷，渐月经错后，量偏少，且右少腹憋胀痛，面着褐斑，乳房胀痛，稍劳则腰酸，白带量多，无异味，纳少，大便干，舌淡暗、苔薄白，脉弦细。妇科检查：右侧附件区触及一3 cm×4 cm大小囊性肿物，有压痛。B超示右侧卵巢囊肿3.2 cm×4.5 cm。辨证：肝气郁结致气滞血瘀患病。治法：理气活血，通络消癥。处方：消癥汤加忍冬藤30 g，香附15 g，瓜蒌仁20 g，同时配合外敷方敷患侧腹部。

2个疗程后腹痛消失，经期已准，余症皆缓，妇科检查双侧附件区未触及异常，B超示囊肿消失。随访一年未见复发。

按：《素问·骨空论》中说："任脉为病……女子带下瘕聚。"《诸病源候论·妇人杂病诸候二》中说："八瘕者，皆胞胎生产，月水往来，血脉精气不调之所生也。"《妇人良方》中说："妇人癥瘕由饮食不节，寒温不调，气血劳伤，脏腑虚弱，风冷入腹与血相结而生。"张师亦认为20～40岁是事业拼搏、家庭操劳的主要时期，外忙内劳，耗血伤神，肝血失养，调达不利，久则气血不和瘀于冲任，积而成癥。且此时正为卵巢功能旺盛、生育高峰时期，多次流产（包括自然流产、人工流产、药物流产），古人比犹摘生瓜，以喻易伤藤蔓—经脉，伤及冲任，余瘀内聚。更因工作、生计不得休养，正虚邪瘀，沉积下焦冲任胞脉，易患本病。尚有下焦湿毒感染，或着寒凝血，壅滞冲任，也成癥瘕。故卵巢囊肿一病，主要病因为气血瘀滞和（或）寒湿邪阻。总治则是祛瘀散结以消症。主方中丹参、三棱、莪术活血化瘀，刘寄奴、马鞭草活血化瘀、利湿散结，炒王不留理气助化瘀，山楂炭、炒内金消滞生新。且张师认为血瘀虽是本病发生的重要环节，但须据兼症灵活辨证施治，加减用药有所侧重，配外敷药芳香透皮而直至患处，内服外敷同施，提高疗效。

3. 特色疗法

本组病例均以张氏消癥汤为基本方随证加减治疗。消癥汤方药组成：丹参、刘寄奴、马鞭草各 20 g，炒王不留行、山楂炭、炒内金各 15 g，三棱、莪术各 10 g。

加减：偏气滞者选加香附、八月札各 15 g；偏血瘀者选加元胡、川芎各 15 g，乳香、没药各 10 g；偏寒湿凝滞者选加桂枝 10 g，白芥子 10 g，炒小茴香 15 g；偏湿热者选加忍冬藤、薏苡仁各 30 g，赤芍 12 g，丹皮 10 g，半边莲、土茯苓各 20 g；偏肾虚者选加川断、寄生、狗脊各 15 g，补骨脂 20 g。水煎取汁共 300 mL，早晚各服 1 次，每日 1 剂，20 天为 1 个疗程。

外敷方：透骨草、艾叶、当归各 30 g。寒重加细辛 20 g、炒小茴香 30 g；偏热加薄荷 30 g。温热包裹外敷下腹部患处，经期血多者停药。

4. 经验方

张氏消癥汤。组成：丹参、刘寄奴、马鞭草各 20 g，炒王不留行、山楂炭、炒鸡内金各 15 g，三棱、莪术各 10 g。主治卵巢囊肿之气血瘀滞证。

参考文献：

［1］班秀文.班秀文临床经验辑要 [M].北京：中国医药科技出版社，2000.

［2］赵绍琴.跟名师学临床系列丛书·赵绍琴 [M].北京：中国医药科技出版社，2010.

［3］艾莉，李光荣.李光荣教授治疗卵巢囊肿的经验 [J].北京中医药大学学报（中医临床版），2006（6）：34-35.

［4］邢儒伶，吕仁和.吕仁和六对论治再发性尿路感染的经验 [J].辽宁中医杂志，2002，29（6）：317-318.

［5］赵伟红，孟炜.朱南孙妇科验案举隅 [J].上海中医药杂志，2006，40（5）：38-39.

［6］裴正学.裴正学医学经验集 [M].兰州：甘肃科学技术出版社，2008.

［7］尤俊文，卢晔，张立易.张氏消癥汤治疗卵巢囊肿 30 例临床总结 [J].四川中医，2004，22（1）：70.

（林 洁 李汝杏）

❀ 第十二节 ❀ 免疫性不孕的典型医案与特色疗法

夏桂成治疗免疫性不孕经验

1. 辨证论治特色

夏桂成教授认为免疫性不孕与阴阳气血失调及消长转化节律有关。最常见的是阴虚火旺证，少数属阳虚瘀浊证。素体正气不足，肾阴亏虚，阴虚火旺，阴虚日久又必及阳，阴虚阳弱，免疫力低下。阴虚火旺，或阴虚夹有湿热，阴虚夹有血瘀是免疫性不孕主要的因素。针对阴虚火旺型免疫性不孕，夏老运用滋阴抑亢汤（炒当归、赤白芍、淮山药、山萸肉、甘草、丹皮、钩藤、地黄），认为经后期滋阴扶正尤其重要，并加减用药祛除虚火、瘀血的因素。"滋阴药"不仅有滋阴养血的作用，还能增强免疫功能，这与现代药理实验研究结果是一致的。

夏桂成教授在临床治疗免疫性不孕时，擅长将中医辨证与西医辨病相结合，首先结合西医学检查结果排除主要病因，在此前提下抓住各证型特点，分清主次，而后选方用药。再根据月经周期中阴阳消长转化的周期特点，在辨证的基础上，应用月经周期理论，经后初期，滋肾养水；经后中期，滋肾养水，少佐助阳；经后末期，滋阴助阳，阴阳并调；经间排卵期加入调气血之品，经前期阴中求阳，经前后半期阴中求阳，佐以疏肝理气化瘀之品；行经期活血调经，促进子宫内膜、宫颈部的抗体排出体外，通过提高阴阳消长转化的水平，既可抑制抗精子抗体的再产生，亦可使原有的抗体逐渐清除。

2. 典型医案

患者，女，29岁，2004年11月26日初诊。病史：婚后3年未避孕未孕，查抗子宫内膜抗体阳性，患者月经初潮15岁，5天/25天，量中，色红有小血块，偶有大血块，经前1周小腹作胀，乳胀不适，26岁结婚，婚后夫妇同居未避孕未孕，男方检查未发现异常，妇科检查、盆腔B超、性激素水平等未见明显异常，双侧输卵管碘油造影示通畅。BBT测量呈双相，高温相上升时有缓慢趋向。经间排卵期锦丝状带下偏少，前后持续3天，时间亦短。血清抗子宫内膜抗体（1：200）呈阳性反应。就诊时适值经后期，烦热口干，带下偏少，腰脊酸楚，小便偏黄，大便偏干，舌质暗红，苔薄微黄腻，脉象细弦。辨证：根据症状反应及抗子宫内膜抗体阳性。辨为阴虚火旺，夹有湿热和血瘀。治法：予以滋阴清热，利湿化瘀等法治之。处方：滋阴抑抗汤加减。炒当归 15 g，赤、白芍各 10 g，山药、牡丹皮、熟地黄、川续断各 10 g，山萸肉 6 g，茯苓 12 g，苎麻根 15 g，生甘草 5 g，蒲黄 9 g（包煎），炒柴胡 5 g。连服 7 剂。

二诊：有白带，但未呈锦丝状，上方加菟丝子 10 g，续服 3 剂。

三诊：出现锦丝状带下，用补肾调气血法，方取补肾促排卵汤，加入清利化瘀之品。处方：丹参、赤白芍、牡丹皮、山药、干地黄、茯苓、川续断、菟丝子各 10 g，紫石英 10 g（先煎），五灵脂 10 g，蒲黄 9 g（包煎），山楂、白花蛇舌草各 15 g。先服 5 剂，BBT 上升后，按经前期论治，上方去蒲黄、山楂，加入青陈皮各 6 g、制香附 10 g。

服药至行经期，经后期仍用滋阴抑抗汤加减，同时辅以心理疏导，指导同房。依上法调治 4 个月经周期后停经 35 天，BBT 高温相 18 天，查尿妊娠试验阳性，孕后查血清抗子宫内膜抗体已转阴。

按：患者完善相关检查后，排除其他病因，诊断为免疫性不孕。夏桂成教授结合患者舌、脉、症，辨证为阴虚火旺证，夹有湿热和血瘀，故治以滋阴清热，利湿化瘀，首诊予以滋阴抑抗汤加减。方中地黄滋阴养血、益肾填精，山萸肉滋养肝肾而涩精，山药补益脾阴而固精，炒当归补血养肝、和血调经，白芍柔肝和营，赤芍、蒲黄活血行滞，柴胡、牡丹皮清肝泻火，续断补益肝肾，茯苓健脾渗湿，苎麻根利水解毒，生甘草清热解毒、调和诸药。上方服用7剂后二诊，患者出现白带，但未呈锦丝状，提示氤氲期可能到来，此时注重滋阴之法加快重阴进程，前方加菟丝子以补益肝肾，继服 3 剂。三诊时患者出现锦丝状带下，提示天癸之阴已达高水平，予以补肾促排卵汤加减滋阴补肾、清利化瘀，方中丹参祛瘀止痛、活血通经，白芍柔肝和营，赤芍、蒲黄活血行滞，牡丹皮清肝泻火，山药、茯苓健脾益气利水，干地黄、菟丝子、川续断补益肝肾，紫石英镇心定惊、益血暖宫，五灵脂活血止痛、化瘀止血，山楂行气散瘀、化浊降脂，白花蛇舌草清热解毒利湿。服 5 剂后至经前期，患者体内阳长迅猛刚强，更需要阴的坚实基础，以持阴阳消长平衡，同时注重患者心理健康，佐以疏肝理气化瘀之品，前方去蒲黄、山楂，加青皮、陈皮、制香附疏肝理气。夏桂成教授认为，诊治不孕类疾病时，需精准把控月经周期中阴阳消长转化的周期特点，方能在治疗时达到着手成春之效。

3. 特色疗法

临床上夏老在调周法中注重阴阳的高水平转化，从而增加机体免疫力。如扶助正气，常重用生黄芪、炙黄芪、太子参等补气以提高免疫力，对于免疫抗体阳性者，加入少量清火之品；一旦发现怀孕，亦当加强补肾补气增强免疫的药物，如黄芪、党参、白术、苎麻根等。与此同时，还要注重心理疏导、情志调节，女子过度焦急、抑郁而心气不舒、肝气郁结，都将直接或间接影响心－肾－子宫生殖轴的节律，故而提倡药物与心理同治。

4. 经验方

（1）滋阴抑亢汤。组成：当归、赤芍、白芍、熟地黄、山药、山萸肉各10 g，牡丹皮9 g，茯苓12 g，苎麻根15 g，柴胡、生甘草各6 g等。主治免疫性不孕之阴虚火旺证。

（2）助阳益气汤。组成：党参15 g，黄芪30 g，鹿角片（先煎）、白术、丹参、赤芍、白芍、茯苓、山楂、川断、菟丝子各10 g，荆芥6 g等。主治免疫性不孕之阳虚瘀浊证。

李祥云治疗免疫性不孕经验

1. 辨证论治特色

李祥云教授认为免疫性不孕主要责之于肝、脾、肾功能失调，根本原因在肾虚，或由肾虚藏精不足，精亏血少，胞脉失于濡养而不孕；或肾阴亏内热，热扰血海，不能孕育；或肾气不足，不能摄精育精所致。但总以外邪湿热蕴结下焦，扰乱胞宫为病机基础，湿热诸邪侵袭冲任胞宫，造成气滞血瘀、瘀热互阻等病变。因此提出"肾虚血瘀"为免疫性不孕的主要病机的学术观点，将免疫性不孕辨证分为4个证型：①肾阴不足型；②肝肾不足型；③肾虚血瘀阻滞型；④湿热瘀结型。

李祥云教授治疗免疫性不孕采用辨证与辨病相结合，以补肾祛瘀为治疗大法，根据患者具体兼证加减。肾阴不足型滋阴补肾，清热泻火，方用抗免助孕汤；肝肾不足型滋养肝肾，调理冲任，方用调肝汤合归肾丸加减；肾虚血瘀阻滞型活血化瘀，理气清解，方用抗免助孕汤；湿热瘀结型清热利湿化瘀，益肾助孕，方用自拟化湿消抗体汤。

李祥云教授认为本病临床表现常常复杂多样，多证并见，治疗时也应数法参合。对于不同的免疫因素，还当注意有不同的治疗侧重。比如，抗精子抗体阳性患者，一方面应清热利湿，补肾调冲；另一方面嘱患者配合使用避孕套，勿使精子进入阴道，有助于体内抗体的消退；再如抗心磷脂抗体阳性患者，注重理气活血，一旦怀孕则用益气养血、固肾安胎之品增强机体抵抗力，以防流产。

2. 典型医案

典型医案一：

患者，女，34岁，2000年5月13日初诊。主诉：原发不孕7年。病史：结婚7年，夫妇同居，丈夫生殖功能正常，不避孕而未孕。平时腰酸怕冷，少腹隐痛，带下较多，质黏腻，色淡黄，有腥味，大便干结。舌偏红，苔薄黄微腻，脉细小弦。曾在外院检查性交后试验：宫颈口1～2个/HP活精子、1～2个/HP原地摆动、3～4个/HP死精子；后穹隆5～7个/HP死精子、抗精子抗体、抗子宫内膜抗体均阳性。月经周期7天/28～30天，量中，色暗红，夹血块。此次月经5月8日，未净。辨证：湿热蕴结下焦，热蕴胞宫，兼肾虚胞脉失于濡养而不孕。诊断：免疫性不孕。治则：清热解毒，益肾除湿。处方：菟丝子12 g，金银花9 g，生甘草6 g，忍冬藤30 g，红藤3 g，茯苓12 g，香附12 g，薏苡仁12 g，当归9 g，川芎6 g，鸡血藤15 g，胡芦巴12 g。医嘱：平时用避孕套房事。

二诊：2000年7月17日。经服药约2个月，刻下腰酸、腹痛已少，带下渐清，少黏，色白，大便通畅，时有神疲乏力，易感冒。苔薄白，脉细。复查抗精子抗体阳性，抗子宫内膜抗体阴性。治法：益气补肾，清热化湿。处方：5月13日方加炒防风9 g、党参15 g、黄芪15 g。

三诊：2000年8月31日。经服药测得抗精子抗体、抗子宫内膜抗体均阳性，现偶见腰膝酸软。苔薄白，脉细。治法：益肾助孕，清热活血。处方：当归9 g，川芎6 g，香附12 g，赤芍12 g，丹皮12 g，丹参12 g，川楝子12 g，金银花9 g，生甘草6 g，红藤30 g，鸡血藤15 g，胡芦巴12 g，菟丝子12 g，生地12 g，熟地12 g，附子9 g（先煎），补骨脂12 g。医嘱：选择排卵期进行正常性生活。

2个月后患者妊娠，孕期正常，产下一女，母女健康。

按：患者不孕7年，历经数家大医院检查治疗，最后诊断为免疫性不孕。引起免疫性不孕的原因很多，该患者主要表现为肾虚，肾藏精不足，精亏血少，胞脉失于濡养，再者湿热蕴结下焦胞宫，以致不能受孕。故采用益肾除湿，清热解毒治疗。方中菟丝子、胡芦巴温肾养精，有促排卵之功；黄芪益气扶正；当归、川芎、鸡血藤、香附调经活血，调冲助孕；金银花、忍冬藤、红藤、茯苓、薏苡仁清热解毒、除湿通络，其中忍冬滕、金银花是治疗抗精子抗体的要药；甘草调和诸药。如此配伍，桴鼓相应，抗精子抗体很快消除，抓住排卵期的机会行房事，故而迅速妊娠。

典型医案二：

患者，女，28岁，2012年6月27日初诊。主诉：胎停清宫后不避孕未孕1年余。病史：患者14岁月经初潮，末次月经2012年6月15日至22日，量多、色暗、夹血块；腹痛，经前乳胀，腰酸。结婚2年，2011年3月因妊娠2个月阴道出血、B超未见卵黄囊胚芽，于外院行清宫术。月经第2天血检示 LH 1.47 U/L，FSH 6.42 U/L，E 218.38 ng/L，T 0.97 nmol/L，P 1.07 nmol/L，PRL 213.24 U/L，SIL-2 R 7.2 pmol/L，TNF-α 6.5 ng/L，ACL（－），抗精子抗体阳性，抗子宫内膜抗体阳性，IL-4 1.15 ng/L，6-酮前列腺素 F1α 85.5 ng/ L，TXB 267.4 ng/ L，CA 125 17.4 U/mL，IL-2 4.3 ng/ L，IL-6 1.1 ng/ L。舌苔薄，脉细弦。辨证：肾虚血瘀。治法：益气补肾、活血调经。处方：当归9 g，川芎4.5 g，熟地黄12 g，生地黄12 g，鸡血藤12 g，香附12 g，淫羊藿15 g，菟丝子12 g，怀山药12 g，川楝子12 g，紫石英12 g，白芍9 g，党参12 g，黄芪12 g，忍冬藤30 g，生甘草6 g，薏苡仁12 g，八月札12 g，娑罗子12 g。每日1剂，水煎服，每日2次。

二诊：2012年8月29日。末次月经2012年8月18日至25日，量中，无痛经，腰微酸，带下中等；舌苔薄，脉细弦。丈夫解脲支原体阳性，在治疗中。故再予温肾活血调经治疗。处方：淫羊藿30 g，菟丝子12 g，肉苁蓉12 g，熟地黄12 g，枸杞子12 g，鸡血藤12 g，肉桂3 g，当归9 g，香附12 g，胡芦巴12 g，杜仲12 g，紫花地丁30 g，蒲公英30 g。每日1剂，水煎服，每日2次。

三诊：2012年9月12日。BBT双相，双乳略胀；舌质淡、苔薄，脉细小弦。患者经水将行，顺势而行，治拟温肾补血、活血通经。处方：当归9 g，川芎4.5 g，香附12 g，附子9 g（先煎），桃仁9 g，红花9 g，川楝子12 g，牡丹皮9 g，丹参12 g，延胡索12 g，熟地黄12 g，泽兰9 g，泽泻9 g，益母草15 g，茯苓9 g，桂枝6 g，八月札12 g，娑罗子9 g，苏木9 g。每日1剂，水煎服，每日2次。

按上法调理，酌情加减。患者于2012年12月5日复诊时，抗精子抗体和抗子宫内膜抗体均已转阴；末次月经2012年11月15日至21日，基础体温已升；舌苔薄，脉细。守方加减。至2013年2月22日复诊，已停经38

天，末次月经 2013 年 1 月 14 日至 20 日，查血 hCG 1109 U／L。自诉无不适；舌苔薄，脉滑。治拟益气补肾、健脾安胎。处方：党参 9g，黄芪 9g，白芍 9g，白术 9g，菟丝子 9g，桑寄生 9g，姜竹茹 9g，陈皮 6g，藿香 9g，佩兰 9g，苎麻根 12g，南瓜蒂 9g。每日 1 剂，水煎服，每日 2 次。此后依据上方加减用药，随访一切正常。

按：患者怀孕胎停，清宫后继发不孕，查抗精子抗体和抗子宫内膜抗体均阳性，SIL-2R 7.2 pmol／L，属免疫性不孕范畴。SIL-2R 在反复自然流产患者中多见，提示体内有较强抗原刺激，细胞免疫功能处于激活状态。四诊合参，中医辨证属肾虚血瘀证。患者既往有流产史，分析与肾气不足、胎元不固有关，故受孕后胎停不长，流产后更损及肾气，冲任虚衰，气血运行不畅，胞宫胞脉瘀滞，有碍两精相搏而久不受孕，并见经行血色暗，夹血块，伴腹痛、腰酸。肝血不足，疏泄失常，肝气不疏，乳络失养，故经前乳胀。李祥云教授治以补肾为主，兼顾养肝调肝，辅以活血祛瘀。考虑患者丈夫有解脲支原体阳性病史，故加入清热解毒之紫花地丁、蒲公英等预防感染，忍冬藤通利经络（李祥云教授常以此药与甘草相配治疗抗精子抗体和抗子宫内膜抗体阳性）。李祥云教授遣方用药重视药物配伍，如淫羊藿、肉苁蓉、菟丝子入肾经，补肾壮阳；肉桂补火助阳，引火归元；枸杞子滋补肾阴，熟地黄补血滋阴、益肾填髓；生地黄养血清热、生津益冲，与熟地黄配伍，《保命集》称其为"二黄散"，共入肝、肾经，一寒一热，加强补肝肾、滋阴血作用，为补血调经之要药；香附疏肝理气、调经止痛，善治肝郁气滞诸症，为疏肝理气解郁之要药，与川楝子相伍，可疏肝理气、调经止痛；鸡血藤补血活血、舒筋活络，与当归、熟地黄配伍养血调经。

2013 年 2 月复诊显示已受孕。考虑患者曾有流产史，肾虚不摄，冲任瘀阻，恐其胎元不固，故尽早予补肾安胎保胎治疗以防其再次流产。方中党参、黄芪、白术健脾益气以补养后天；白芍养血柔肝；菟丝子、桑寄生补肝肾，益胎元；姜竹茹清热化痰，开郁除烦，清胃止呕；陈皮理气健脾、燥湿化痰；藿香与佩兰相伍，化湿止呕；苎麻根清热安胎；南瓜蒂除痰安胎。全方共奏补肾安胎之效。经此安胎调理，胎元得固，生长良好。

3. 特色疗法

李祥云教授对免疫性不孕患者注重预防为先。从医者角度而言，对于就诊病患，尤其是初诊者，李祥云教授一般均检测抗精子抗体和抗子宫内膜抗体、抗心磷脂抗体、抗卵巢抗体等，以便早发现、早治疗；因免疫性不孕者易发生流产，故李祥云教授提倡早孕保胎，施以中药补肾健脾、养血安胎。从患者角度而言，李祥云教授一方面对患者进行针对性的心理疏导，鼓励患者加强体育锻炼、增强体质，养成良好的生活习惯，戒烟戒酒，保持乐观向上的生活态度，适当增加婚育知识，在氤氲期受孕，帮助提高不孕症的治愈率；另一方面嘱患者在孕早期禁房事，远离人员密集之地，预防感冒和腹泻，以确保胎元安稳。

4. 经验方

（1）抗免助孕汤。组成：生地黄、熟地黄、菟丝子、淫羊藿、黄芪、茯苓、泽泻、知母、黄柏、牡丹皮、红藤、忍冬藤、生甘草。主治免疫性不孕之肾阴不足型。

（2）调肝汤合归肾丸加减。组成：当归、白芍、山药、山茱萸、巴戟天、阿胶、熟地黄、茯苓、枸杞子、杜仲、菟丝子、甘草。主治免疫性不孕之肝肾不足型。

（3）抗免汤。组成：当归、川芎、赤芍、桃仁、红花、五灵脂、蒲黄、大黄、丹参、牡丹皮、威灵仙、淫羊藿、巴戟天、菟丝子、怀山药等。主治免疫性不孕之肾虚血瘀阻滞型。

（4）自拟化湿消抗体汤。组成：萆薢、红藤、土茯苓、连翘、车前子、薏苡仁、赤芍、牡丹皮、忍冬藤、金银花、生甘草；待苔见薄腻，酌加怀山药、淫羊藿、生地黄。主治免疫性不孕之湿热瘀结型。

参考文献：

［1］中华中医药学会妇科分会.中医妇科名家经验心悟 [M].北京：人民卫生出版社，2009.

［2］徐莲薇，刘慧聪.李祥云运用补肾活血法治疗不同原因之不孕症探讨 [J].江苏中医药，2016，48（3）：17-20.

［3］刘慧聪，刘敏，徐莲薇，等.李祥云从肾虚血瘀辨治免疫性不孕经验 [J].上海中医药杂志，2013，47（12）：13-15.

（郭晨璐　赵姣　向时竹）